DOBUN SHOIN

2011
DOBUNSHOIN

Printed in Japan

『保育・教育ネオシリーズ 15 子どもの食と栄養―演習―第二版』訂正について

p.57 に掲載する表3－5について、「母乳」と「牛乳」の成分値を誤って記載しておりました。
以下赤字の通り、お詫びして訂正させていただきます。

2021 年 株式会社同文書院

表3－5 母乳・牛乳・育児用ミルクの成分比較

(100ml 当たり)

成分（単位）	乳児用調製粉乳		フォローアップミルク		乳児用液状乳		母乳	牛乳
	A社	B社	A社	B社	A社	B社		
エネルギー（kcal）	66.4	68.3	64.4	64.5	68.0	68.0	62.0	63.0
たんぱく質（g）	1.5	1.5	2.0	2.0	1.4	1.65	1.1	3.4
脂質（g）	3.6	3.5	2.5	2.5	3.8	3.5	3.6	3.9
炭水化物（g）	7.1	7.8	8.5	8.6	7.1	7.7	7.3	5.0
ナトリウム（mg）	15.0	18.9	27.3	30.8	15.7	19.3	15.3	42.3
ビタミンA（μg）	54.6	52.7	66.6	70	70	53	47	39
ビタミンB$_1$（mg）	0.08	0.05	0.10	0.10	0.10	0.05	0.01	0.04
ビタミンB$_2$（mg）	0.11	0.08	0.11	0.11	0.14	0.08	0.03	0.15
ビタミンC（mg）	7.6	9.5	10.1	8.8	39	7.7-28.6	5.1	1.0
ビタミンD（μg）	1.1	0.9	0.7	0.5	1.3	0.9	0.3	0.3
ビタミンK（μg）	3.2	3.4	－＊	2.7	4.0	3.4	1.0	2.1
カルシウム（mg）	44.5	51.3	98.6	112.7	41	51	27.5	113.5
マグネシウム（mg）	4.7	5.4	8.2	13.3	5	5.4	3.1	10.3
カリウム（mg）	57.2	66.1	85.0	110.6	92	66	48.8	154.8
リン（mg）	27.9	28.4	53.0	56.7	32	28	14.2	96.0
鉄（mg）	0.9	0.8	1.1	1.3	0.4	0.8	0.04	0.02
亜鉛（mg）	0.4	0.4	－＊	－＊	0.4	0.4	0.3	0.4
銅（mg）	0.05	0.04	－＊	－＊	0.04	0.04	0.33	0.01

＊：表示なし
乳児用調製粉乳・フォローアップミルク・液状乳は製造各社が発表の成分値から独自に算出
母乳・牛乳は日本食品標準成分表 2020 年版（八訂）を参照

保育・教育ネオシリーズ15

子どもの食と栄養－演習－
第二版

【監修】

岸井勇雄

無藤　隆

湯川秀樹

【編著】

岡﨑光子

同文書院

執筆者紹介　*authors*

【編著者】

岡﨑光子（おかざき・みつこ）／第1章
女子栄養大学名誉教授

【著者】 ＊執筆順

藤澤由美子（ふじさわ・ゆみこ）／第2章第1節，第3章第4節
和洋女子大学・教授

橋本洋子（はしもと・ようこ）／第2章第2節
秋草学園短期大学・教授

高橋美保（たかはし・みほ）／第3章第1節，第2節
白鷗大学名誉教授

駒田聡子（こまだ・あきこ）／第4章第1節，第2節，第3節
皇學館大学・教授

菊池浩子（きくち・ひろこ）／第3章第3節，第4章第4節
つくば国際大学・講師

田中広美（たなか・ひろみ）／第4章第5節，第5章
東京聖栄大学・講師

小野正恵（おの・まさえ）／第6章
東京逓信病院・小児科

Introduction

はじめに

　グローバル化に象徴されるように，現在の社会は従来の枠のなかでの安定にとどまることが許されず，市場原理にさらされる自由競争の時代を迎えている。このことは基本的には必要なことではあるが，厳しい現実を伴う。優勝劣敗という弱者に冷たい社会。短期的な結果や数字にあらわれる成果の偏重。基礎的な理念よりも人目を引くパフォーマンスの重視など――。

　これらは人間形成としての教育，とくに乳幼児を対象とする保育にとって，決して望ましい環境ではない。教育者・保育者は，すべての価値の根源である１人ひとりの人生を見通し，その時期にふさわしい援助をあたえる見識と実行力をもたなければならない。

　こうした観点から，本シリーズは，幼稚園教諭ならびに保育所保育士（一括して保育者と呼ぶことにする）の養成機関で学生の教育にあたっている第一線の研究者が，研究の成果と教育の経験にもとづいて書き下ろしたもので，養成校のテキストや資格試験の参考書として配慮したものである。

　各章の著者はそれぞれ研究と教育の自由を活用し，個性豊かに叙述したので，その記述に多少の軽重や重複が見られるかもしれない。無理な統一を敢えて避けたのは，テキストを絶対のものとは考えないからである。教科書を教えるのではなく，教科書で教える――といわれるように，あくまでもテキストは参考書である。担当教員は自ら大切と思う点を詳細に重点的に講義し，それだけでは偏る恐れがあるので，他のところもよく読んでおくようにと指示することができる。学生諸君も，読んでわからないところを教員に質問するなど，幅広く活用していただきたい。

　「幼稚園教育要領」と「保育所保育指針」は，近年いちじるしい深まりを見せている保育学および周辺諸科学とともに多くの実践の成果を結集したものである。その趣旨が十分に理解されてよりよい現実をもたらすにはさらに少なからぬ努力と時間を要すると思われるが，本シリーズが，この重大な時期を迎えているわが国の保育・幼児教育の世界と保育者養成のために，ささやかな貢献ができれば，これに過ぎる喜びはない。

監修者・編著者代表　岸井勇雄

無藤　隆

湯川秀樹

序 *Preface*

第二版改訂にあたって

　本書が「小児栄養」から改訂（2011年4月）され10年経過しました。この間，幼児を取り巻く社会的環境は大分変化しました（詳細については各章で学習してください）。前回の改訂時には食育基本法が施行され5年が経過しており，食育活動は各地の各施設，そしてマスコミなどで積極的に実施されていました。その活動は徐々に成果を上げ，子どもたちの健康状態も改善が見られました。しかしここ数年はその活動は一段落したのでしょうか，"食育"のワードを見聞する機会が減少しました。このことは"食育"ならびに"食育活動"が実践されてきたことにより，多くの人々にその内容が認識されたこと，すなわち食育活動の効果は十分に得られたと認識されたからなのか，あるいは食育活動のスキルがマンネリ化し，興味が薄れたから等々の理由が推察されますが，明確なことは不明です。しかし，逆に子どもに関わる問題（虐待，いじめ，貧困，引きこもり，育児放棄など）が次々に報道されていることは事実です。文部科学省をはじめ関係省庁は対策を立てています。その一つとして文部科学省は，子どもたちに身に付けさせたい「力」を明確に打ち出しました。いずれ子どもたちが自立して生活していくための「生きる力」を修得・習得するための教育の重要性の提示です。2017（平成29）年3月には新しい幼稚園教育要領，保育所保育指針，幼保連携型認定こども園教育・保育要領が告示されました。

　以上のような背景を踏まえ，この度，本書は，これら3法令の改訂，改定に準拠し改訂しました。

　幼稚園，保育園，認定こども園の教諭，保育士の方々には従来にまして子どもの教育，保育に力を発揮していただくことを期待します。

　核家族世帯，一人親世帯，共働き世帯が増加した今日では，家庭における「しつけ」「教育」に十分な時間を割くことは困難な状況にあるものと推測します。保護者は幼稚園，保育園等が各家庭に代わり「しつけ」「教育」を全て担ってくださるとは考えてはいないと思いますが，現実にはその多くを園に依存している状況にあるものと推察します。

　各園で教育（食育を含む），保育を実践していく際には園・家庭・地域が連携し，有機的に実施する必要があります。

　本改訂にあたっては，"栄養"と同時に"食べること"を意識し，内容を整理しました。また本書は単なる教科書（演習書）ではなく，順序を踏んで学習して頂くことを意図し，各章の冒頭には学習のねらい，最後に学習のポイント，そして演習問題を記載しました。学習したことを正確に理解し，認識して頂くことを目的としています。その意図をくみとっていただき，効果的な学習がなされることを期待します。

令和3年3月　岡﨑 光子

Contents

目次

子どもの健康と食生活の意義

1. 子どもの心身の健康と食生活

【学習のねらい】
・成長期の区分と各期の特徴を理解する。

❶ 成長期の区分と発育発達

　成長期の区分は教育的立場，社会的立場，法的立場等から区切り方は異なっている。一般に保健学，栄養学の領域では成長期にある子どもの区分は，以下のようになっている。

- ・胎児期　　　　9週～出生（40週）
- 　（未熟児）　　37週以前
- ・新生児期　　　WHO（世界保健機関）は生まれた日を0日目として，生後28日目未満を指す。さらに生後7日までの児を「早期新生児」としている。残りの期間の児を「後期新生児」という。
- ・乳児期　　　　0歳～1歳未満を指す。ただし，児童福祉法では早期新生児を含め，満1歳未満を乳児としている。
- ・幼児期前期　　1歳～3歳未満
- 　　　　後期　　3歳～6歳未満
- ・学童期　　　　6歳～12歳未満

　ただし，児童福祉法では，幼児は「満1歳から，小学校就学の始期に達するまでの者」としている。

　ちなみに，教育的，社会的立場からの区分では，幼稚園，保育所，幼保連携型認定こども園（以下、認定こども園）では3歳児未満の子どもを「未満児」，3歳以上の子どもを「3歳以上児」と区分する。これは幼稚園では3歳に達した時点から入園可能になるが，多くの保育所，認定こども園では生後8週目以降*から入所可能であるためである。一方，社会的立場の区分では，子どもを「小児」と称している。たとえば乳児，幼児，学童が病気の際に受診する科は小児科である。小児の明確な年齢区分はないが，15歳頃までは小児科を受診可能である。また，電車やバスの運賃表示には一般に12歳までは「小人」が用いられている。

　なお，学童（小学生）が属する期間を「学齢期」と称することもある。この場

＊労働基準法第65条で「産後8週間を経過しない女性は就業させてはならない」と定められているため，0歳児の受け入れを生後8週目以降としている保育所が多い。ただし，「産後6週間を経過した女性が請求した場合において，その者について医師が支障がないと認めた業務に就かせることは，差し支えない」としているため，生後6週目以降から受け入れている保育所もある。

合には小学生（学童）と中学生（生徒）を含んでいる。

　図1-1，1-2は，厚生労働省「乳幼児栄養調査2010（平成22）年」による乳児の出生から月例12か月までの男児，女児の身長，体重の推移を示している。本調査は10年に一度実施されている。身長，体重ともに1年間の発育の著しいことが示される。特に体重の増加が顕著である。

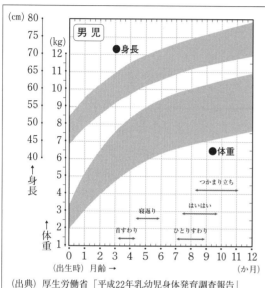

（出典）厚生労働省「平成22年乳幼児身体発育調査報告」

図1-1 出生から月齢12か月の男児の身長,体重の推移

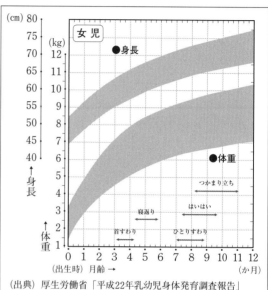

（出典）厚生労働省「平成22年乳幼児身体発育調査報告」

図1-2 出生から月齢12か月の女児の身長,体重の推移

　ここで発育，発達の語彙について，その意味するところを記しておく。発育は，主に身体的な成長（身長，体重など）を表現する場合に使用される。発達は，①内分泌（ホルモン），②免疫機能，③運動機能，④精神機能などの諸機能が進んでいることを意味する。

　以上のように，身体的成長および精神的成長は，新生児期から学童期までの間が一生の間で最も変化の著しい時期である。また，学童期は個体間の差はあるが，学童期後半における発育スパートは目ざましい。また臓器別，器官別の発達速度も個体間で異なっている（図1-3）。このように，学童期も発育発達の顕著な時期である。

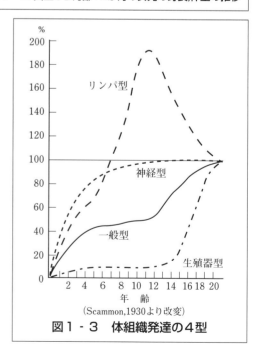

（Scammon,1930より改変）

図1-3　体組織発達の4型

2 子どもの健康状態

(1) 身長，体重

　1歳から6歳の子どもの平均身長，体重を2003（平成15）年および2017（平成29）年国民健康・栄養調査結果により比較する。身長については，3歳未満児では男児，女児ともに1歳児は2017年にやや減少している。同様に3歳児の女子も同年には減少している。3歳以上児では，4歳児の男児が同年にはやや減少している。女児はほぼ同様の状態である（表1-1）。一方，体重は3歳未満児の男児，女児ともに平均してやや減少傾向を示している。また，3歳以上児についても，男児，女児ともにほぼ同様のデータが示される（表1-2）。3歳未満児の体重が2017年にやや減少傾向にあった背景には，何が要因であったかは明確ではないが，考えられることは近年，子どもの肥満が問題視されてきたこと，それに誘発される子どもの生活習慣病の発症が問題となり，さらに2005（平成17）年に食育基本法が制定されたことにより，学校や幼稚園，保育所，認定こども園などの幼児教育・保育施設，さらに家庭においても食育活動が実施されるようになったことの影響が考えられる。

表1-1　平成15年と平成29年の身長の比較
（単位：cm）

年齢（歳）	男児		女児	
	平成15年	平成29年	平成15年	平成29年
1	80.2	78.6	78.6	76.8
2	88.6	89.4	88.8	87.9
3	96.4	95.8	95.3	93.8
4	104.2	102.3	102.9	102.8
5	110.8	108.3	110.8	109.1

資料：厚生労働省「平成29年国民健康・栄養調査結果」

表1-2　平成15年と平成29年の体重の比較
（単位：kg）

年齢（歳）	男児		女児	
	平成15年	平成29年	平成15年	平成29年
1	10.9	10.4	10.5	9.9
2	12.9	12.5	12.8	12.2
3	14.8	14.3	14.5	13.9
4	16.8	16.5	15.9	16.0
5	19.5	19.5	18.0	17.9

資料：厚生労働省「平成29年国民健康・栄養調査結果」

(2) 運動能力，体力

　文部科学省の「全国体力・運動能力，運動習慣等調査」[*]では，最近の子どもたちは昔に比較し，身長，体重などの体格は向上しているが，1980（昭和60）年頃を境に体力，運動能力は長期的な低下傾向が進んでいると報告している。たとえば，小学5年生の握力は1980（昭和55）年を最高にして，2018（平成30）年

*2018（平成30）年の本調査では全国の小学校，義務教育学校前期課程および特別支援学校小学部5年生全員1,095,282人に実施し，実施率は96.9%である。

表1-3　親の世代と現在の子どもたちの運動能力の比較

	男子		女子	
	親の世代	現在の子ども	親の世代	現在の子ども
身長（cm）	143.2	145.5	145.5	147.1
50m走（秒）	8.8	8.8	9	9.1
ソフトボール投げ（m）	34	27.9	20.5	16.8

資料：スポーツ庁「平成30年度全国体力・運動能力，運動習慣等調査報告書」

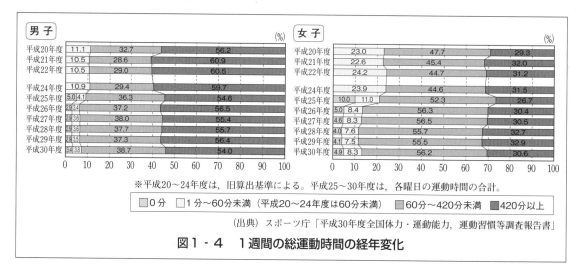

（出典）スポーツ庁「平成30年度全国体力・運動能力，運動習慣等調査報告書」

図1-4　1週間の総運動時間の経年変化

は男子で1.81kg，女子で0.8kg少なくなっている。同様に前記調査報告書によると，2016年の11歳男子，女子の親の世代（1980年度に11歳）の50m走（秒），ソフトボール投げ（m）のデータを比較すると，栄養状態は良くなった現在ではあるが，子どもの体力は親の世代を上回っていないことがあきらかとなった（表1-3）。

　また同調査では，小学5年生の1週間の総運動時間の経年変化を報告している（図1-4）。ここでは，2008（平成20）年に比べ2018年では男子，女子ともに60分未満の子どもは減少している。

　健康づくりには運動が，栄養・休養とともに必須であること，そして体力の維持向上には運動は欠かせないとの認識から，運動する時間が多くなってきたことが考えられる。一方，運動をまったくしない（運動時間0分）の子どもが，男子，女子ともに2014（平成26）年以降ほぼ横ばい状態にある。特に女子に運動時間0分が多く，さらに女子は男子に比較し，420分以上運動する者の割合が少ない。このことは屋内で情報機器に向かい，テレビの視聴，ゲーム機，スマートフォンなどを操作する時間が増え，外遊び時間が少なくなってきていることも関係していよう。

　また，この「全国体力・運動能力，運動習慣等調査」では，児童生徒の体力，運動能力向上を図る目的のみならず，日常生活の中に運動を習慣づけること，さらに運動を習慣化することにより，運動やスポーツに対して肯定的な意識を抱かせる（さらに高める）ことも目的としている。「物事を最後までやり遂げる」（達成感），「難しいこと，苦手なことにも失敗を恐れず，果敢に挑戦すること」（挑戦），「自分には良いところもあると思うこと」（自己肯定感を高める。すなわち，ありのままの自分を信じ，自分に自信を持つこと）を通し，子どもたちの精神的

体力を培うことも意図している。

　2013（平成25）年以降，男子，女子ともに420分以上の運動時間の割合が，ほぼ横ばいとなっている。運動する場所，仲間の減少も原因であろうが，クラブ活動に費やす時間，学習塾への通塾時間，屋内で情報機器に費やす時間が長くなっていることも，その原因になっていよう。子どもの体力が低下してきていることと，上記行為との明確な因果関係は不明であるが，少なからず関係があるものと推測される。

（3）疾病状態

　肥満症，2型糖尿病，脂質異常症，高血圧症，高中性脂肪症などは，従来は大人が罹患する生活習慣病と認識されてきたが，近年では子どもでも発症するようになっている。いずれの疾病も食事や運動と関係している。子どもが受けるストレスによる食欲不振も増加している。さらにIT機器の長時間使用や誤った使用法によるIT眼症[*]は，早急に予防対策を講じる必要がある。口腔関係の疾病では，かつては虫歯を数本保有する子どもが多かったが，今日では口腔衛生教育が積極的に行われていることから，虫歯を保有する子どもは減少しているが，逆に咀嚼機能に問題を抱える子どもが増加している（第6章 p.212 参照）。

> [*]コンピュータやスマートフォンなどを長時間，あるいは不適切に使用することにより「目が疲れる」「目が乾く」などの眼症状に加え，頭痛，肩や手の疲れなどの全身症状，ときにはイライラするなどの精神的症状を呈する疾病。

演習問題

1．乳児期，幼児期，学童期それぞれの成長の特徴を挙げてみましょう。次に幼児期で列記した特徴をふまえ，食物，栄養素を摂取する際に注意すべきことを考えてみましょう（Key Word：身長，体重）。
2．子どもに運動習慣をつけ，達成感，挑戦，自己肯定感を抱かせる意義の重要性を考えてみましょう（Key Word：日常生活，習慣化）。

2. 子どもの食生活の現状と課題

【学習のねらい】
・食物摂取，食品摂取と子どもの健康維持，疾病予防との関係を理解する。
・生活環境，食環境の変化が子どもの生活に及ぼしている実態を理解する。

■ 食物摂取，栄養素摂取の現状と問題点

（1）食物摂取，食品摂取の現状と問題点

　2015（平成27）年度乳幼児栄養調査結果（10年に1回実施される）より，主要な食物摂取，食品摂取状態をみると，穀物類は毎日2回以上を摂取している子

どもが圧倒的に多い。同様に牛乳・乳製品，野菜についても，毎日1回以上摂取する子どもは約70％前後である。肉，卵，大豆，大豆製品は少なくとも1日1回は食べている子どもが約30％である。しかし，魚は週に1〜3回程度が約50％であり，食べる頻度は少ない傾向にある。これは子どもが魚を嫌うためなのか，保護者が調理しないのかは不明である。いずれにしても魚の喫食頻度を高めたい。インスタントラーメンやカップ麺，ファストフードについては70〜80％の子どもは，週に1回未満の喫食状態である。

　近年の子どもの食物摂取，食品摂取で問題のひとつに，かみ切りにくい食物や食品，硬い食物，食品を嫌う傾向にあることが挙げられる。このことは子どもの咀嚼能力，嚥下能力を低下させる原因となる。幼児期から日常的にできるだけ噛み応えのある食物，食品，料理を食べさせることが望まれる。一般に食物，食品，料理は1口30回くらい噛むことが必要といわれるが，その物によっては必ずしも30回くらい噛む必要はない。必要なことは口の中でそれらの物がドロドロ状になり，飲み込み易くなればよしと考えたい。

（2）間食の喫食状態

　同栄養調査によると，子どもに“間食喫食時刻を決めて食べさせている”ことが多い母親は約60％である。近年は虫歯予防，肥満予防の観点から，甘い菓子類，飲料水を与える保護者は減少している。間食で喫食する食物，食品中に含まれる栄養素に気をつけている保護者が約10％いることは，教育機関，保育機関，マスコミ等による情報発信が効果を上げているとも考えられる（図1−5）。

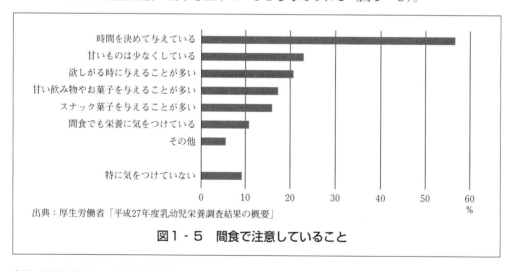

出典：厚生労働省「平成27年度乳幼児栄養調査結果の概要」

図1-5　間食で注意していること

（3）栄養素摂取の現状と問題点

　2018（平成30）年国民健康・栄養調査の1〜6歳児平均各栄養素摂取結果を，2020（令和2）年4月以降使用される「日本人の食事摂取基準（2020年版）」

表1-4　1～6歳児の栄養素摂取の実態－食事摂取基準との比較－

	男子		女子	
	食事摂取基準 (2020年版)	2018年調査結果 (（ ）内は摂取基準 との比較%)	食事摂取基準 (2020年版)	2018年調査結果 (（ ）内は摂取基準 との比較%)
エネルギー (kcal/日)	1,300	1,268 (97.5%)	1,250	1,184 (94.7%)
たんぱく質 (%)	13～20	14.3	13～20	14.1
脂質 (%)	20～30	28.3	20～30	28.8
炭水化物 (%)	50～65	56.1	50～60	52.9
食物繊維 (g/日)	8以上	8.8 (110%)	8以上	8.2 (103%)
食塩相当量 (g/日)	3.5未満	5.5 (157%)	3.5未満	5.0 (143%)
カルシウム (mg)	600	413 (68.8%)	550	381 (69.3%)

資料：厚生労働省「日本人の食事摂取基準（2020年版）」「平成30年国民健康・栄養調査」

の同年齢層の基準値と比較してみると，エネルギーは，男子ではおおむね摂取基準に達しているが，女子はやや不足の状態である（表1－4）。たんぱく質は男子，女子ともに目標値に達している。逆に脂質はやや多い傾向にある。したがってPFC*バランスは，男子は14.3：28.3：56.1であり，女子は14.1：28.8：52.9である。日本人に不足がちな食物繊維は男子，女子ともに摂取基準を満たしているが，成長に必要なカルシウムは摂取基準の約70％に留まっている。一方，食塩相当量は，男子，女子ともに過剰摂取状態にある。

＊P：Protein，F：Fat，C：Carbohydrate。たんぱく質，脂質，炭水化物に由来するエネルギーの比率を意味する。

　激しいスポーツをする子どもに，たんぱく質，ビタミン類，ミネラル類を補給する目的で，または野菜や果物を好まない子どもに摂取不足を補給するために，安易にサプリメントを与える保護者がいることが懸念される。2018（平成30）年国民健康・栄養調査結果でも，幼稚園，保育所，認定こども園に通園（通所）する幼児の約15％が何らかのサプリメントを利用していることが示されている。

　サプリメントは本来，食事からの摂取量で不足する栄養素を補う目的で摂取する物であり，むやみに与える物ではない。特に脂溶性ビタミン類は取り過ぎる恐れがある。たとえばビタミンAの取り過ぎは食欲不振，ビタミンDの過剰摂取は腎臓や筋肉へのカルシウム沈着や軟組織の石灰化，体重減少を生じる恐れがあるので，十分注意を要する。

column

健康食品と医薬品との違い

品　質：医薬品は一定である。健康食品は同じ製品であっても，品質は一定ではない。

対　象：健康食品は消費者が対象，医薬品は病人である。

利用法：健康食品は消費者の自由であるが，医薬品は医師，薬剤師の管理の下で利用する。

② 子どもを取り巻く生活環境と食環境

（1）生活環境の現状と問題点

　子どもを取り巻く環境の変化は，子どもの日常生活に大きな影響を及ぼしている。変化の内容として，以下の事項が挙げられる。

①家族構成の変化

　かつてわが国では，3世代家族が多かったが（2001（平成13）年：20.5％），2018（平成30）年では16.2％に減少している。また，両親と子どもの世帯も同様に減少している（2001年：78.3％，2018年：67.4％）。逆にひとり親世帯（母親のみ，父親のみ）は増加している（2001年：2.9％，2018年：12.6％）。

　祖父母と暮らしている家庭では，祖父母に子どもの世話を託することは可能であり，日常のしつけ等も祖父母により行われることがある。しかし，現在の家族構成では，子どもの世話は主として，母親が担っている家庭が多い。家事専業主婦の場合には，家事と育児を行うことは可能であろう。しかし，夫婦共働きの家庭では，子どもは保育所等に通所させるケースが多く，主として子どもの保育，食育は保育所等で実施されることが多い。一方，近年，父親が育児に協力する共働き家庭も増加している（1週間の父親の平均育児時間：9.3時間[*]）。

＊日本労働組合総連合会「男性の家事・育児参加に関する実態調査2019」

②子どもの貧困化現象

　近年日本では，子どもの貧困率が高くなっている。日本は経済的には先進国入りしているが，子どもの貧困率は世界第23位である（2019年，OECD調査）。この背景には3つの要因が指摘される。その第1は，保護者の低収入（保護者の収入が国民年間所得の中央値の50％に満たない状態）や教育格差（ひとり親世帯の約60％は大学に進学していない）である。第2は，社会的な要因である。これは未婚の母親および両親が離婚する家庭が増加し，ひとり親家庭が増加したこと。特に母親がひとりで子どもを抱え就業している家庭の貧困率が高い。第3は，政治経済的な要因である。わが国の慢性的な財政赤字および超高齢社会に突

---

column

子ども食堂，大人食堂，おうち食堂

　子ども食堂は親の貧困のため食事が十分に食べられない子どもを対象に，2012年に初めて開設された。現在，全国で3,718カ所に増加している。子どもがひとりでも入れる食堂であると同時に，親も入ってもよいということで，この名前が付いた。大人食堂は，2019年5月，仙台に初めて某NPOにより開設された。世帯の収入格差のため，食べるにも困窮する大人のための食堂である。非正規雇用者，失業者，年金生活で困窮している人などが対象となる。おうち食堂は2017年に都内で開始された。食材費は区が負担し，家庭にボランティアが訪問し，食財の準備から，調理，後片付けまでをおこなう。一人当り1年間に48回利用可能である。

入したことにより，年金の支出額が増加し，子ども支援への予算が増加しないことなどが指摘される。

③家族の生活に時間的，経済的なゆとりが少ない

夫婦共働きの家庭が増加し，家族が揃って食事し，お互いに十分にコミュニケーションをとる時間が持てない状況に置かれてきている。経済的にはある程度の収入はあっても，家庭内で心のゆとりが持てずにいる子どもがいる。

④保護者の食に対する関心の低下

前大道らの調査[*]では，幼児，学童の主たる保護者は母親であり，母親の食意識は従来とは変化していることが示される。保護者の食意識の中で，現在，食事マナーについては約50〜60％の母親は関心をもっているが，間食を食べる時刻・時間やその内容をきちんと決めること，食品の名前を教えること，食事作りを手伝わせること，テレビを見ながら食事すること，などに対する関心は低いことが示されている。

＊前大道教子他「幼児への食教育と幼児の生活習慣・健康状態・食習慣および保護者の食意識との関わり」『比治山大学紀要21』209-219,2014

母親の食意識は子どもの生活習慣にも影響を及ぼすことを考えると，いかにその食意識を高めていくかは，子どもの健全な心身の発育発達を考える上で重要な課題である。

⑤睡眠時間の確保

NHK全国生活時間調査（1960年から5年に1回実施）^{**}によると長年，国民の平日睡眠時間は一貫して減少傾向にあったが，2015（平成27）年調査結果では，その傾向は一時ストップしている。また，土曜日の睡眠時間は社会制度の変化により変わってきている。それは1990年代の職場の週休2日制が定着したこと，また2000（平成12）年からは完全学校週休2日制が制定されたことなどが関係し，ここ数年間は国民の睡眠時間は増加傾向にある。

＊＊NHK放送文化研究所により1960年より，5年おきに実施されている。目的は，日本人の生活の実態と変化を明らかにすることである。

しかし，子どもの就寝時刻は保護者の生活時間に影響され，幼児では午後8時前に就寝する割合は20％弱である。7歳の学童児の場合には，午後9時台が60％程度おり，午後10時台に就寝する子どもも10％弱みられる。一方，文部科学省が提唱している「早寝早起き朝ごはん」運動の効果は徐々に功を奏し，年々午後10時台に就寝する子どもは減少傾向にある。ちなみに2002（平成14）年厚生労働省の調査結果では，午後10時台に就寝する子どもは約40％であった。

⑥ライフスタイルの多様化

保護者の勤務スタイルの多様化に伴い，大人の生活リズムと子どもの生活リズムは必ずしも一致しない現象が生じている。すなわち，子どもの生活は次第に夜型化傾向になっている。子どもが生活リズムを崩すと，生体リズムを乱すことになり，子どもの成長に影響するだけで無く，子どもの健康状態にも悪影響を及ぼしかねない。

⑦多様な情報機器と情報過多の時代

　子どもはIT革命により，多様な情報機器を使用可能な生活環境に置かれている。同時に多様な情報を得られる環境の中で生活している。溢れる情報の中には，必ずしも科学的根拠が明確では無いものもある。子どもが多種多様な情報の中から，できるだけ正確な情報の得られる生活環境を整備することは，保護者や教育者など大人に与えられている課題である。

　現在の子どもは"身の程知らず"ではなく，むしろ大人以上に情報量を多く持っていることもある。このことは，子どもに夢や希望を与える場合もあるが，逆に失わせることにも繋がることに注意したい。

(2) 食環境の現状と問題

①入手可能な食物，食品の拡大

　この背景には，多くの生鮮食品*，特に野菜の周年栽培が可能になったことが指摘できる。したがって，多くの野菜類を周年入手することが可能になった。しかし反面，旬の野菜の味，香りなどにより季節感を味わうことは困難になってきた。その他，各種加工食品（レトルト食品，冷凍食品，インスタント食品，缶詰，乾燥食品，漬物など）の種類が豊富に出回るようになったことが挙げられる。さらに諸外国からの輸入食品の種類，量の増大が指摘できる。

　今後の課題は，これら食品の安全性の確保，そして消費者が安心して食すことに対し，どのような対策がなされているかについて，各自が十分認識し，これらの食品を使用する意識と態度をいかに養っていくかである。

*加工食品，添加物以外の飲食物。食品製造や加工の過程で，添加物を加えない食品。したがって流通過程で食品の変化がない。

②食物，食品流通の多用化

　食物および食品の入手場所，入手時刻，入手方法が非常に多様化するようになった。かつて食物，食品の入手は，専門店（八百屋，魚屋，肉屋，佃煮屋など）において，一定の時間内に対面により入手していた。しかし現在はこうした専門店は減少し，食物，食品はスーパーマーケット，コンビニエンスストア，ドラッ

---

column

食物，食品，食材の違い

食物：動物や人間などの生き物が生きるために食べる物をさす。飲み物を含む場合もある。食品とは異なり，通常人間は食べないような物も含む。

食品：人間が食べられる物。そのまま食べられる物，加熱，加工が必要な物，調理済み料理などを含む。口に出来る物全般をさす。

食材：料理の材料となる物。

　なお，食品構成は一般に使用される言葉であるが，食物構成は余り使用されない。また食物史，食文化という用語は使用されるが，食品史，食品文化はあまり使用されない。

グストア，大手の量販店，ネット通販等で入手する消費者が大半である。

　こうした流通経路では価格設定は若干，バラツキはあるものの，各人のライフスタイルに合わせて入手可能な利点がある。反面，食物の新鮮さ，購入量などを自分で確認出来ないデメリットが，場合によっては起こりうる。食物，食品知識の少ない人が販売していることもある。

　そのため食物，食品を入手する際には食品添加物の有無，賞味期限*，消費期限**，安全性などの確認は必須である。また，このような食物，食品の流通の多様化により，人々が食物，食品，料理を喫食できる時刻も多様になり，生活リズムの乱れが生じ易く，それにより健康が損なわれることも懸念される。

③食事する場の多様化

　食事は家庭内で喫食するのみならず，今日では子どもでも簡単に中食，外食が可能な時代である。食事する場は，専門料理店以外にホテルのレストラン，居酒屋，スーパーマーケット内，コンビニエンスストア内でもイートインが可能である。さらに駅のホーム，コンコースでも可能な場所がある。このような場で喫食する料理には，塩分量，脂質量の多いことが懸念される。

　そのため塩分，脂質の過剰摂取は子どもでも注意が必要である。また調理は衛生的に管理された場で行われているか，そして提供されているか，調理する人の健康管理，衛生管理はいかになされているか，調理人の調理技術・安全性の管理などはどうなっているかなどは，保護者が留意すべき点である。できるだけこれらの事項が確認出来る場で喫食することが望ましい。さらに前記した場での喫食は，子どもの食事のマナーが疎かになりがちなことにも注意したい。

演習問題

1. 生活環境の変化が，子どもの生活にどのような現象を起こしているか，具体的な例を挙げ，その背景となっている要因を考えてみましょう（Key Word：家族構成，経済，IT機器）。

2. 食環境の変化が，子どもの"食事"に及ぼしているメリット，デメリットをそれぞれ挙げてみましょう（Key Word：食品，食物の多様化，食事する場所）。

*その食品のおいしさ，嗜好性を保証するもの。定められた条件で保存された時の期限。

**食品の劣化に伴い，安全性を欠く恐れがないと決められた期限を示す年月日。定められた年月日の概ね5日以内に消費すること。

3. 今後の課題

1 子どもの生活リズムの乱れ

働く主婦の増加，両親の就業方法の多様化，多様な情報機器の出現に伴い，子どもの生活リズムは乱されがちである。就寝時刻が遅くなることは，朝の起床時刻が遅くなり，これは朝食欠食の原因となるなどの悪循環が懸念される。特に情報機器（テレビ，ゲーム機，スマートフォンなど）の使用時刻，使用時間等は家庭内で使用ルールを決め，子どもの生活リズムを崩さないようにすることが重要である。

2019年4月にWHOは，子どもの過度なスマートフォンやタブレットの使用を警告し，これに関したガイドラインを提示した。これによると2歳～4歳児の子どもには1時間以上使用させないこと，そして1歳児には絶対に画面を見せないことが示されている。しかし，このガイドラインに対し懐疑的な意見もある。現実には，一般家庭でこのガイドライン通りに使用制限することは困難であろう。一方，子どもが長時間，画面を見ていると前頭葉野への血流が下がり，脳の発達を妨げるとも憂慮されている。また，子どもにIT眼症が増加している。これらのことを考慮すると，各家庭の事情に合わせ，情報機器の使用ルールを決めることが急務である。

2 子どもに，いかに食事を楽しませることができるか

厚生労働省は子どもの十分な発育発達を促すためには，まず，必要な各栄養素を必要不可欠量摂取させることを謳っている。それと同時に，"楽しく食べる子ども"に育むことを提唱している。

しかし，子どもが食事を"楽しく食べる"こととは，具体的にはどのような状態になればよいのであろうか。

日常の家庭生活で，それを実現するには，どのような対策をたてるべきかを考える必要がある。

子どもが食事を"楽しく，美味しく"食べるためには，料理の味付けがよいこと（子どもにあった味付け），子どもの食欲を湧かせるような料理の彩り，盛り付けになっていることは重要である。さらに重要なことは，食事時には子どもに空腹感を感じさせることである。そのためには，食事や間食時刻を決めて食べさ

せることである。また一緒に食事する人が常時居ることは困難であっても，可能な限り努力することが望ましい。家族が笑顔で食事する環境をつくることなども考慮したい。

　一方，"楽しく食事が食べられない"場合としては，保護者がイライラする，子どもが何もする意欲がない，子ども自身に生活の目標がなく，ダラダラと過ごしていること，などが考えられる。背景になっている要因を見いだし，早急に解決策を講じることが必須である。

③ "教育"と"しつけ"の在り方を確認する

　"しつけ"と"教育"は子どもが将来，社会に円滑に適応し，生活していかれるようにする目的で行われる行為といえよう。

　従来"しつけ"は，家庭において行われ，子どもに基本的な生活習慣を身につけさせることを主たる目的として行われてきた。しかし"しつけ"は，子どもが成長するにしたがい，自ずとその目的や方法は異なってくる。すなわち，成長段階に応じ，適切な場所で，適切な内容と方法でなされることが重要になってくる。

　1980年代に入り，経済の発展と共に国民の間には，勉強や学歴を重視する保護者が増えた。つまり，家庭で子どもの"教育"を行う保護者が増加した。ここに"しつけ"と"教育"の考え方，方法に混乱が生じてきた。

　"教育"は学校教育，社会教育，生涯教育などに分類されるが，ここでは学校および幼児教育に限定し記述する。"教育"は学校などの教育機関において，また幼稚園，保育所，認定こども園などの幼児教育施設*において，教諭，保育者等の資格を取得している専門家が行う行為であると認識されている。一般には，一人ひとりの子どもが有している能力を大切にし，その能力をできるだけ引き出し，さらに発展させていく行為と理解される。その行為は意図的，計画的，目的を持ってなされることが重要である**。

　"教育"は前記したように将来，子どもが社会人として生活していく時，その生活環境に適応していかれるように，人格形成，人間形成することを目的としている。そのために子どもの心と体の両面から，その年齢に応じた目的，目標をもち，意図的に働きかけ，発育発達させていく。さらに基礎的知識，専門的知識や生活態度なども身につけさせることにより，大人が考える望ましい状態に近づけるのである。

　"しつけ"は前記したように，基本的生活習慣を修得することが第一義的であるが，日常生活を送る過程で，子どもに人間力をつけるために行うための行為でもある。ここでいう人間力とは，子どもが今後，社会で生きていくために必要とな

*それぞれの施設では日々，保育者や友だちとかかわり過ごす過程で保育され，遊ぶなどのさまざまな体験を通じて，幼児自身がものの見方や考え方を広げ，さらに深められるようにする。

**2017（平成29）年の3法令の改訂（定）により，幼児教育を行う施設（幼稚園，保育所，認定こども園）が共有すべき事項として，「幼児教育で育みたい3つの資質・能力（知識・技能の基礎，思考力・判断力・表現力等の基礎，学びに向かう力・人間性等）」および「幼児期の終わりまでに育ってほしい10の姿」が明記された。10の姿は，5歳後半（小学校就学前）までに，小学校教育にスムーズに移行できるようにするために提示された具体的な姿である。10の項目は，それぞれ個別に取り出し指導されるものではなく，日々の保育や遊びのなかで育まれる。

る自主性，そして耐性（我慢すること），さらに周囲の人々に迷惑をかけないように心がける態度（社会性）を意味し，これらを修得することが必要となる。しかし近年，家庭において“しつけ”と称し，虐待と思われる行為が散見する。子どもを保育，育児する者は“しつけ”の本来の目的，目標を見失ってはならない。

現在，各種教育機関，保育機関，家庭において「食を営む力」を養成するための食育が実施されている。いずれの機関においても断片的でなく組織的，継続的，系統的に行わなければならない。それにより子どもは順序を踏み，知識，態度を修得していく。

食育についても，新しい世代が成長するように援助するための意図的な働きかけをするべきである。

4 SDGs（Sustainable Development Goals）

SDGs（持続可能な開発目標）は 2015 年国連総会において採択され，2030 年までに世界で達成すべき 17 の目標と，それについて 169 の具体的な目標を示したものである（第 3 章 p.104 参照）。世界の経済発展と環境保護，貧困の解消などを目ざす考え方である。この 17 の「持続可能な開発目標」のひとつに，「つくる責任，つかう責任」が提示されている。これは製造者側の責任とそれを使用する人々へのメッセージである。具体的には，たとえば日常，食事を準備する時には無駄出さないように心がけること，また食べる時には食べ残しをしないように気をつけ，食品ロスを少なくすることである。

わが国では，食品ロス削減推進法が 2019（令和元）年 10 月に施行された。これは農業生産者や食品製造業者の持続性の確保に繋がる。強いていえば，日本の食文化を再認識することにもなる。

子どもたちに食物，食品を大切にすることを教える食育において，食物，食品の多くは生産，流通，消費，販売のルートを通っているしくみを伝えることも重要である。そしてこのことは，「いただきます，ごちそうさま」のことばに繋がっていることを伝えたい。

演習問題

1．子どもが“楽しく食事する”ために，保育所等においては保育者，家庭において保護者はどのような支援をすべきでしょうか（Key Word：食欲，おいしい料理，笑顔）。
2．保育所等で“しつける”こと，家庭で“しつける”こととしてあなたは，どのようなことを考えますか。保育所等，家庭の別に具体的に述べなさい（Key Word：基本的生活習慣，人間形成，人格形成）。

【第1章参考文献・資料】

1）厚生労働省「平成 27 年度，乳幼児栄調査結果」2016

2）厚生労働省「平成 30 年国民健康・栄養調査結果」2019

3）文部科学省「平成 30 年全国体力，運動能力，運動習慣等の調査」2019

4）日本学校保健会「平成 27 年度児童生徒の健康状態サーベランス事業報告」
2019

5）厚生労働省「日本人の食事摂取基準 2020 年版報告書」

6）日本放送文化研究所「NHK 国民生活時間調査」2015

7）総務省統計局「平成 30 年国勢調査結果」2019.11

8）日本労働組合総連合会「男性の家事，育児参加に関する実態調査」2019

9）前大道教子他「幼児への食教育と幼児の生活習慣・健康状態・食習慣および
保護者の食意識との関わり」『比治山大学紀要 21,209-219,』2014

10）内閣府「平成 30 年度　青少年のインターネット利用環境実態調査結果
（速報）」2020.2

11）WHO "Who screen time guidelines" 2019.04.26

12）農林水産省「平成 30 年度食育白書第 1 部特集」2019

13）文部科学省・厚生労働省「21 世紀出生時継続調査」2018

第2章

栄養に関する基礎知識

1. 栄養の基本的概念と栄養素の種類と機能

【学習のねらい】

・「栄養」とは何かを理解し，消化・吸収などの基礎的知識を習得する。

・栄養素の種類とその働きを理解する。

　人間は生命を維持し，成長し，活動するために食物を日々摂取している。子どもにとっての栄養・食生活は，発育という大きな特性があり，さらに心の発達の時期でもあり，十分な配慮が必要である。

　順調な発育・発達を促すには，どのような食物をどのくらい，どのように摂取するかを知ることが重要である。そのために，食物に含まれる栄養素が，体の中でどのように利用されるかを理解し，子どもに必要なエネルギーや栄養素について基礎的な知識を身につけ，献立作成・調理に結びつけられるようにならなければならない。

■ 栄養の基本的概念

（1）栄養と栄養素

　「栄養」とは，人間が健康に生活していくために，食物を摂取し，その摂取した食物が体内で利用され，不要なものは排泄されて生命を維持していく過程全般をさす。そして，食物に含まれている物質を「栄養素」という。

　栄養素は，炭水化物，脂質，たんぱく質，ミネラル，ビタミンの5つに分類され，これを5大栄養素という。摂取量が多く，エネルギーとしても利用される炭水化物，脂質，たんぱく質を3大栄養素という。

（2）5大栄養素の働き

　5大栄養素の主な働きには，①エネルギー源となる，②体の構成成分となる，③代謝を円滑に進める，の3つがある（図2−1）。炭水化物，脂質，たんぱく

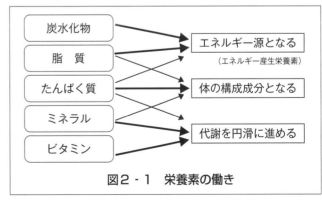

図2−1　栄養素の働き

質は体内で燃焼してエネルギーを産出することができるため，「エネルギー産生栄養素」と呼ばれる。エネルギー源として特に重要なものは，炭水化物と脂質である。たんぱく質，脂質，ミネラルは身体の構成成分となる。たんぱく質は筋肉を構成し体重の20％前後，脂質は体脂肪として体重の15～25％，ミネラルは骨量として体重の5％程度存在する。またミネラルやビタミンは体内で代謝を円滑に進める役割がある。

表2‐1　消化作用の種類

種　　類	内　　容
物理的消化	咀嚼，消化器管でのぜん動運動などによる撹拌（かくはん）によって，食物，内容物を細かくして消化液と混合し，移動させること
化学的消化	唾液，胃液，膵液など消化液中の消化酵素の作用で，食物を分解すること
生物学的消化	大腸内の腸内細菌による発酵分解作用

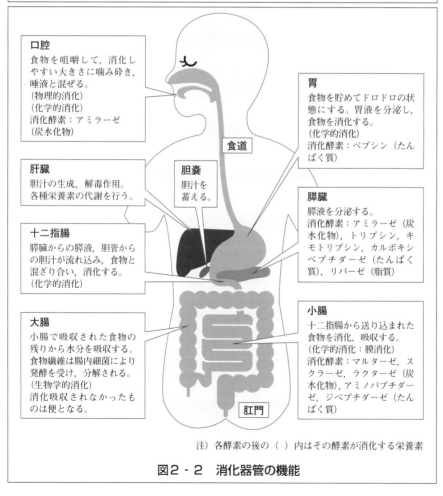

口腔
食物を咀嚼して，消化しやすい大きさに噛み砕き，唾液と混ぜる。
（物理的消化）
（化学的消化）
消化酵素：アミラーゼ
（炭水化物）

胃
食物を貯めてドロドロの状態にする。胃液を分泌し，食物を消化する。
（化学的消化）
消化酵素：ペプシン（たんぱく質）

食道

肝臓
胆汁の生成，解毒作用。各種栄養素の代謝を行う。

胆嚢
胆汁を蓄える。

膵臓
膵液を分泌する。
消化酵素：アミラーゼ（炭水化物），トリプシン，キモトリプシン，カルボキシペプチダーゼ（たんぱく質），リパーゼ（脂質）

十二指腸
膵臓からの膵液，胆管からの胆汁が流れ込み，食物と混ざり合い，消化する。
（化学的消化）

小腸
十二指腸から送り込まれた食物を消化，吸収する。
（化学的消化：膜消化）
消化酵素：マルターゼ，スクラーゼ，ラクターゼ（炭水化物），アミノペプチダーゼ，ジペプチダーゼ（たんぱく質）

大腸
小腸で吸収された食物の残りから水分を吸収する。食物繊維は腸内細菌により発酵を受け，分解される。
（生物学的消化）
消化吸収されなかったものは便となる。

肛門

注）各酵素の後の（　）内はその酵素が消化する栄養素

図2‐2　消化器管の機能

（3）栄養素の消化と吸収

　食物に含まれる高分子の栄養素が，体内で利用できるような形の低分子に分解されることを「消化」といい，消化管の粘膜を通過することを「吸収」という。

　消化作用には，物理的消化，化学的消化，生物学的消化がある（表2－1）。口から摂取された食物が，順に消化吸収され，代謝されて，排泄されるまでの一連の流れを図2－2に示す。消化器管の口腔，食道，胃，小腸，大腸において，消化腺，肝臓や膵臓の臓器から分泌される消化液（唾液，胃液，膵液，腸液など）により消化され，吸収されて体内に取り込まれ利用される。なお，小腸粘膜上にある消化酵素によって消化されることを膜消化という。消化，吸収されなかった残渣など，不要な物質は肛門から排泄される。

2 栄養素の種類と機能

（1）炭水化物（Carbohydrate）

①炭水化物の種類と構造

　炭水化物は炭素（C），酸素（O），水素（H）の3元素から構成されている。炭水化物は糖質と食物繊維に分類される。糖質はその構造により，単糖類，二糖類，多糖類に分類される。単糖類にはブドウ糖，果糖，ガラクトースがある。単糖が2個結合したものを二糖類といい，ショ糖，麦芽糖，乳糖がある。多糖類は多数の単糖が重合したもので，でんぷん，グリコーゲンなどがある。これらの糖質は消化酵素で消化できるため，易消化性炭水化物という。一方，消化酵素で消化できない難消化性炭水化物が食物繊維で，水溶性，不溶性がある。糖質，食物繊維の種類，構成，存在箇所と特徴について表2－2にまとめた。

表2‐2　炭水化物の種類と特徴

分　類		種　類	構　成　糖	代表的な存在箇所や特徴
炭水化物	糖質 単糖類	ブドウ糖		ブドウなどの果物，ハチミツ 速やかに消化・吸収される。血液中に血糖として一定量含む。
		果糖		果物，ハチミツ　甘みが強い。
		ガラクトース		乳糖の構成成分
	二糖類	ショ糖	ブドウ糖＋果糖	砂糖
		麦芽糖	ブドウ糖＋ブドウ糖	水あめ，甘酒
		乳糖	ブドウ糖＋ガラクトース	母乳，牛乳
	多糖類	でんぷん	ブドウ糖	穀物，豆，いも類
		グリコーゲン	ブドウ糖	肝臓や筋肉中に貯蔵
	食物繊維 水溶性食物繊維	ペクチン	ガラクツロン酸	果物，特にりんごや柑橘類の皮に多い
		グルコマンナン	ブドウ糖，マンノース	こんにゃく
	不溶性食物繊維	セルロース	ブドウ糖	野菜，穀類
		キチン・キトサン	グルコサミン	エビ，カニの殻

②炭水化物の働き

　炭水化物の最も重要な役割は，エネルギー源となることである。日本人の１日に必要なエネルギーの約60％を供給する。易消化性炭水化物（糖質）は，１g当たり4kcalのエネルギーを産生する。血液中には，一定量のブドウ糖が血糖として存在している。血糖は，エネルギーを直ちに必要とする組織にブドウ糖を供給する。脳や神経組織は，ブドウ糖のみがエネルギー源になるため，血糖値はホルモンで調節されて一定量に保たれている（空腹時70〜100mg/dl）。

　食物繊維は，消化管内の酵素で消化されないため，消化管を通過して大腸に到達するが，さまざまな生理作用を持つ。水溶性の食物繊維は水に溶けて粘性を持ち，栄養素を包み込み移動を遅くさせる。したがって，食後の血糖値上昇の抑制，血清コレステロール値の上昇抑制などの働きがある。果物の果皮に多いペクチン，こんにゃくに含まれるグルコマンナンなどがある。不溶性の食物繊維は水には溶けないが，水を吸着して「かさ（容量）」を増やし，満腹感の維持，排便の促進などの作用を発揮する。精製度の低い穀類（玄米，ライ麦パンなど）や野菜などに含まれる植物性のセルロース，エビやカニの殻に含まれる動物性のキチン，キトサンなどがある。

(2) たんぱく質（Protein）

①たんぱく質の種類と構造

　たんぱく質は炭素（C），酸素（O），水素（H），のほかに窒素（N）から構成されている。たんぱく質はアミノ酸からなり，そのアミノ酸は20種類存在する。アミノ酸の構造は４つある炭素の結合部分にアミノ基（-NH$_2$），カルボキシル基（-COOH），水素（-H）がついており，残りの１箇所に結合しているもので種類が特定される。このアミノ酸がペプチド結合（-CO・NH-）して鎖状につながっているものがたんぱく質である。アミノ酸の数や種類，ペプチド結合の順序によって，さまざまなたんぱく質になる。動物性たんぱく質と植物性たんぱく質に分けられる。アミノ酸のうち体内で合成できないものを「必須アミノ酸」，それ以外のアミノ酸を「非必須アミノ酸」とよぶ（表２−３）。

表2・3　必須アミノ酸と非必須アミノ酸

必須アミノ酸	非必須アミノ酸
バリン，ロイシン，イソロイシン，スレオニン，リジン，メチオニン，フェニルアラニン，トリプトファン，ヒスチジン	グリシン，アラニン，セリン，アスパラギン酸，グルタミン酸，アルギニン*，シスチン，システイン，チロシン，プロリン，オキシプロリン

＊アルギニンは乳幼児の体内では十分に合成できないので必須アミノ酸である。
　成人は体内で十分合成できるので，非必須アミノ酸となる。

②たんぱく質の機能

　たんぱく質の主な働きは，筋肉や内臓，皮膚，毛髪，爪，血液など，人体の構成成分となることである。また，代謝反応に関わる酵素やホルモン，免疫抗体もたんぱく質でできている。さらに，たんぱく質はエネルギー産生栄養素であり，糖質や脂質が不足した場合に，エネルギーとして利用される（1g当たり4kcal）。

　食品中のたんぱく質を評価する指標として，「アミノ酸スコア」がある。人体の必須アミノ酸必要量から理想のバランスを求め，その値と食品中の必須アミノ酸量を比較したものである。食品の必須アミノ酸含有量のうち最も低い必須アミノ酸を第一制限アミノ酸とよび，その割合（パーセント）をアミノ酸スコアという。アミノ酸スコアが高いものが良質なたんぱく質で，人体で効率よく利用される。一般的に動物性たんぱく質，大豆たんぱく質はアミノ酸スコアが高い（表2−4）。

表2・4　アミノ酸スコア例

食　品	アミノ酸スコア
卵	100
牛乳	100
牛肉	100
豚肉	100
大豆	100
じゃがいも	73
精白米	61
パン	44
とうもろこし	31
とまと	51
みかん	50

(3) 脂質 (Fat, Lipid)

①脂質の種類と構造

　脂質は炭水化物と同様に，炭素（C），酸素（O），水素（H）から構成され，水に溶けない性質を持つ。単純脂質，複合脂質，誘導脂質に分類される。

　単純脂質とは，グリセロールに脂肪酸が結合したものである。脂肪酸は炭素が鎖状につながり，末端にカルボキシル基（-COOH）があるもので，炭素の数や炭素間の結合状態によって種類が異なる。炭素間に二重結合を持たないものを「飽和脂肪酸」，二重結合を持つものを「不飽和脂肪酸」，二重結合を2個以上持つものを多価不飽和脂肪酸といい，その結合の位置によりn-3系脂肪酸，n-6系脂肪酸に区別される（表2−5）。二重結合を持たない飽和脂肪酸の割合の多いバターやラードのような動物性脂肪は常温で固体であり，二重結合を持つ不飽和脂肪酸の割合が多いオリーブ油や大豆油などの植物性油脂は常温で液体である。

　複合脂質は単純脂質にリン酸や糖，たんぱく質が結合したもので，リン脂質，リポたんぱく質などがある。誘導脂質にはコレステロールや胆汁酸がある。コレステロールは食事由来のものもあるが，肝臓で合成される。

表2-5 脂肪酸の分類

分　類			主な脂肪酸	含まれる食品
飽和脂肪酸			酪酸 パルミチン酸 ステアリン酸	バター，ラード，ヘット
不飽和脂肪酸	一価		オレイン酸	オリーブ油
	多価	n-3系	α-リノレン酸 エイコサペンタエン酸 ドコサヘキサエン酸	エゴマ油 いわし，サンマ，さば
		n-6系	リノール酸 アラキドン酸	大豆油，菜種油

②脂質の働き

脂質の主な働きはエネルギー源となることである。脂質は1g当たり9kcalを産生し，炭水化物やたんぱく質よりも効率がよい。エネルギーとして利用されずに過剰となった脂質は，皮下脂肪や内臓脂肪として貯蔵脂肪となる。体脂肪は体温保持や，外からの衝撃から身体を守る働きがある。

リン脂質やコレステロールは細胞膜の構成成分である。コレステロールからは胆汁酸や副腎皮質ホルモンなどのステロイドホルモンが合成されたり，ビタミンDの前駆体となったりする。血液中の脂質はたんぱく質と結合してリポタンパク質として存在し，コレステロールを組織に運搬する。

また，脂質はビタミンA，D，E，Kなどの脂溶性ビタミンの吸収を助ける。n-3系脂肪酸のα-リノレン酸，エイコサペンタエン酸，ドコサヘキサエン酸，n-6系脂肪酸のリノール酸，アラキドン酸は体内で合成できない必須脂肪酸で，食品から摂取する必要がある。n-3系脂肪酸は抗動脈硬化作用や抗血栓作用がある。

(4) ミネラル（無機質，Mineral）

①ミネラルの種類

ミネラルは，生体を構成する元素のうち炭素（C），酸素（O），水素（H），窒素（N）を除く元素の総称をいう。体内に多く存在するミネラルを「多量ミネラル」（カルシウム（Ca），リン（P），カリウム（K），ナトリウム（Na），マグネシウム（Mg））といい，体内に微量に存在するミネラルを「微量ミネラル」（鉄（Fe），亜鉛（Zn），銅（Cu），マンガン（Mn），ヨウ素（I），セレン（Se），クロム（Cr），モリブデン（Mo））という。ミネラルは体内で合成することができないため，食物から摂取しなければならない。

②ミネラルの働き

ミネラルの働きには，骨や歯などの構成成分となる（Ca，P，Mg），体液の浸透圧を調節する（Na，K），ヘモグロビン，酵素，ホルモンなどの構成成分とな

る（Fe, Zn, I）などがある。表2−6に主なミネラルの働き，欠乏症，含まれ
る食品について示す。

　特に成長期において不足しがちなカルシウム，鉄，また過剰摂取が問題となる
ナトリウムについては以下で解説する。

表2 - 6　主なミネラルの働き，所在

ミネラル名	働き	欠乏症	含まれる食品
カルシウム（Ca）	骨や歯の構成成分 筋肉の収縮，神経伝達に関与 血液に凝固性を与える	骨軟化症，骨粗鬆症	牛乳・乳製品 小魚，大豆製品 緑黄色野菜
リン（P）	骨や歯の構成成分 リン脂質の成分として生体膜を構成 糖質，脂質，たんぱく質の代謝に関与	骨や歯の脆弱化 （通常，不足することはない）	穀類，肉，卵 牛乳・乳製品
マグネシウム（Mg）	筋肉の収縮，神経伝達に関与 糖質代謝，たんぱく質・核酸の合成に関与 骨の構成成分	骨の脆弱化 筋無力症	豆類，魚介類 野菜類，大豆製品
ナトリウム（Na）	体液の浸透圧の調節	通常は欠乏症はない	食塩，醤油，味噌
カリウム（K）	体液の浸透圧の調節 ナトリウムの排泄	筋力低下	野菜類，果物
鉄（Fe）	ヘモグロビンの成分 筋肉における酸素の利用	貧血	レバー（肝臓），貝類 卵，緑黄色野菜
亜鉛（Zn）	たんぱく質の合成に関与 インスリンの作用に関与	味覚障害	牡蠣，種実類
ヨウ素（I）	甲状腺ホルモンの構成成分	甲状腺腫 発育遅延（クレチン病）	海藻類，魚介類

（ⅰ）カルシウム（Ca）

　カルシウムは体内に最も多く存在するミネラルである。人体のカルシウム
の99％は骨と歯に存在し，残りの1％は血液や組織中に存在し，血液の凝
固，筋肉の収縮，神経刺激伝達などに関与する。

　血液中のカルシウムの濃度は一定に保たれており（8.5 〜 10.5mg/dl），濃
度が低下すると骨からカルシウムが溶け出して濃度を保つ。骨は吸収（骨か
らのカルシウム溶出）と形成（骨へのカルシウム沈着）を繰り返しており，
常につくり変えられている。成長期には骨形成が骨吸収を上回り，骨量が増
加する。

　食事から摂取されたカルシウムは小腸から吸収されるが，その吸収率は比
較的低く，成人で25 〜 30％程度である。カルシウムの吸収率は成長期や妊
娠期，授乳期には高くなる。体内の活性型ビタミンDは腸管からのカルシ
ウムの吸収を促進する。また，ほうれん草などの葉菜類に含まれるシュウ酸
や穀類に含まれるフィチン酸は，カルシウムと結合して不溶性の塩をつくる

ため，カルシウムの吸収率を低下させる。

カルシウム欠乏により，骨軟化症，骨粗鬆症を招くことがある。骨量が最も多くなるのは20歳〜40歳で，その後徐々に減少していく。特に女性は閉経後，ホルモンのバランスの変化によって骨粗鬆症になりやすく，若い時からカルシウムを十分に摂取して骨量を高めておくことが大切である。

(ⅱ) 鉄（Fe）

鉄は，体内に約4g存在する。その70%は赤血球中のヘモグロビン鉄として利用されている。また，10%程度が筋肉のミオグロビンや代謝酵素の構成成分として存在する。残りの20%は貯蔵鉄として，肝臓，脾臓，骨髄でフェリチンとして蓄えられている。

鉄の吸収率は平均15%とされている。食品中の鉄は「ヘム鉄」と「非ヘム鉄」の2種類がある。ヘム鉄は肉類などの動物性食品に含まれており吸収率が高い（10〜30%）。一方，非ヘム鉄は植物性食品に含まれており吸収率は低い（1〜8%）。ヘム鉄はそのままの形で吸収されるが，非ヘム鉄は3価鉄イオンの形態のためほとんど吸収されない。3価の鉄はビタミンCなどの還元物質により還元され2価の鉄となり吸収される。食品中のたんぱく質，ビタミンCは鉄吸収を促進し，フィチン酸，タンニン，シュウ酸などは鉄吸収を抑制する。

鉄欠乏状態が続くと，まず貯蔵鉄が減少し，最終的にヘモグロビン鉄が減少し貧血が明らかになる。貧血になる前に潜在的な鉄欠乏状態があり，さらに鉄欠乏が進行すると貧血が発症する。成長期は鉄の需要が亢進しており，また月経による鉄損失が多い思春期以降の女子，および胎児の成長のために血液量が多くなる妊娠期も，鉄不足にならないよう注意が必要である。乳児は4〜5か月くらまでは母体からの貯蔵鉄で正常な鉄代謝を行うが，その後は離乳食で適切に摂取していくことが望まれる。

(ⅲ) ナトリウム（Na）

ナトリウムは体内では血液など細胞外液に多く存在し，細胞内液に多いカリウムとともに浸透圧の調節に重要な役割を果たしている。

ナトリウムは，食品中ではナトリウム塩やナトリウムイオンの形で存在するが，食事によるナトリウムは調味料の食塩（NaCl）が主なものである。そのため，ナトリウム摂取量を食塩相当量として表現することが多い。日本食品標準成分表では食品中のナトリウム量を測定し次の式で算出している。

$$食塩相当量（g）＝ナトリウム（g）×2.54$$

2018（平成30）年国民健康・栄養調査によると成人の食塩相当量の1日の摂取量は，男性11.0g，女性9.3gであり，「日本人の食事摂取基準（2020

年版）」の目標量の男性 7.5g 未満，女性 6.5g 未満を超えている。ナトリウムの過剰摂取は，高血圧や胃がんの発症と関係があるため，現在の日本の摂取状況においては，減塩の食生活が望まれる。味覚が発達する幼児期から，味付けには注意して薄味に慣れるようにすることが重要であり，加工食品などには栄養成分の表示が義務づけられているため，前述の計算方法を利用して摂取量を確認することも可能である。

（5）ビタミン（Vitamin）

①ビタミンの種類

ビタミンは生体にとって重要な働きをしているが，体内で合成されないか，合成されても必要量に充たないため，必ず摂取しなければならない物質をいう。その物質がアミンの性質を持っていることから，「Vital Amin（生命に必要なアミン）」と名づけられた経緯がある。油に溶ける「脂溶性ビタミン」と水に溶ける「水溶性ビタミン」に分類される。

②ビタミンの働き

脂溶性ビタミンは主に生理機能を正常に維持する働きを持ち，水溶性ビタミンは補酵素として糖質代謝，たんぱく質代謝，脂質代謝に欠かせない働きをする。表2－7に主なビタミンの働き，欠乏症，含まれる食品について示す。

特に，妊娠期や成長期で摂取に注意が必要な脂溶性ビタミン（ビタミンA，ビ

表2‐7　主なビタミンの働き，所在

分類	ビタミン名	働き	欠乏症	含まれる食品
脂溶性ビタミン	ビタミンA（レチノール）	網膜の光感受性に関与 成長促進作用 免疫機能，生殖機能の維持に関与	夜盲症，皮膚乾燥症 成長障害，免疫機能低下	ビタミンA：うなぎ，レバー（肝臓），卵黄 カロテン：緑黄色野菜
	ビタミンD（カルシフェロール）	腸管からのカルシウムの吸収を促進 カルシウムの骨への吸着を促進	くる病，骨軟化症 骨粗鬆症	ビタミンD：レバー（肝臓），卵黄，魚 エルゴカルシフェロール：きのこ類
	ビタミンE（トコフェロール）	細胞膜の過酸化防止作用 生殖機能の正常化に関与	動物実験：不妊，溶血性貧血，筋萎縮	植物油，豆類，卵，緑黄色野菜
	ビタミンK（フィロキノン，メナキノン）	血液の凝固に関与 骨形成の調節	新生児の頭蓋内出血 新生児メレナ（消化管出血）	納豆，海藻，緑黄色野菜
水溶性ビタミン	ビタミンB₁（チアミン）	糖質代謝，エネルギー代謝に関与	脚気（全身倦怠感，多発性神経炎，心肥大），ウェルニッケ脳症（意識障害，眼球運動異常，歩行失調）	豚肉，胚芽，豆類，にんにく
	ビタミンB₂（リボフラビン）	糖質，脂質，たんぱく質代謝の補酵素，エネルギー代謝に関与	口角炎，口内炎，舌炎 皮膚炎	牛乳，卵，緑黄色野菜
	葉酸	赤血球生性 細胞の再生を助ける	悪性貧血 胎児の神経管閉鎖障害	緑黄色野菜，レバー，果物
	ビタミンC（アスコルビン酸）	抗酸化作用 コラーゲンの合成	壊血病（皮膚や粘膜の出血，関節痛）	緑黄色野菜，柑橘類

タミンD，ビタミンK），水溶性ビタミン（ビタミンB$_1$，ビタミンC）について解説する。

（ⅰ）ビタミンA（レチノール）

　ビタミンAは目の網膜にあるロドプシンの主成分で，光の感受性に関与する。皮膚や粘膜を正常に保ち，感染力に対する抵抗力を強くする。また，正常な細胞分裂を助けるので，成長に必要なビタミンである。

　ビタミンAは肝臓に貯蔵されるため，豚や牛などのレバーに含まれている。動物性食品はビタミンAそのままの形で含まれているが，植物性食品はカロテンとして含まれ，体内に取り込まれたのち，変換されてビタミンAの作用を発揮する。

　欠乏すると，暗闇での明暗調節能力が低下し，夜盲症になる。一方，サプリメントによる過剰摂取は，特に妊婦において胎児の先天性形成異常を起こすという報告があり，注意が必要である。

（ⅱ）ビタミンD（カルシフェロール）

　ビタミンDはカルシウム代謝に関与し，カルシウムの吸収を促進する。ビタミンDには，ビタミンD$_2$（エルゴカルシフェロール）とビタミンD$_3$（コレカルシフェロール）がある。ビタミンD$_2$はきのこ類に，ビタミンD$_3$は動物性食品に多く含まれる。食品から摂取したプロビタミンDは紫外線にあたることで，ビタミンD$_2$，ビタミンD$_3$に変換される。したがって，食事から摂取したビタミンDを活性化させるためには日光に当たることも必要になる。

　ビタミンDは肝臓と腎臓で水酸化されて活性型ビタミンDとなり，腸管からのカルシウム吸収を促進する。

（ⅲ）ビタミンK（フィロキノン，メナキノン）

　ビタミンKは血液凝固因子であるプロトロンビンの肝臓での生成を促進する。また，骨代謝にも関与しており，カルシウム結合性たんぱく質を生成する。

　ビタミンKは緑黄色野菜や植物油に含まれるビタミンK$_1$（フィロキノン）と納豆などの発酵食品に含まれるビタミンK$_2$（メナキノン）がある。ビタミンK$_2$は腸内細菌から合成されるため，成人の欠乏はほとんどみられないが，新生児や乳児では，腸内細菌叢がビフィズス菌優勢のためビタミンKは産生されず，母乳中のビタミンK含量がすくない場合，頭蓋内出血，消化管出血（メレナ）などの欠乏症状を起こす。そのため，新生児に対してビタミンKシロップの投与が行われている。また，ビタミンKと抗凝固薬ワーファリンは化学構造が似ており，ビタミンKが

ワーファリンの作用を阻害することがある。薬効を下げないために，ワーファリン摂取時にはビタミンKを多く含む食品（納豆など）の摂取は制限する。

（iv）ビタミン B$_1$（チアミン）

ビタミン B$_1$ は，ブドウ糖がエネルギーに変換する代謝に関与している。エネルギー代謝で利用されるビタミンであるため，炭水化物の摂取量が増加すると，ビタミン B$_1$ の必要量も多くなる。また，中枢神経，抹消神経の機能を維持する作用がある。

ビタミン B$_1$ の欠乏症は脚気である。日本では 1900 年前後（明治時代から昭和初期）の白米を多食し，動物性たんぱく質の摂取量が低い時代に流行した。ビタミン B$_1$ が欠乏すると代謝系が滞り，乳酸が蓄積してアシドーシスを起こす。極端な偏食やアルコールの多飲，輸液で大量に糖を投与してビタミン B$_1$ を補充しない場合，重篤な状態になることがある（ウエルニッケ脳症）。ビタミン B$_1$ は豚肉や胚芽に多く，炭水化物に偏らないバランスのよい食事をとることが重要である。

（v）ビタミンC（アスコルビン酸）

ビタミンCは皮膚や細胞のコラーゲン合成に必要である。また，抗酸化作用を持ち，鉄の吸収を促進する働きがある。

ビタミンCが欠乏すると，コラーゲン合成ができないため，血管がもろくなり出血傾向になり，壊血病[*]を発症する。壊血病では，倦怠感，皮下や歯茎からの出血，貧血，関節痛などの症状が現れる。子どもでは骨や歯の発育が阻害され，骨折や骨変形などがみられる。食事からのビタミンC摂取が必要なのは，人間，サル，モルモットであり，他の動物は体内で合成できる。

> **column**
>
> **脚気（江戸わずらい）**
>
> 江戸時代，江戸（都市部）では精白米が好んで食べられ，その頃から奇病が流行して「江戸わずらい」と呼ばれた。江戸に行くと体調を崩し地方に帰ると症状が改善することが多かったためである。明治時代になって，農学者の鈴木梅太郎が米糠中の成分を精製して「オリザニン」という名称で発表し（1912（明治45）年），ビタミン B$_1$ が脚気の予防治療に有効であることを証明した。

（6）水分

体内の水分量は成人では体重の約 60% である。子どもでは成人に比べ水分量が多く，乳児では約 70%，新生児では約 80% である。体重当たりの水分の必要量も多く，少しの水分の減少で脱水症状を起こしやすいため，水分補給に配慮が

---

[*]大航海時代（15世紀から17世紀）の船員に多発した病気として知られる。長期間の船上での食生活は保存食だけであったため，新鮮な果物や野菜が不足して壊血病が引き起こされ，多数の死者が出て犠牲を強いられた。ビタミンCが豊富な柑橘類に予防治療の有効性があると確認されたのは18世紀になってからである。

必要である。

　体内の水分は細胞内液が約2/3，細胞外液は残り約1/3である。体内の水分量はほぼ一定量に保たれており，食事や飲料などで供給される量とほぼ等量の水分が汗，呼吸など不感蒸泄，尿や便で排泄される（1日2～2.5L）。

　水分の主な役割は，体内を循環し，栄養素の消化，吸収，物質の輸送，排泄を助け，汗をかくことで体温調節をすることである。

❸ 専門知識を食育に活かそう

　「栄養」が，食物を摂取し，その食物に含まれる栄養素を体内に取り入れることで，健康の維持・増進を図るという現象であることが理解できたと思う。こうした栄養成分の構造や代謝の仕組みは，科学的に解明されている。その内容は専門的で多岐にわたり，けっして簡単に理解できるものではない。しかし，「子どもの食と栄養」を理解するにあたって，これらの専門知識を基礎的な知識として身につけておくことは大切なことである。なぜなら，そうすることで根拠に基づいた正しい情報を，子どもたちにわかりやすく説明し，また保護者にも適切な情報を伝えることができるようになるからである。難しいからといって避けるのではなく，積極的に学ぼうとする姿勢は，保育者として食育を実践する上での基本となることをわすれないでほしい。

　　演習問題

1．各栄養素の働きである「エネルギー源となる」「体の構成成分となる」「代謝を円滑に進める」について図2－1を参考に，子どもにわかりやすいことばで説明してみましょう。

2．食事摂取基準と献立作成・調理の基本

　　【学習のねらい】
　　・食事摂取基準・食事バランスガイドの内容を理解し，それぞれの活用法を学ぶ。
　　・食事摂取基準・食事バランスガイドを使い献立を作成する。

❶ 日本人の食事摂取基準

（1）「栄養所要量」から「日本人の食事摂取基準」へ

　従来の「栄養所要量」は，健康な人を対象とした「国民の健康の保持・増進，生活習慣病の予防のために標準となるエネルギー及び各栄養素の摂取量」であっ

た。これは，栄養素の欠乏症予防が主な目的であり，不足することなく摂取する指標として1970（昭和45）年から5年ごとに改定されてきた。

　2000（平成12）年の「健康日本21」の策定，「食生活指針」の見直し（2000年），健康増進法の施行（2003（平成15）年）により国民の栄養状態の改善，国民保健の向上を図ってきたが，肥満者（BMI $\geqq$ 25kg/㎡）の増加，サプリメント・健康食品と称する食品の過剰摂取による健康被害等が懸念されることから，摂取不足だけでなく過剰摂取による健康障害を考慮し，エネルギーについて1種類，栄養素について5種類の指標を設定し，2005（平成17）年に「日本人の食事摂取基準（2005年版）」として改正された。その後，2010年版，2015年版が改訂され，2020（令和2）年4月からは「日本人の食事摂取基準（2020年版）」が使用されている。

(2)「日本人の食事摂取基準（2020年版）」のエネルギー・栄養素の設定指標

　「日本人の食事摂取基準（2020年版）」の小児に関する改訂では，若いうちからの生活習慣病予防を推進するため，3～17歳の飽和脂肪酸の目標量（3歳～14歳10％エネルギー以下，15～17歳8％エネルギー以下），小児（3～5歳）の食物繊維（8g/日以上）およびカリウム（1,400mg/日以上）の目標量を設定した。またナトリウム（食塩相当量・g/日）の目標量を0.5g削減した。このほか，50歳以上のより細かな年齢区分による摂取基準の設定，高齢者のフレイル予防を視野に入れたエネルギー目標量の下限の引上げ等を行った。

①エネルギー

　2015年版からエネルギーの摂取量および消費量のバランス（エネルギー収支バランス）の維持を示す指標として，身長と体重から算出する体格指数：BMI（Body Mass Index，＝体重kg/身長m²）を用いている。成人期（18歳以上）を5つの区分に分け，肥満または低栄養の予防の目安とする（表2-8）（表2-9）。

　しかし，BMIは18歳以上に適用されるため，成長期の子どもや授乳婦については，食事摂取基準の推定エネルギー必要量を参考とする（表2-10）。身体活動レベルⅡの場合，男子では12～14歳では2,600kcal。女子では10～11歳で2,100kcalとあり，成人とほぼ同量のエネルギーを必要とする。

②栄養素

　栄養素は，摂取不足の回避（推定必要量，推奨量，目安量），過剰摂取による健康障害の回避（耐容上限量），生活習慣病の発症予防（目標量）のため，5つの指標で策定されている（表2-11）。成長期の子どもは，発育・発達の個人差が大きい。年齢・性別だけではなく，発育の程度や体格，生活活動レベルなど，一人ひとりに対応した栄養管理が必要となる。

参考表　基準を策定した栄養素と指標[1]

（1歳以上）

栄養素		推定平均必要量 (EAR)	推奨量 (RDA)	目安量 (AI)	耐容上限量 (UL)	目標量 (DG)
たんぱく質		○ [b]	○ [b]	—	—	○
脂質	脂質	—	—	—	—	○
	飽和脂肪酸	—	—	—	—	○
	n-3系脂肪酸	—	—	○	—	—
	n-6系脂肪酸	—	—	○	—	—
	コレステロール	—	—	—	—	—
炭水化物	炭水化物	—	—	—	—	○
	食物繊維	—	—	—	—	○
	糖類	—	—	—	—	—
主要栄養素バランス		—	—	—	—	○
ビタミン	脂溶性 ビタミンA	○ [a]	○ [a]	—	○	—
	ビタミンD	—	—	○	○	—
	ビタミンE	—	—	○	○	—
	ビタミンK	—	—	○	—	—
	水溶性 ビタミンB₁	○ [c]	○ [c]	—	—	—
	ビタミンB₂	○ [c]	○ [c]	—	—	—
	ナイアシン	○ [a]	○ [a]	—	○	—
	ビタミンB₆	○ [b]	○ [b]	—	○	—
	ビタミンB₁₂	○ [a]	○ [a]	—	—	—
	葉酸	○ [a]	○ [a]	—	○ [2]	—
	パントテン酸	—	—	○	—	—
	ビオチン	—	—	○	—	—
	ビタミンC	○ [x]	○ [x]	—	—	—
ミネラル	多量 ナトリウム	○ [a]	—	—	—	○
	カリウム	—	—	○	—	○
	カルシウム	○ [b]	○ [b]	—	○	—
	マグネシウム	○ [b]	○ [b]	—	○ [2]	—
	リン	—	—	○	○	—
	微量 鉄	○ [x]	○ [x]	—	○	—
	亜鉛	○ [b]	○ [b]	—	○	—
	銅	○ [b]	○ [b]	—	○	—
	マンガン	—	—	○	○	—
	ヨウ素	○ [a]	○ [a]	—	○	—
	セレン	○ [a]	○ [a]	—	○	—
	クロム	—	—	○	○	—
	モリブデン	○ [b]	○ [b]	—	○	—

1　一部の年齢区分についてだけ設定した場合も含む。
2　通常の食品以外の食品からの摂取について定めた。
a　集団内の半数の者に不足又は欠乏の症状が現れ得る摂取量をもって推定平均必要量とした栄養素。
b　集団内の半数の者で体内量が維持される摂取量をもって推定平均必要量とした栄養素。
c　集団内の半数の者で体内量が飽和している摂取量をもって推定平均必要量とした栄養素。
x　上記以外の方法で推定平均必要量が定められた栄養素。

出典：厚生労働省「日本人の食事摂取基準（2020年版）」2019年12月一部改変

表2-8　ライフステージの年齢区分

ライフステージ	年　齢　等
乳　児　0～11か月	0～5（月）※，6～11（月）※
小　児　1～17歳	1～2（歳），3～5（歳）6～7（歳）
	8～9（歳）10～11（歳）12～14（歳）15～17（歳）
成　人　18～64歳	18～29（歳）30～49（歳）50～64（歳）
高齢者　65歳以上	65～74（歳）75以上（歳）

※エネルギー及びたんぱく質については，「0～5か月」，「6～8か月」，「9～11か月」
　の3区分

表2-9　目標とするBMIの範囲

(18歳以上)

年　齢	目標とするBMI（kg/㎡）
18－49（歳）	18.5－24.9
50－64（歳）	20.0－24.9
65－74（歳）	21.5－24.9
75以上（歳）	21.5－24.9

出典：厚生労働省「日本人の食事摂取基準（2020年版）」2019年12月

表2-10　推定エネルギー必要量

(kcal/日)

性　別	男　性			女　性		
身体活動レベル[1]	Ⅰ	Ⅱ	Ⅲ	Ⅰ	Ⅱ	Ⅲ
0～5（月）	—	550	—	—	500	—
6～8（月）	—	650	—	—	600	—
9～11（月）	—	700	—	—	650	—
1～2（歳）	—	950	—	—	900	—
3～5（歳）	—	1,300	—	—	1,250	—
6～7（歳）	1,350	1,550	1,750	1,250	1,450	1,650
8～9（歳）	1,600	1,850	2,100	1,500	1,700	1,900
10～11（歳）	1,950	2,250	2,500	1,850	2,100	2,350
12～14（歳）	2,300	2,600	2,900	2,150	2,400	2,700
15～17（歳）	2,500	2,800	3,150	2,050	2,300	2,550

[1] 身体活動レベルは，低い，ふつう，高い，の三つのレベルとして，それぞれ，Ⅰ，Ⅱ，Ⅲで示した。
レベルⅡは自立している者，レベルⅠは自宅にいてほとんど外出しない者に相当する。
レベルⅠは高齢者施設で自立に近い状態で過ごしている者にも適用できる値である。

出典：厚生労働省「日本人の食事摂取基準（2020年版）」2019年12月一部改変

（ⅰ）たんぱく質

　成長が著しい小児の場合，12～14歳の男子においてのたんぱく質の推定平均必要量50ｇ，推奨量60ｇ，女子においても推定平均必要量45ｇ，推奨量50ｇであり，必要とされる量はピークとなる（表2-12）。成長期には十分なたんぱく質摂取が必須であるが，たんぱく質を多く含む食品は脂質含量と正の相関がみられるため，脂質の摂取量が過剰とならないよう，エネ

表2‐11　エネルギーおよび栄養素の設定指標・種類と目的

<table>
<tr><td colspan="2" style="text-align:center">エネルギー</td><td>エネルギーの摂取量及び消費量のバランス（エネルギー収支バランス）の維持を示す指標として目標とするBMIの範囲</td><td>摂取量の過不足の回避</td></tr>
<tr><td rowspan="6">栄養素</td><td>推定平均必要量
(estimated average requirement：EAR)</td><td>ある母集団の50％の人が必要量を満たす（同時に，50％の人が必要量を満たさない）と推定される摂取量。必要量の平均値の推測値。</td><td>摂取不足の回避</td></tr>
<tr><td>推奨量
(recommended dietary allowance：RDA)</td><td>ある母集団に属するほとんどの人（97～98％）が1日の必要量を充足している摂取量</td><td>摂取不足の回避</td></tr>
<tr><td>目安量
(adequate intake：AI)</td><td>（十分な科学的根拠が得られず推定平均必要量と推奨量が設定できない場合）
特定の集団において，ある一定の栄養状態を維持するのに十分な量。不足状態を示す人がほとんど観察されない量。</td><td>摂取不足の回避
※推定平均必要量及び推奨量が推定できない場合</td></tr>
<tr><td>耐容上限量
(tolerable upper intake level：UL)</td><td>ある母集団に属するほとんどの人が，健康障害をもたらすリスクがないとみなされる習慣的な摂取量の上限。これを超えて摂取すると，健康障害のリスクが高まる。</td><td>過剰摂取による健康障害の回避</td></tr>
<tr><td>目標量
(tentative dietary goal for preventing life-style related diseases：DG)</td><td>特定の集団において，その疾患のリスクが低くなると考えられる栄養状態が達成できる，現在の日本人が当面の目標とすべき摂取量。</td><td>生活習慣病の発症予防</td></tr>
</table>

出典：厚生労働省「日本人の食事摂取基準（2020年版）」2019年12月

表2‐12　たんぱく質

(g/日, 目標量：％エネルギー)

性　別	男　性				女　性			
年齢等	推定平均必要量	推奨量	目安量	目標量	推定平均必要量	推奨量	目安量	目標量
0～5（月）	—	—	10	—	—	—	10	—
6～8（月）	—	—	15	—	—	—	15	—
9～11（月）	—	—	25	—	—	—	25	—
1～2（歳）	15	20	—	13～20	15	20	—	13～20
3～5（歳）	20	25	—	13～20	20	25	—	13～20
6～7（歳）	25	30	—	13～20	25	30	—	13～20
8～9（歳）	30	40	—	13～20	30	40	—	13～20
10～11（歳）	40	45	—	13～20	40	50	—	13～20
12～14（歳）	50	60	—	13～20	45	55	—	13～20
15～17（歳）	50	65	—	13～20	45	55	—	13～20

出典：厚生労働省「日本人の食事摂取基準（2020年版）」2019年12月一部改変

ルギー産生栄養素バランスも忘れてはならない。

（ⅱ）カルシム・鉄・ナトリウム

　ビタミン・ミネラルはからだの硬・軟組織の成分，からだの調節機能として欠かせない栄養素であるが，ミネラルのなかでも，カルシウムと鉄は不足しがちな栄養素である。成長期のカルシウムおよび鉄の推定平均必要量は，からだはまだ大きくないが，男子では10～11歳になるとほぼ成人と同量，12～14歳では生涯で最も多く必要とする。女子においても8～11歳，12

表2‐13　カルシウムの食事摂取基準

(mg/ 日)

性　別	男　性				女　性			
年齢等	推定平均必要量	推奨量	目安量	耐容上限量	推定平均必要量	推奨量	目安量	耐容上限量
0〜5 （月）	—	—	200	—	—	—	200	—
6〜11 （月）	—	—	250	—	—	—	250	—
1〜2 （歳）	350	450	—	—	350	400	—	—
3〜5 （歳）	500	600	—	—	450	550	—	—
6〜7 （歳）	500	600	—	—	450	550	—	—
8〜9 （歳）	550	650	—	—	600	750	—	—
10〜11 （歳）	600	700	—	—	600	750	—	—
12〜14 （歳）	850	1,000	—	—	700	800	—	—
15〜17 （歳）	650	800	—	—	550	650	—	—

出典：厚生労働省「日本人の食事摂取基準（2020 年版）」2019 年 12 月一部改変

表2‐14　鉄の食事摂取基準

(mg/ 日)

性　別	男　性				女　性						
年齢等	推定平均必要量	推奨量	目安量	耐容上限量	月経なし		月経あり		目安量	耐容上限量
					推定平均必要量	推奨量	推定平均必要量	推奨量		
0〜5 （月）	—	—	0.5	—	—	—	—	—	0.5	—
6〜11 （月）	3.5	5.0	—	—	3.5	4.5	—	—	—	—
1〜2 （歳）	3.0	4.5	—	25	3.0	4.5	—	—	—	20
3〜5 （歳）	4.0	5.5	—	25	4.0	5.5	—	—	—	25
6〜7 （歳）	5.0	5.5	—	30	4.5	5.5	—	—	—	30
8〜9 （歳）	6.0	7.0	—	35	6.0	7.5	—	—	—	35
10〜11 （歳）	7.0	8.5	—	35	7.0	8.5	10.0	12.0	—	35
12〜14 （歳）	8.0	10.0	—	40	7.0	8.5	10.0	12.0	—	40
15〜17 （歳）	8.0	10.0	—	50	5.5	7.0	8.5	10.5	—	40

出典：厚生労働省「日本人の食事摂取基準（2020 年版）」2019 年 12 月一部改変

column

エネルギー産生栄養素バランス

　食事から摂取する栄養素の中でエネルギーを産生するたんぱく質（P），脂質（F），アルコールを含む炭水化物（C）の3つの栄養素が，摂取する総エネルギーの占めるべき割合（%）を示したもの。頭文字からPFCバランスともいわれる。

参考表：エネルギー産生バランス（目標量）　　　　　　（%エネルギー）

年齢等	たんぱく質　P	脂質　F		炭水化物　C
		脂質	飽和脂肪酸	
0‐11 （月）	—			—
1‐14 （歳）	13‐20	20‐30	10以下	50‐65
15‐17 （歳）	13‐20	20‐30	8以下	

表2−15　ナトリウムの摂取基準

(mg/日，()は食塩相当量（g／日）)

性　別	男　性			女　性		
年齢等	推定平均必要量	目安量	目標量	推定平均必要量	目安量	目標量
0〜5　（月）	—	100　(0.3)	—	—	100　(0.3)	—
6〜11（月）	—	600　(1.5)	—	—	600　(1.5)	—
1〜2　（歳）	—	—	(3.0 未満)	—	—	(3.0 未満)
3〜5　（歳）	—	—	(3.5 未満)	—	—	(3.5 未満)
6〜7　（歳）	—	—	(4.5 未満)	—	—	(4.5 未満)
8〜9　（歳）	—	—	(5.0 未満)	—	—	(5.0 未満)
10〜11（歳）	—	—	(6.0 未満)	—	—	(6.0 未満)
12〜14（歳）	—	—	(7.0 未満)	—	—	(6.5 未満)
15〜17（歳）	—	—	(7.5 未満)	—	—	(6.5 未満)

高血圧及び慢性腎臓病（CKD）の重症化予防のための食塩相当量の量は，男女とも 6.0 g/ 日未満とした。

出典：厚生労働省「日本人の食事摂取基準（2020 年版）」2019 年 12 月一部改変

〜14 歳では成人より多く必要とする（表2−13）。からだの発育にともない血液量も増えるため，鉄はそれに見合う量が必要となる（2−14）。摂取不足を心配して健康食品やサプリメントから摂取する場合は，耐容上限量が定められているビタミン・ミネラルには十分注意する。また，日本では食塩の摂取量が多いため，高血圧および慢性腎臓病の重症化予防のため，食塩相当量としてナトリウムは目標量が設定された。乳児には設定されていないが，乳幼児期は食べる食品が増え味覚が発達する重要な時期であり，乳幼児に適した薄味の食事が望ましい（表2−15）。

2 食生活指針と食事バランスガイド

（1）食生活指針

①食生活指針の概要

わが国では 1945（昭和 20）年，戦後の食糧難から国民の健康を守ることを目的にはじめての「食生活指針」が示された。その後，食の欧米化により心疾患，脳血管疾患，糖尿病などの成人病（ただし 1996（平成 8）年に生活習慣病に改称）が増加し，毎日の食事，運動，休養の生活習慣がさまざまな病気に大きく関わっているとして 1985（昭和 60）年，厚生省（当時）は「健康づくりのための食生活指針」を策定し日本型食生活を提唱した。

2000（平成 12）年には，当時の文部省，厚生省，および農林水産省が連携して，国民一人ひとりが自ら主体的に食生活改善に取り組むための具体的な目標として「食生活指針」（10 項目）を示した。その後，食育基本法（2005（平成 17）

年）が制定され，食生活の変化を踏まえて2016（平成28）年6月に一部改正された（表2－16）。

　厚生労働省は2006年（平成18年）2月に「妊産婦のための食生活指針」と「妊産婦のための食事バランスガイド」を策定している。若年女性の低体重（やせ）の割合が増えたこと，十分な栄養の知識がないこと，低出生体重児の割合が増えていることなどを踏まえ，望ましい食生活の実現に向けて目安を示すこととなった*。食事を十分に摂取すること，適切な体重の管理，有害な水銀の蓄積が多い大型魚の摂取など，妊産婦に必要な注意もある（表2－17）。

* 第3章 p.115，第6章 p.201 参照。

表2-16 「食生活指針」（2016年改定版）

○**食事を楽しみましょう。**
・毎日の食事で，健康寿命をのばしましょう。
・おいしい食事を，味わいながらゆっくりよく噛んで食べましょう。
・家族の団らんや人との交流を大切に，また，食事づくりに参加しましょう。
○**1日の食事のリズムから，健やかな生活リズムを。**
・朝食で，いきいきした1日を始めましょう。
・夜食や間食はとりすぎないようにしましょう。
・飲酒はほどほどにしましょう。
○<u>適度な運動とバランスのよい食事で，適正体重の維持を。</u>
・普段から体重を量り，食事量に気をつけましょう。
・普段から意識して身体を動かすようにしましょう。
・無理な減量はやめましょう。
・特に若年女性のやせ，高齢者の低栄養にも気をつけましょう。
○**主食，主菜，副菜を基本に，食事のバランスを。**
・多様な食品を組み合わせましょう。
・調理方法が偏らないようにしましょう。
・手作りと外食や加工食品・調理食品を上手に組み合わせましょう。
○**ごはんなどの穀類をしっかりと。**
・穀類を毎食とって，糖質からのエネルギー摂取を適正に保ちましょう。
・日本の気候・風土に適している米などの穀類を利用しましょう。
○**野菜・果物，牛乳・乳製品，豆類，魚なども組み合わせて。**
・たっぷり野菜と毎日の果物で，ビタミン，ミネラル，食物繊維をとりましょう。
・牛乳・乳製品，緑黄色野菜，豆類，小魚などで，カルシウムを十分にとりましょう。

○**食塩は控えめに，脂肪は質と量を考えて。**
・食塩の多い食品や料理を控えめにしましょう。食塩摂取量の目標値は，男性で1日8g未満，女性で7g未満とされています。
・動物，植物，魚由来の脂肪をバランスよくとりましょう。
・栄養成分表示を見て，食品や外食を選ぶ習慣を身につけましょう。
○<u>日本の食文化や地域の産物を活かし，郷土の味の継承を。</u>
・「和食」をはじめとした日本の食文化を大切にして，日々の食生活に活かしましょう。
・地域の産物や旬の素材を使うとともに，行事食を取り入れながら，自然の恵みや四季の変化を楽しみましょう。
・食材に関する知識や調理技術を身につけましょう。
・地域や家庭で受け継がれてきた料理や作法を伝えていきましょう。
○**食料資源を大切に，無駄や廃棄の少ない食生活を。**
・まだ食べられるのに廃棄されている食品ロスを減らしましょう。
・調理や保存を上手にして，食べ残しのない適量を心がけましょう。
・賞味期限や消費期限を考えて利用しましょう。
○**「食」に関する理解を深め，食生活を見直してみましょう。**
・子供のころから，食生活を大切にしましょう。
・家庭や学校，地域で，食生活や，食品の安全性を含めた「食」に関する知識や理解を深め，望ましい習慣を身につけましょう。
・家族や仲間と，食生活を考えたり，話し合ったりしてみましょう。
・自分たちの健康目標をつくり，よりよい食生活を目指しましょう。
（小項目は食生活指針の実践のためのもの）

注）下線部改正箇所
出典：文部科学省，厚生労働省，農林水産省「食生活指針」2016年6月一部改変

表2-17　妊産婦のための食生活指針

・妊娠前から健康なからだづくりを
・「主食」を中心に，エネルギーをしっかりと
・不足しがちなビタミン・ミネラルを，「副菜」でたっぷりと
・からだづくりの基礎となる「主菜」は適量を
・牛乳・乳製品などの多様な食品を組み合わせて，カルシウムを十分に
・妊娠中の体重増加は，お母さんと赤ちゃんにとって望ましい量に
・母乳育児も，バランスのよい食生活のなかで
・たばことお酒の害から赤ちゃんを守りましょう
・お母さんと赤ちゃんの健やかな毎日は，からだと心にゆとりのある生活から生まれます

②成長期のための食生活指針

「成長期のための食生活指針」（「対象特性別食生活指針」厚生省・1990）では，乳児期・幼児期・学童期・思春期の生活の目標を示している（表2－18）。

（2）食事バランスガイド

食事バランスガイド（図2－3）は，「食生活指針」を日常の食生活に活用す

表2‐18 「成長期のための食生活指針」

○乳児期

1. 食事を通してのスキンシップを大切に
2. 母乳で育つ赤ちゃん，元気
3. 離乳の完了，満1歳
4. いつでも活用，母子健康手帳

○幼児期

1. 食事のリズム大切，規則的に
2. 何でも食べられる元気な子
3. うす味と和風料理に慣れさせよう
4. 与えよう，牛乳・乳製品を十分に
5. 一家そろって食べる食事の楽しさを
6. 心掛けよう，手づくりおやつの素晴らしさ
7. 保育所や幼稚園での食事にも関心を
8. 外遊び，親子そろって習慣に

○学童期

1. 1日3食規則的，バランスのとれた良い食事
2. 飲もう，食べよう，牛乳・乳製品
3. 十分に食べる習慣，野菜と果物
4. 食べ過ぎや偏食なしの習慣を
5. おやつには，いろんな食品や量に気配りを
6. 加工食品，インスタント食品の正しい利用
7. 楽しもう，一家団らんおいしい食事
8. 考えよう，学校給食のねらいと内容
9. つけさせよう，外に出て身体を動かす習慣を

○思春期

1. 昼，晩いつでもバランス良い食事
2. 進んでとろう，牛乳・乳製品を
3. 十分に食べて健康，野菜と果物
4. 食べ過ぎ，偏食，ダイエットにはご用心
5. 偏らない，加工食品，インスタント食品に
6. 気をつけて夜食の内容，病気のもと
7. 楽しく食べよう，みんなで食事
8. 気を配ろう，適度な運動，健康づくり

出典：厚生省（当時）「対象特性別食生活指針」（1990）

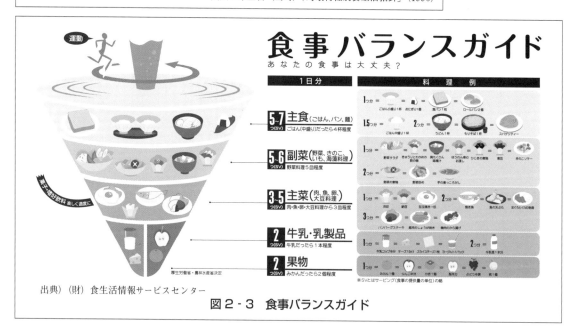

出典）（財）食生活情報サービスセンター

図2‐3 食事バランスガイド

る目的で，2005（平成17）年に厚生労働省と農林水産省により策定されたものである。1日に「どの食品グループ」から「どんな食品」を「どのくらい」摂取したらよいか，望ましい食品の組み合わせをコマ*に見立てて示している。また2006（平成18）年には，東京都が「東京都幼児向け食事バランスガイド」（第3章 p.82 参照）を作成している。摂取量が多い順に主食，副菜，主菜，牛乳・乳製品，果物の5つの区分に分け，区分ごとに望ましい摂取量がイラストで示されている。栄養の専門知識がなくてもわかりやすいのが特徴である。1回に食べる標準量は「SV」（サービングサイズ）として，年齢ごとに必要なエネルギー量とそれを摂取するための望ましいサービングサイズ数が示されている（図2−4）。その料理および食品の数字「単位：つ（SV）」を計算することで食事のバランスを容易に確認することができる。

＊健康の維持・増進のためには，バランスの良い食事と運動の両立が欠かせない。食事内容が偏るとコマはバランスを崩してしまい，運動不足はコマを勢いよくまわす（回転させる）ことができず，コマは倒れてしまう。栄養素はないが「水分」もからだには必要な構成成分であることから，コマの重要な主軸となっている。必要な栄養素，水分，運動によってコマがよくまわるように意識して欲しいというメッセージが込められている。

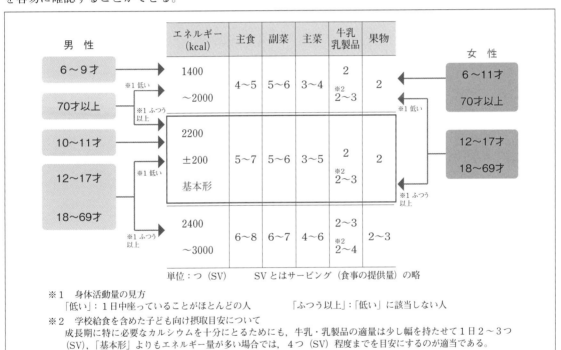

男性	エネルギー（kcal）	主食	副菜	主菜	牛乳乳製品	果物	女性
6〜9才 70才以上	1400 〜2000	4〜5	5〜6	3〜4	2 ※2 2〜3	2	6〜11才 70才以上
10〜11才 12〜17才 18〜69才	2200 ±200 基本形	5〜7	5〜6	3〜5	2 ※2 2〜3	2	12〜17才 18〜69才
	2400 〜3000	6〜8	6〜7	4〜6	2〜3 ※2 2〜4	2〜3	

単位：つ（SV）　　　SVとはサービング（食事の提供量）の略

※1　身体活動量の見方
　　　「低い」：1日中座っていることがほとんどの人　　　「ふつう以上」：「低い」に該当しない人
※2　学校給食を含めた子ども向け摂取目安について
　　　成長期に特に必要なカルシウムを十分にとるためにも，牛乳・乳製品の適量は少し幅を持たせて1日2〜3つ（SV），「基本形」よりもエネルギー量が多い場合では，4つ（SV）程度までを目安にするのが適当である。

出典：厚生労働省『「食事バランスガイド」の適量と料理区分，チェックシート』一部改変

図2・4　食事バランスガイド・年齢別目安

③ 献立の作成

（1）献立の意義と考え方

わたしたちは生活（生命維持・身体活動）を営むために必要なエネルギーおよび栄養素を食事から摂取している。この営みを食生活といい，たんに空腹を満たすだけではなく，食事を通して精神的な満足感も味わっている。子どもの食生活

には「食欲を育てる」「生活リズムを確立する」「噛む力を育てる」「味覚を育てる」などの役割があり，1日3回の食事（年齢によっては＋間食）を通してなるべく多種類の食品をバランスよく摂取できるよう工夫する必要がある。

　献立とは，食事に出される料理の種類，食材の量や組み合わせ，料理の出る順番などの，いわゆる食事内容（メニュー）である。食事は，生命に大きく関わるだけではなく，成長期の子どもの発育・発達，肥満ややせの予防にも重要な役割を担っている。対象者の年齢や身体状況（発育の度合い，運動状況）などによって必要とされるエネルギーや栄養素量が異なるため，献立の作成には対象者に必要な栄養素が充足するよう食品の選択，調理形態の工夫が必要である。

　特に子どもの食事は，①発育・発達および活動に必要なエネルギー・栄養素が充足しているか，②摂食機能や消化・吸収機能に合った食品の選択や調理方法か，③楽しくおいしく食べられる内容か，などの配慮が求められる。献立（食事内容）は味覚や摂食機能の発達を促し，食事づくりや共食の楽しさを経験することでその子どもの食生活の形成に関わる，重要な意義をもつ。

(2) 献立の作成の留意点

　献立を作成する際には，対象者に合わせて，主食（炭水化物：ごはん，パン，めん類），主菜（たんぱく質・脂質：肉，魚，卵，大豆製品），副菜（ビタミン・ミネラル：野菜，きのこ，いも，海藻），汁物の一汁二菜のパターンをベースに考える。さらに副々菜（ビタミン・ミネラル：果物，乳製品）を加えることは不足しがちな栄養素の補給となるし，またデザートを準備すると食事の楽しみにもつながる。

　幼児期から学童期における成長に伴い摂食機能が発達し，食べられる食品の種類・量がぐんと増える。小学生および中学生は，平日の昼食は学校給食により1日に必要な栄養素量の約1/3以上を摂取している。家庭での朝食および夕食は，学校給食の献立を考慮した内容が望ましい。

　献立を作成するにあたり，次のような点に留意する。

①必要な栄養摂取量の確認・食事配分を考える

　対象者の性別・年齢などから必要なエネルギー・栄養素量を食事摂取基準で確認する。食事摂取基準は1日に必要な栄養素量を示している。朝食，昼食，夕食，幼児の場合はそれにプラスして1～2回の間食も食事に含めて，それぞれの配分を考慮し献立を作成する（表2－19）。

表2・19　食事の配分例

(単位：%)

	1～2歳	3～5歳
朝食	25～30	25～30
間食	5	—
昼食	30～35	30～35
間食	10	15
夕食	25	25

②三食のそれぞれの働き

　朝食は，その日の最初の1日の活動を左右する重要な食事である。就寝中に失われた水分を補給し，炭水化物，なかでも糖質をしっかり摂取することで脳に十分なエネルギーを送ることができる。また，睡眠中に下がった体温を上げて活動しやすい体にする働きがある。献立としては手間がかからずに手軽に食べられるものが望ましい。糖質の中でも，消化がよくエネルギー源となるのは「ごはん」であるが，「ごはん」だけではすぐにお腹がすいてしまう。ゆで卵やスクランブルエッグなどの卵料理をくわえることで，必要なたんぱく質や脂質を同時に摂取できる。卵には必須アミノ酸がバランスよく含まれており，成長期の子ども（卵アレルギーのない子ども）の朝食には適した食材である。

　野菜のみそ汁やコンソメスープは手軽に野菜を摂取でき，体をあたためるはたらきもあるため朝食に適している。また果物も糖質を多く含み，ビタミンの摂取にもつながる。パン類では，「食事パン」がのぞましく，トーストにしたり，ハムや野菜をくわえたサンドウィッチは手軽に食べることができる。一方，甘い「菓子パン」には，砂糖や脂質が多く含まれており摂取カロリーが高いため，朝食には勧められない[*]。

＊食事パンと菓子パンについてはコラムを参照。

　昼食は午前・午後のエネルギー消費量を補い，日中の活動に必要なエネルギーを摂取するための，1日で最も重点をおくべき食事である。

　一方，夕食はその日に摂取できなかった栄養素の補給，からだを休ませる食事となることが望ましい。朝食，昼食と異なり，食後は就寝までそれほど時間は長くなく，活発に活動することが少ない。そのため脂っこい食事は消化に時間がかかり翌朝の食事に影響を及ぼしかねない。就寝時刻が遅くなる子どもが増えているが，遅い時刻の食事（夜食）は肥満の原因や朝食の欠食を招くことになり注意が必要である。

---

column

食事パンと菓子パン

　パンには，食パンやロールパン，コッペパンなどのプレーンな「食事パン」と，あんぱんやクリームパン，デニッシュなどの「菓子パン」とがある。

　トーストや野菜，ハム，卵などをくわえるサンドウィッチは「食事パン」にあたり，糖質だけではなく他の栄養素も摂取できる。一方，甘い「菓子パン」は砂糖の配合が10％以上のものをさし，砂糖が多く使用されている。砂糖も重要なエネルギー源ではあるが，成長期の砂糖の過剰摂取は生活習慣病の発症につながるとされ，注意が必要である。同じパン食でも「食事パン」の方がのぞましい。

---

③栄養素バランスを考える（各食品群から食品を選ぶ）

　各食品群から幅広く食品を選ぶことは栄養素バランスの質を高める。摂取する

食品の数が多くなると，ひとつの食品だけでは不足する栄養素を補い合い，各栄養素間の利用効率の相乗効果も期待できる。さまざまな食品の味を楽しむとともに，見た目も彩り（いろど）が豊かになり，食欲を高めることにつながる。なるべく摂取する食品が偏らないように食品群や食事バランスガイドを参考にするとよい。（図2－5，表2－20，表2－21）。

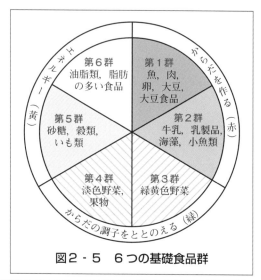

図2-5　6つの基礎食品群

表2-20　3色食品群

赤　群	緑　群	黄　群
からだを作る	からだの調子をととのえる	エネルギーとなる
魚，肉，大豆・大豆製品，乳製品，海藻，小魚	緑黄色野菜，淡色野菜，果物	穀類，いも類，砂糖，油脂類

表2-21　4つの食品群

1群	2群	3群	4群
栄養を完全にする	血や肉を作る	からだの調子をととのえる	力や体温になる
乳・乳製品，卵	肉，魚，豆・豆製品	野菜，いも，果実	穀類，砂糖，油脂類

④季節感を考える

　最近では，栽培方法や食品の加工・貯蔵技術が進歩し，季節を問わず食品を入手できるようになった。しかし，野菜や果物をはじめ魚介類などにはそれぞれ旬があり，その時期の栄養価は高い。その土地の，四季おりおりの食品を取り入れることは，日本独自の食文化や郷土料理の伝承にもつながる。

表2-22　四季それぞれの旬の食材

	春（3～5月）	夏（6～8月）	秋（9～11月）	冬（12～2月）
野　菜	たけのこ，春キャベツ，菜の花	トマト，きゅうり，なす	なす，まつたけ，さつまいも	ねぎ，だいこん，白菜
くだもの	いちご	すいか，桃	梨，ぶどう，柿	みかん，レモン
魚介類	蛤（はまぐり），鯛（たい），シラス	鰹（かつお），鯵（あじ），鰻（うなぎ），穴子（あなご）	秋刀魚（さんま），鮭（さけ）	鰤（ぶり），鮟鱇（あんこう），鱈（たら）

⑤調理方法を考える

　成長期の子どもは，からだは小さくても大人と同等またはそれ以上のエネルギー・栄養素が必要になる。脂質は1グラム当たり9kcalの高い熱量をもっており，エネルギーを充足しやすい栄養素である。しかし，生活習慣病の要因のひとつに脂質の過剰摂取が考えられ，小児メタボリックシンドロームの予防を目的にエネルギー産生栄養素バランスでは脂質は20～30％が目標量となっている。肉類・魚介類などにも脂質は多く含まれていることから，なるべく油脂類の使用を控え，油脂で炒めたり揚げるより，蒸すなどの消化吸収のよい調理方法を選択する。また，水溶性ビタミンは熱に弱く水に溶け出しやすいが，調理の工夫次第でビタミンの損失を防ぎ，有効に摂取することができる。

⑥食品の環境と安全性を考える

　流通の発達により日本国内外の食品が容易に手に入るようになった。食品表示法に基づいて原材料名や食品添加物，保存方法，賞味期限・消費期限が明記されている。加工されていない食材についても，環境汚染物質や残留農薬など健康を脅かすものが含まれている可能性があり，食材の選択，取り扱いには注意が必要である。特に子どもの食事には，着色の強い食品，刺激性の強い食品，カフェインなどの興奮性の強い食品，人工甘味料や保存料が含まれているジュース類は避ける。人工甘味料とは化学的に合成され少量でも甘みを感じるもので，カロリーを抑えるために砂糖の替わりに使われている。

---

column

砂糖の摂取量を減らそう

　砂糖の摂り過ぎは虫歯や肥満，糖尿病などの生活習慣病の要因とされてきた。2015年，WHO（世界保健機関）は1日に摂取する砂糖（単糖類およびショ糖）の望ましい摂取量について，ガイドライン「成人及び児童の糖類摂取量」を示し，総摂取エネルギーの10％未満（成人で約50g）に引き下げた。さらに5％以下（約25g）に減らすことで健康への効果はより期待できるという。砂糖25gは，ティースプーンで約6杯である。

　加工食品や清涼飲料水などに含まれる砂糖および調理で加える糖類（砂糖・蜂蜜・シロップなど）が対象であり，果物や牛乳に組まれている糖分は含まれない。ティースプーン6杯も砂糖は使用していない，と考える人は多いだろう。しかし砂糖は，菓子パンだけではなく食事パンにも，また調味料などの加工食品にも製造過程で使用されている。炭酸飲料1缶に砂糖が約40g含まれているものもある。

　砂糖は，同じ糖質を含むごはんよりからだに吸収されるスピードが速い。一度にたくさんの砂糖を摂取すると，多量のインスリンを必要とし，膵臓に負担をかけてしまう。しかし，砂糖の役割は「甘味」だけではなく，クッキーやジャムなどの食品の長期保存，食品がかたくなるのを防ぐなどの大切な役割もあるので，注意しながら使用したい。

⑦食事の楽しみを考える

　必要な栄養素を充足し栄養素バランスのよい献立であっても，安全に，おいしく食べられなければよい献立とはいえない。食の嗜好も一人ひとり異なる。食欲を高める食品の選択，食事の彩りや盛り付け，食物アレルギーの有無も確認が必要である。

（3）献立の作成

　献立を作成する手順を表2−23に示す。食事をとる対象者を明確にすることにより，必要なエネルギー量および栄養素量が決まる。食事バランスガイド，食品構成（3色，4つ，6つの食品群）を参考にし，それぞれの食品群から必要量を充足するための食品の種類と量を決める。同じ群の食品は栄養成分が似ていることもあり，他の食品との組み合わせによって食品を替えることもできる。使いやすい食品群を活用しよう。

　主食はエネルギー源となる食品として米類，パン類，麺類などの炭水化物から，主菜はたんぱく質を豊富に含む食品から，副菜にはビタミンやミネラルが豊富な野菜，きのこ類，海藻，大豆食品などから選ぶ。汁物，スープ，副々菜には主食や主菜で使用していない食品，充足していない食品群から選ぶとよい。

表2 - 23　献立作成の手順

①対象者を理解する：年齢に応じた食事摂取基準を用いる

②食品構成を作成する

③主食をきめる：エネルギー源となる米（雑穀）類，パン類・麺類などから選ぶ

④主菜をきめる：主にたんぱく質が豊富な食品を選ぶ　　　　…調理法を決める。
　　　　　　　　（魚・肉・卵類などの動物性食品と豆・　　　焼く，煮る，いためる，揚
　　　　　　　　大豆製品などの植物性食品）　　　　　　　　げる，蒸す，炊くなど

⑤副菜をきめる：主にビタミンやミネラルを豊富に含む　　…焼く，煮る，炒める，揚げる，
　　　　　　　　食品を選ぶ（野菜類，海草類，豆・大　　　　ゆでる，生食，和えるなど
　　　　　　　　豆製品類など）

⑥汁物・スープ：主菜や副菜にない食品を選ぶ　　　　　　…味噌汁，吸い物，ポタージュ，
　　　　　　　　　　　　　　　　　　　　　　　　　　　　スープなど

⑦（副々菜）：食後の口直しなどにフルーツやデザートなど，
　　　　　　　上記②〜⑤で使用していない食品を加えるとよい

食品表示法

　2015（平成27）年4月，それまでのJAS法，食品衛生法，健康増進法の3つの法律を一元化し，食品に関する基準を消費者が理解しやすいように，販売される食品の表示にルールを設けた。食品を安全に摂取し，自主的かつ合理的に選択するための食品表示基準である。2017（平成29）年9月に一部改正され，原材料の産地が表示されるようになった。

4 調理の基本

(1) 調理とは

　調理とは，食品を消化吸収しやすくし栄養素を効果的に摂取し，さらに安全に
かつ，おいしく食べるために行う操作のことである。材料を準備する，食品を計
量する，食品を洗い不要な皮や骨などを取り除く，食べやすい大きさに切るなど
の下準備，加熱をはじめとする多様な調理法，盛りつけと配膳，そしてあと片付
けから成り立っている（表2－24）。調理には，和えるだけの生食用の調理と調
理機器を使用する加熱調理とがある。学童期になると食品に親しむようになり，
家庭での食事作りの手伝いを通して協調性が身につく時期でもある。子どもが積
極的に調理に参加できる環境を整えることは，子ども自身の食・健康への関心を
高め将来の健康に大きく影響する。

表2 - 24　調理の基本

洗う	手指，調理器具，食器などをよく洗う。 食品に付着している汚れや有害物を取り除き食品を衛生的かつ安全な状態に保つ。 加熱調理では下準備であるが，生食用調理では最終操作となる。
計量	おいしく調理するために食品や調味料の重量・容量を計量カップや計量スプーン，キッチンスケールなどで正確に量ること。調理時間をタイマーで計ること。
切る	食品の食べられない部分，不要な部分を取り除き，食べやすい大きさ，形に切りそろえる。 切り方によって，食品の面積が広がり加熱時間の短縮，調味料の浸透がよくなる。
漬す	食品を水や塩水，調味液などに漬すこと。乾燥食品を水に浸してもどす，食材の灰汁を抜く，塩蔵食材の塩だし，褐変を防止する，昆布などのうま味成分の浸出などがある。
濾す 振るう	調理に必要な部分とそうでない部分とを分けること。 食品を均一に細かくすることで口ざわりをよくすること。
混ぜる	食材同士を混ぜ合わせ材料を均質にすること。加熱時には熱を均等に伝え焦げを防ぐ。 食品に調味料がまんべんなく浸透しやすくなる。
解凍	冷凍食品は素材によって解凍方法が異なる。 ・生鮮品（魚介や肉類で生のまま冷凍したもの）：半解凍し，すぐに調理 ・野菜類：解凍せず凍ったまま加熱調理する ・果実および果汁：自然解凍する ・調理冷凍食品：凍ったまま加熱調理する

(2) 調理の流れ

　調理実習を行うにあたり，食品衛生，適切な調理機器の使用には十分注意し，
危険がないように進める。

①身支度

　（ⅰ）清潔なエプロン（白衣，割烹着）および三角巾を着用する。

　（ⅱ）実習前に爪は短く切り揃えておく。指輪などの貴金属を外しマニュキュ
　　　　アはしない。

　（ⅲ）長い髪はゴムでまとめて三角巾の中におさめる。

（ⅳ）石鹸でよく手を洗う。手指に傷がある場合は*，手袋を必ず着用し素手で調理しない。

②**下準備：使用する材料および調理器具の点検，準備をする。**

（ⅰ）材料をそろえる。

（ⅱ）使用する調理器具などを洗う。

（ⅲ）計量カップや計量スプーンを用いて食材や調味料を正確にはかる。

（ⅳ）食材に付着している汚れなどを洗い流す。

（ⅴ）食材の下ごしらえをする。（切る，裏ごしする，つぶす，水に漬す，解凍など）

（3）切り方と名称

　野菜には，その料理に合ったさまざまな切り方がある。こうした切り方には，使用する食材の食感や味わいを活かす，食べやすくして消化吸収をよくする，さらには料理の見栄えをよくし食欲をそそるなどの効果がある。図2-6に主な切り方と名称を示す。

（4）調理法

　調理には，生食用の調理，食材に火を通す加熱調理，電子レンジによる調理がある。

①生食用調理

　新鮮な魚，野菜，果物など，生のまま食べる食材を適当な大きさに切り，そのまま，または調味料などと和えたり，混ぜて食す。食材本来の味や食感を楽しむことができる。生食用調理は，時間と手間をかけずに手軽であること，加熱しないため熱に弱い水溶性ビタミンの調理による損失を最小限に抑えることができる。しかし，加熱による殺菌ができないため，調理前の手洗いはもちろんのこと，できるだけ新鮮で旬の食材を準備する。また腐りにくいように冷蔵庫など涼しい場所で保管し，調理器具や食器類の衛生には十分な注意が必要である。乳幼児期には生食はなるべく与えない。

②加熱調理

　加熱調理は，食材を焼く，煮る，茹でる，揚げる，炊く，炒める，蒸すなどの手間を加えて食品を食べやすくする。加熱することで殺菌ができるものもあり食中毒の予防にもなる。また，加熱によって食品が軟らかくなることで，咀嚼機能が未発達な子どもでも咀嚼しやすく，消化吸収しやすい。野菜不足の場合は，蒸したり煮ることで野菜のかさが減り，十分な量を摂取することもできる。加熱に必要な熱源と，調理法に合った鍋やフライパンなどの調理器具を準備する。子どもたちが調理する際は，熱源や熱い鍋などに触れてやけどをしないように十分配慮する。

*手指に傷，やけどなどがあり化膿している場合に，黄色ブドウ球菌が多く付着している。こうした状態で調理した後の食品内で，黄色ブドウ球菌がエンテロトキシンという毒素をつくる。食べ物とこの毒素を一緒に食べると，約30分～6時間（平均約3時間）後に，激しい吐き気，嘔吐，下痢，腹痛，頭痛などを引き起こす。通常は1～2日で回復する。黄色ブドウ球菌は，にきびや水虫など身近なところに存在している。主な原因食品（感染源）は穀類，おにぎり，すしなどの穀類加工品，調理食品，魚介類，菓子類にまでおよぶ。予防としては，手指の洗浄・消毒の徹底，手指に傷や化膿巣がある場合は直接食品を触らない，食品は10℃以下で保存する（菌の増殖を防ぐ），帽子やマスク，食品用手袋（食品衛生法適合）の着用が推奨される。

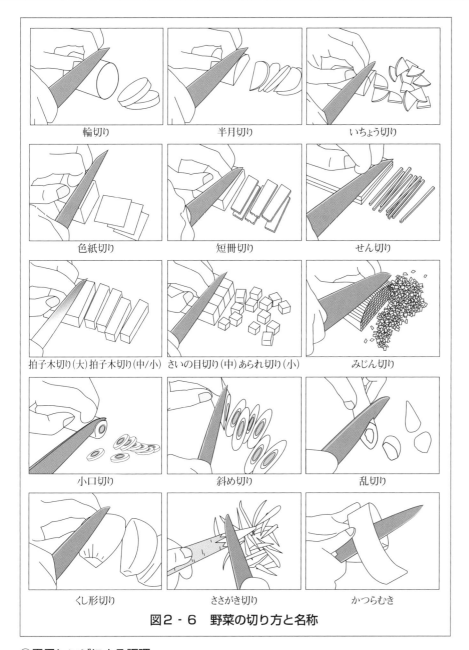

図2‐6　野菜の切り方と名称

（図中ラベル）
輪切り　半月切り　いちょう切り
色紙切り　短冊切り　せん切り
拍子木切り（大）拍子木切り（中/小）　さいの目切り（中）あられ切り（小）　みじん切り
小口切り　斜め切り　乱切り
くし形切り　ささがき切り　かつらむき

③電子レンジによる調理

　電子レンジ対応の耐熱ガラス，耐熱プラスチック容器など電子レンジ対応の容器を使用する。金属の容器は使用できず火花が出るので注意が必要である。短時間で急速に加熱できるのでビタミンなどの損失を防ぐことができる。少量の食品の調理や温め，冷凍食品の急速解凍にも便利である。火を使わないので子どもでも安全に操作することができる。

（4）あと片付け

食事は作って終わりではない。あと片付けをすることが次の調理，食事準備につながる。調理前と同様に，衛生面に配慮する。

- （ⅰ）使用した食器，食具，調理器具を清潔に洗い，所定の場所におさめる。特に，ふきんやまな板を清潔に保つため除菌アルコールや熱湯消毒をする。
- （ⅱ）残飯などは残さず水気をよく切って廃棄する。
- （ⅲ）調理台，流しをきれいに洗い，ふきんでしっかりと水気を拭き取る。
- （ⅳ）調理台の熱源を点検する。
- （ⅴ）床の清掃，ゴミを分別して処理する。

---

column

スマートミール

日本人の外食，中食率が増えている。その際，栄養素バランスに優れた食事として安心して購入できる取り組みとして，「スマートミール」認証制度（2017（平成29）年12月）が始まり，2019（令和元）年には16,000店舗以上が認証されている。スマートミール認証は，主食・主菜・副菜のバランスよい組み合わせで，かつエネルギー量，食塩相当量，エネルギー産生栄養素バランスが配慮されている食事を提供する店舗を認証するものである。スマートミール認証店舗での食事は，バランスの良い食事を提供するだけではなく，「栄養素バランスのよい食事」の一例として，家庭の食事への大きなヒントにもなる。

演習問題

1．自身に必要なエネルギー，栄養素量を食事摂取基準から調べてみましょう。

年　齢		歳		性　別		男　・　女	
身　長		cm	食事摂取基準	推定エネルギー必要量			kcal
体　重		Kg		たんぱく質（推奨量）			g
BMI		Kg/㎡		カルシウム			mg
目標BMIの範囲		Kg/㎡		鉄			mg

※ BMI ＝体重 (kg)÷身長 (m)^2 から算出する
※生活活動強度はⅡとする

2．ある1日の食生活をふりかえり，食事バランスガイドをつかって評価してみ
　ましょう。

　　右下のコマの□の中に，摂取した数字を入れ，改善点を考えてみましょう。

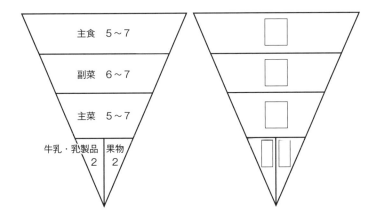

【第2章参考文献・資料】

第1節

　1）厚生労働省「日本人の食事摂取基準（2020年版）」2019

　2）厚生労働省「平成30年国民健康・栄養調査結果」2019

　3）岡﨑光子編「子どもの食と栄養 - 演習 - 」同文書院，2016

　4）安本教傳ほか「栄養科学の歴史」講談社，2013

第2節

　1）厚生労働省「日本人の食事摂取基準（2005年版）」2004

　2）厚生労働省「日本人の食事摂取基準（2010年版）の改定を踏まえた食事
　　　バランスガイドの変更点について」2012

　3）厚生労働省「日本人の食事摂取基準（2020年版）」2019

　4）文部科学省・厚生労働省・農林水産省「食生活指針」（2016年改訂版）

　5）厚生労働省「妊産婦のための食生活指針」2006

　6）厚生労働省「成長期のための食生活指針」1990

　7）厚生労働省・農林水産省「食事バランスガイド」2005

　8）USDA "Food Guide Pyramid" 1992

　9）WHO「成人及び児童の糖類摂取量」2015

　10）農林水産省「『食事バランスガイド』の適量と料理区分」

　11）消費者庁「食品表示法」2015

　12）健康な食事・食環境コンソーシアム「スマートミール認証制度」2017

　13）「日本食品成分表2020」医歯薬出版，2020

14）中嶋佳代子・山田志麻編著「調理学の基本　第五版」同文書院，2020

15）藤澤良知編著「栄養・健康データハンドブック 2019/2020」同文書院，2019

16）松本仲子監修「調理のためのベーシックデータ　第5版」女子栄養大学出版部，2018

17）森基子・玉川和子「応用栄養学　第10版　ライフステージからみた人間栄養学」医歯薬出版，2015

18）「学校給食　2015年1月号」全国学校給食協会，2015

19）西村一弘「WHO ガイドライン（2015）『成人と小児おける砂糖の摂取』の解説」日本栄養士会雑誌63巻8号，447-453，2020

20）市川陽子「健康な食事・食環境の認証制度『スマートミール』」日本調理学会誌 Vol.52 No. 6，423-425，2019

第3章

子どもの発育・発達と食生活

1. 乳児期の授乳・離乳の意義と食生活

【学習のねらい】

・乳児期は生涯で最も発育や発達が顕著な時期である。十分な栄養素の摂り方について学ぶ。

　（1）離乳開始までは，乳汁だけで成長する。母乳やミルクに含まれる栄養素やその含有量，牛乳との違い，授乳の方法など，乳汁栄養について理解を深める。

　（2）乳汁栄養から離乳栄養への移行について，離乳の定義や必要性を理解し，離乳食の進め方，食事の目安，離乳食づくりの留意点などを学ぶ。

・乳児の食生活のあり方は情緒の安定に深くかかわる。発育・発達に影響を及ぼす心の育ちについて理解する。

　乳児期は，生涯で最も身体発育が著しい時期であるため，多くの栄養素を必要とする。栄養素は，不足すると脳の発育や精神の発達にも影響を及ぼすため，乳児の健全な心身の発達に重要な役割を果たす。また，この時期は乳汁から離乳食へと，栄養素摂取方法や摂食行動などが移行していく時期でもある。

　これらの発達過程は，幼児期での食習慣の基礎づくりに向けた第一歩ともいえ，自らの力で，望ましい栄養素摂取ができるようになる「食の自立」にむけた重要な時期となる。

■ 乳児期の身体発育：栄養摂取にともなう機能の発達

（1）運動機能の発達

　運動機能の発達には順序性があり，それぞれが連続している。介助食べから手づかみ食べ，食具食べへとどの過程をみても，姿勢の変化やはいはいから，つかまり立ち，ひとり立ちという行動にともない，全身や手指の運動機能の獲得と連動している。「食の自立」にむけた援助のあり方を探るひとつの手がかりとして，運動機能の発達を見定めたい。

（2）食べる機能への発達

　乳児の哺乳行動は生得的なものであり，乳探し反射・口唇の補捉反射，吸啜反（きゅうてつ）

射など，一連の原始的反射運動によって行われている。しかし咀嚼機能は順をおった進め方で，繰り返し体験することにより獲得される機能であり，その臨界期は乳歯が生え揃う3歳頃までともいわれている。咀嚼学習の基本は，食べさせ方と食べものの形状を子どもが認知できるようにした調理形態にある。

(3) 消化・吸収機能の発達

生後すぐの時期は，固形物に対し舌で押し出す反応が見られていたが，生後3か月頃になると徐々に後方に移す能力が備わってくる。4〜5か月になると唾液や消化液の分泌量が増加し，離乳食を始めると消化酵素の分泌は高まる。消化液の働きを受けて，食べものは小腸で吸収されるが，未消化のたんぱく質などが腸粘膜を通過し吸収されると，アレルギー反応を起こしやすい。離乳中期頃にその傾向が多くみられるため，乳児の様子を観察しながら慎重に離乳を進めていく。

(4) 味覚の形成

乳児が本能的に好む味は母乳の味（甘味，塩味，旨味）で，味覚は，離乳食に始まる食体験によって形成されていく。そのため薄味からスタートし，徐々に慣れさせることが大切である。また，食嗜好と味覚の発達には関連性が深く，酸味や苦味の体験不足は，幼児になって野菜嫌いや魚嫌いを引き起こす。薄味で食材本来の味や料理を体験した子どもほど，嗜好の幅は広がっていく。

2 情緒の発達：食事場面は人とのかかわりの場

(1) 自律授乳と意欲の育ち

自律授乳は，空腹で欲しがる時に欲しがる量だけ飲ませる乳児の意欲を尊重した授乳方法である。乳児が空腹を感じて泣くのは自己主張の表れであり，その訴えを聞いて母親や保育者は授乳する。自己の欲求が満たされた経験は，認めてくれた大人に対する信頼感を深め，自己を表現するなど，意欲の育ちにつながる。

(2) 探索行動の発達と知能の育ち

環境の変化や新奇の刺激に対して，乳児がその対象に近寄り，手で探る探索行動は，知的好奇心の表れでもある。この行動を抑制すると，後の主体性や学習意欲の育ちに悪い影響を与えるとの報告もある。望ましい食習慣の形成を急ぐあまり，むやみに探索行動を禁止することのないように心がけたい。

(3) 愛着の成立と社会性の育ち

母親との愛着が成立する乳児期後半は，認知能力や移動などの運動量が増し，探索行動は一段と活発になる。その中で乳児は無意識に母親や家族の行動を自分に取り込んでいる。愛着の成立により母親に関心を持ち始め，母親の生活やリズムに同化しようとする。しかし現在，スマホ依存によるネグレクトや乳児にとって初めて社会を学ぶ存在でもある母親の愛着障害が問題となっている。

（4）生涯の食生活の基礎づくり

　吸うことから食べることへと摂食行動が変化するこの時期は，咀嚼学習を通して，食べものを噛み潰し飲み込む力を獲得する。また，味覚の体験を通して，食べものの形状を記憶していく。離乳食は，一定の場所で，時間や回数を決めて与えられ，繰り返されるため，やがては1日3回の食事と2回の間食が定点となり，生活リズムが確立されていく。規則正しい食事は，生涯の食生活の基盤となる。

3 授乳期の食と栄養
（1）授乳の意義

　誕生と同時に乳児は母親から分離される。生涯を通して発育，発達の最も著しい授乳期は乳汁によって賄われるが，乳児は自分で乳汁を得られず，母親との関わりで進行していく。こうした授乳によるスキンシップは互いの心に安定感をもたらし，母子の絆を強め，乳児の食欲を育むことにつながる。

（2）授乳期の食と栄養

　乳汁栄養法には，母乳のみを与える母乳栄養法，育児用ミルクを与える人工栄養法，母乳の分泌不足や母親の就労により母乳継続が困難な場合に両方を用いる混合栄養法などの方法がある。わが国の栄養方法の変化を，図3−1に示した。

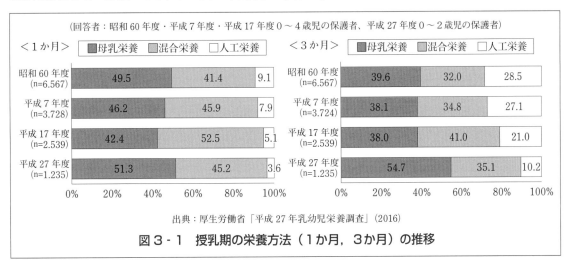

出典：厚生労働省「平成27年乳幼児栄養調査」（2016）
図3-1　授乳期の栄養方法（1か月，3か月）の推移

①母乳栄養

　母乳栄養は，母親が健康で栄養状態が良く，泌乳量が十分であれば，乳児にとって最も効率の良い栄養方法である。生後5か月前後までは，母乳だけで順調に成長していく。以下に母乳育児の国内外の取り組みを示す。

　・国内での取り組み：1975（昭和50）年厚生省（当時）が以下の3つのス

ローガンを掲げ，母乳の推進運動に取り組んだ。

> ・1.5か月までは，母乳のみで育てよう。
> ・3か月までは，できるだけ母乳のみで頑張ろう。
> ・4か月以降でも，安易に人工ミルクに切りかえないで育てよう。

・WHO（世界保健機関）／UNICEF（国際児童基金）の取り組み：1989（平成元）年，「母乳育児を成功させるための10か条」を共同声明として発表し，1992（平成4）年には8月1日を「世界母乳の日」とした。これを契機に母乳の推進運動は世界的に広がり，現在も続けられている。この10か条は，母親がわが子を母乳で育てられるように，産科施設とそこで働く職員が実行すべきことを具体的に示したもので，2018年に改訂された（表3-1）。

表3-1　母乳育児を成功させるための10か条

1．a　母乳代替品のマーケティングに関する国際基準（WHOコード）と世界保健総会の決議を遵守する
　　b　母乳育児の方針を文章にして，施設の職員やお母さん・家族がいつでも見られるようにする
　　c　母乳育児に関して継続的な監視およびデータ管理のシステムを確立する
2．医療従事者が母乳育児支援に十分な知識，能力，技術を持っていることを確認する
3．すべての妊婦・その家族に母乳育児の重要性と方法について話し合いをする
4．出産直後から，途切れることのない早期母子接触を進め，出産直後できるだけ早く母乳を飲ませられるように支援する
5．お母さんが母乳育児を始め，続けるために，どんな小さな問題でも対応できるように支援する
6．医学的に必要でない限り，新生児には母乳以外の栄養や水分を与えない
7．お母さんと赤ちゃんが一緒にいられるように，24時間，母子同室にする
8．赤ちゃんが欲しがるサインをお母さんがわかり，それに対応できるように授乳の支援をする
9．哺乳瓶や人工乳首，おしゃぶりを使うことの弊害についてお母さんと話し合う
10．退院時には，両親とその赤ちゃんが継続的な支援をいつでも利用できることを伝える

資料：WHO／UNICEF　2018年10月23日改訂を基に作成

（i）母乳栄養の利点

母乳には多くの特性が含まれている。

a．乳児の発育・健康維持に適した栄養成分組成で，代謝への負担が少ない

b．感染防御作用がある免疫物質を含むため，死亡率や罹患率が低い

c．アレルギーをおこしにくい

d．心理的な安定が得られ，スキンシップを通して母子の絆が深まる

e．出産後の母体の回復が促進される

f．生後1年間での乳幼児突然死症候群（SIDS）[*]が減少する

g．2型糖尿病発症のリスクが低下する

＊何の予兆や既往歴のないまま睡眠中の乳幼児が突然死に至り，2018（平成30）年には57人が死亡している。発症を防ぐ方法として以下の3つの要因が挙げられている。①1歳まではあおむけ寝，②できるだけ母乳で育てる，③妊婦や保護者の禁煙。

ｈ．安全かつ衛生的，簡便で経済的である

（ⅱ）**母乳の分泌と成分の変化**

ａ．母乳の分泌のしくみ

　　乳汁は，下垂体から分泌されるプロラクチンが乳酸細胞に作用してつくられるが，妊娠中は胎盤性ホルモンのエストロゲン，プロゲステロンがプロラクチンの機能を抑制し，乳汁分泌を抑制している。出産後，胎盤の排出にともなってエストロゲンやプロゲステロンが急激に減少するため，抑えられていたプロラクチンが乳腺に働きかけ，乳汁の生成と分泌が始まる。また，乳児が乳首を吸う刺激が母親の視床下部に伝わると，プロラクチンと脳下垂体前葉からオキシトシンの分泌も促進され，合成されて母乳が分泌される。オキシトシンは乳腺の筋肉を収縮させ母乳を押し出す（射乳）のほか，子宮の収縮にも作用して，産後の回復を早める（図３－２）。

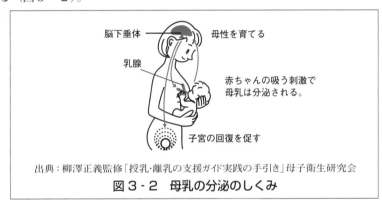

出典：柳澤正義監修「授乳・離乳の支援ガイド実践の手引き」母子衛生研究会

図３・２　母乳の分泌のしくみ

ｂ．成分の変化

　　早期の母乳の授乳は新生児黄疸の発生を軽減する。産後，４〜５日頃までに分泌される母乳を初乳といい，10日以後の母乳を成熟乳という。初乳は黄色くとろみがあるが，成分は日ごとに変化し，淡黄白色の甘みある成熟乳となり，高たんぱく質から高脂肪へと変化していく。

　　また，母親の食事内容が母乳の成分や分泌に影響を及ぼし，その分泌量は精神的不安やストレスの影響を受けやすい。

（ⅲ）**母乳の保存**

　　母乳の有効性が明らかにされ，産休や育休後もできれば母乳を続けたい場合や保育所などに預けて働く場合，母親が搾乳し冷凍保存して，保育現場で家族や保育者がそれを解凍して与え，母乳育児を続けることができる。

ａ．取り扱い方法

　　搾乳➡凍結➡運搬➡保存➡解凍➡加温➡授乳と多くの過程を経るため，

衛生上の配慮や取り扱いに十分注意する。また他児には決して与えない。
・搾乳：1．十分に手洗いし，消毒綿で乳頭，乳房を拭い衛生的に行う。
　　　　2．専用の母乳バックに入れ，空気抜きして口を閉じ，ラベル
　　　　　　に搾乳日時や量を記入しバックに貼る。ビニール袋に入れ
　　　　　　直ぐ冷凍する。
・運搬：クーラーボックスを用い，溶けないように注意する。
・解凍：流水で自然解凍する。解凍後は哺乳瓶に移し人肌に温め，直ち
　　　　に授乳する。熱湯や電子レンジで処理すると，母乳中の免疫物
　　　　質が破壊されるので極力避ける。
　ｂ．保存期間
　　　表３－２に搾乳後の母乳の室温，冷蔵，冷凍での保存期間，また解凍
　　後の保存期間について示す。

表３・２　搾乳後の母乳の保存期間

母乳の状態	室温	冷蔵	冷凍
搾乳後容器保存	６～８時間	３～５日	ドア式で２週間 冷凍庫（－20℃）で３～６か月
解凍後冷蔵保存	４時間以内	24時間	再凍結は厳禁
温水で解凍	その時のみ	４時間以内	再凍結は厳禁
一度飲んだもの	その時のみで廃棄	保存は厳禁	保存は厳禁

出典：Lawrence RA, Lawrence RM：Breastfeeding：A Guide for the Medical Profession,6th ed, Mosby, St Louis,2005. 奥起久子訳

（ⅳ）母乳と食物アレルギー

　　　現在は妊娠，授乳中の母親の食事が，乳児の食物アレルギーの発症につな
　　がる検証はないと報告されている。厚生労働省も2019年3月改定「授乳・
　　離乳の支援ガイド」で，「子どもの湿疹や食物アレルギー，ぜんそくなどの
　　アレルギー疾患の予防のために，妊娠・授乳中の母親が特定の食品やサプリ
　　メントを過剰に摂取したり，避けたりすることに関する効果は示されていな
　　い」としている。
　　　母乳の分泌をよくするためには，以下の点に注意してバランスの良い食事
　　を心がけたい。
・主食を中心にエネルギーをとる
・副菜で不足しがちなビタミンやミネラルをとる
・体づくりの基礎となる主菜は適量を心がける
・牛乳・乳製品などの多様な食品を組み合わせて，カルシウムを十分にとる

②人工栄養

　人工栄養とは，母乳以外の乳汁で栄養補給することである。出産後の母乳分泌

不足や，母親自身に健康上の問題がある場合に用いられる方法である。

（ i ）人工栄養法の変遷

　かつては牛乳が用いられ，希釈して不足エネルギーをでんぷんや糖を加えて調合していたが，栄養素含有量や成分が母乳とは異なり，消化不良をおこし乳児の発育状態が悪かった。

　1951（昭和26）年厚生省（当時）は初めての調製規格を制定した。その結果，育児用粉乳の品質改良や加工技術が進み，品質の安全性が増した。1959（昭和34）年には特殊調製粉乳の規格が定められ，母乳成分に近づけた改良がなされ生産された。1979（昭和54）年には「乳及び乳製品の成分規格等に関する省令（乳等省令）」の改正によって，特殊栄養粉乳と調整粉乳が一本化され調製粉乳となった。

　2004（平成16）年以降数々の震災において，乳児用液体ミルクが救援物資として輸入され，「災害時妊婦及び乳幼児等に対する支援」の必要性に対する関心が高まった。そこで2018（平成30）年8月厚生労働省は，「乳及び乳製品の成分規格等に関する省令」の一部を改定し，わが国でも乳児用液体ミルクを製造，販売することが可能となった。

（ ii ）乳児用液体ミルクについて

　液状の人工乳を容器に密封したもので，常温で長時間の保存が可能である。そのまま飲め調乳の手間が省けるため，調製粉乳に比べ授乳者の負担軽減や安全面で利点はある。また，災害時の備えとしての活用が可能である。

　使用方法等の表示を確認することが必要である。

（iii）調製粉乳の種類

　調製粉乳は，牛乳を主原料に調製された母乳の代替品である。母乳代替品として利用されている人工乳には，用途や対象によってさまざまな製品があり，「育児用ミルク」（表3－3）として取り扱われている。

---

column

母乳のインターネット購入に関する危険性

　厚生労働省では，2015（平成27）年に各自治体に対して，インターネット上で売買されている母乳の危険性について，妊産婦や乳幼児の養育者に注意喚起を促す文書を発出した。これは，母乳を提供した母親がかかっている病気の状況や搾乳方法，保管方法等の衛生管理の状況が不明であるため，乳幼児に飲ませると，病原体や医薬品等の化学物質等が母乳中に存在していた場合，乳幼児の健康を害する恐れがあるためである。

　母乳を通して感染するリスクのある病原体としては，HIV（ヒト免疫不全ウイルス），HTLV－1（ヒトT細胞白血病ウイルス1型）などが挙げられている。

表3-3　育児用ミルクの種類		
育児用ミルク	調製粉乳	乳児用調製粉乳
		低出生体重児用粉乳
		ペプチドミルク
		フォローアップミルク
	特殊ミルク	市販品特殊用途粉乳
		市販外特殊ミルク 　登録特殊ミルク 　登録外特殊ミルク 　薬価収載品特殊ミルク

a. 育児用ミルク（乳児用調製粉乳）

　　母乳代替用の育児ミルクとして，わが国では現在6製品がある。母乳に不足することがある鉄やビタミンKは添加されているが，母乳に含まれる免疫体（IgA）は含まれていない。どのように母乳に近づけているのか，含まれている栄養素の特徴を表3−4に示す。

表3-4　乳児用調製粉乳を母乳に近づけるための工夫	
たんぱく質	カゼインを減量し消化吸収のよいラクトアルブミンに置き換えて，牛乳アレルギーの原因物質の一つであるβーラクトグロブリンを分解し，抗原性を低減している。アミノ酸組成も母乳に近づけ，タウリンも添加されている
脂肪	牛乳に含まれる動物性脂肪を植物性脂肪や魚油に置き換え，脂肪酸組成を母乳に近づけ，消化吸収を促している。リノール酸やDHAを添加し，脂肪の代謝に重要な必須コレステロールも強化されている
糖質	母乳に近づけるため乳糖を増量し，腸内細菌を良好な状態に保つオリゴ糖を添加している。便性も改善されている
ミネラル	ミネラル全体を軽減し，Ca:Pの比率を4:3に調製し，Na:Kのバランスも整えることで，腎臓への負担を軽減し，吸収されやすくしている。微量元素も添加されている
ビタミン	食事摂取基準を基に，母乳に近づけるように各種ビタミンが調製，改善されている
その他	ビフィズス菌やラクトフェリンを添加し，母乳に近づけて感染防止作用を高めている

出典：柳澤正義監修「授乳・離乳の支援ガイド実践の手引き」母子衛生研究会，2008

b. ペプチドミルク（牛乳アレルギー予防用ミルク）

　　アレルゲンとなりやすい牛乳たんぱく質を，分子量の小さいペプチドに酵素分解しその組成を母乳に近づけている。乳児の消化負担を軽減したものであり，アレルギー予防やアレルギー疾患治療用の育児用粉乳ではない。

c. フォローアップミルク（離乳期幼児期用調製粉乳）

　　生後9か月以降から3歳くらいまでの乳幼児用に，離乳食だけでは不足気味な栄養素を補給するためのミルクとして開発された粉乳である。乳

児用調製粉乳と異なり亜鉛と銅は添加されていない。牛乳に不足している鉄とビタミンを補給し，たんぱく質，カルシウムは減らされている。

「授乳・離乳の支援ガイド」では，使用は9か月以降とされているが，離乳食が順調に進み，鉄などの必要な栄養素が充足していれば，あえて利用する必要はない。

乳汁栄養法における成分の比較を表3−5に示した。

表3-5　母乳・牛乳・育児用ミルクの成分比較

（100ml 当たり）

成分（単位）	乳児用調製粉乳		フォローアップミルク		乳児用液状乳		母乳	牛乳
	A 社	B 社	A 社	B 社	A 社	B 社		
エネルギー（kcal）	66.4	68.3	64.4	64.5	68.0	68.0	61.0	61.0
たんぱく質　（g）	1.5	1.5	2.0	2.0	1.4	1.65	1.1	3.3
脂質（g）	3.6	3.5	2.5	2.5	3.8	3.5	3.5	3.8
炭水化物（g）	7.1	7.8	8.5	8.6	7.1	7.7	7.2	4.8
ナトリウム（mg）	15.0	18.9	27.3	30.8	15.7	19.3	15.0	41.0
ビタミンA（μg）	54.6	52.7	66.6	70	70	53	46	38
ビタミンB$_1$（mg）	0.08	0.05	0.10	0.10	0.10	0.05	0.01	0.04
ビタミンB$_2$（mg）	0.11	0.08	0.11	0.11	0.14	0.08	0.03	0.15
ビタミンC（mg）	7.6	9.5	10.1	8.8	39	7.7-28.6	5.0	1.0
ビタミンD（μg）	1.1	0.9	0.7	0.5	1.3	0.9	0.3	0.3
ビタミンK（μg）	3.2	3.4	一*	2.7	4.0	3.4	1.0	2.0
カルシウム（mg）	44.5	51.3	98.6	112.7	41	51	27.0	110.0
マグネシウム（mg）	4.7	5.4	8.2	13.3	5	5.4	3.0	10.0
カリウム（mg）	57.2	66.1	85.0	110.6	92	66	48.0	150.0
リン（mg）	27.9	28.4	53.0	56.7	32	28	14.0	93.0
鉄（mg）	0.9	0.8	1.1	1.3	0.4	0.8	0.04	0.02
亜鉛（mg）	0.4	0.4	一*	一*	0.4	0.4	0.3	0.4
銅（mg）	0.05	0.04	一*	一*	0.04	0.04	0.03	0.01

＊：表示なし

乳児用調製粉乳・フォローアップミルク・液状乳製造各社が発表の成分値から独自に算出

母乳・牛乳は日本食品標準成分表2020年版（八訂）を参照

d．特殊ミルク

　疾病を持った乳児の栄養法として特殊ミルクが開発されている（表3−3）。

　疾病の状態を把握し，医師の指導のもとに症状に応じた乳を与えることが重要である。

・特殊用途粉乳（市販品）

　市販の特殊ミルクはアレルギー疾患用粉乳（牛乳アレルギー用ミルク，牛乳アレルギー用アミノ酸調製紛乳），粉末大豆調整乳，無乳糖粉乳，低ナトリウム粉乳，MCT乳，乳糖不耐症ミルクなどがある。

・特殊ミルク

　　市販されていない特殊ミルク（表3－3）がある。登録特殊ミルク
　は，20歳未満の先天性代謝異常症者を対象とした特殊ミルクで，登録
　外特殊ミルクは，代謝異常症や吸収障害症のための特殊ミルクである。

　　薬価収載品特殊ミルクは，アミノ酸代謝異常用と糖質代謝異常用の医
　薬品である特殊ミルクで，いずれも医師の申請のもとに，無料供給や医
　療費の一部が公費で負担される。

（iv）調乳の実際

　　調乳とは，乳児用調製粉乳（育児用ミルク）を一定の処方にしたがって調
　合し，乳児に与えられるような水溶液状態にすることをいう。方法は無菌操
　作法と終末殺菌法の2通りある。調乳に関しては，粉乳を正確に計量し，細
　菌汚染を避けることが重要である。

a．「乳児用調製粉乳の安全な調乳，保存及び取り扱いに関するガイドライン」
　　WHO／FAOは2007（平成19）年にガイドラインを作成した。乳児
　用調製粉乳については製造工程で無菌にすることは困難であり，また，
　開封後に病原微生物に汚染される恐れがあることから，乳児用調製粉乳
　の安全な調乳，保存及び取り扱いの方法について注意喚起している。

　　わが国でも厚生労働省より取り扱いにおける留意点が示されている。

乳幼児用調製粉乳の調乳のポイント
・乳児用調製粉乳の調乳にあたっては，使用する湯は70℃以上を保つこと。
・調乳後2時間以内に使用しなかったミルクは廃棄すること。

---

b．調乳濃度（単一処方）
　　単品調乳（粉乳のみ）で砂糖などほかに添加する必要がなく，単一処方
　（同一濃度）で調乳する。わが国で市販されている乳児用調製粉乳は，月
　齢に関係なく標準調乳濃度は13.5～15％で，同一濃度で使用する。標準
　濃度より濃いと腎臓に負担がかかり，薄いと栄養素が不足する。

---

column

なぜ調乳にあたって，70℃の湯を使うのか？

　　WHOのガイドラインの中で，サカザキ菌とサルモネラ菌が，粉乳でもっとも懸
　念される微生物と結論付けられている。粉乳の製造環境に多く存在し，粉乳に触れ
　る器具をはじめ，どこからでも菌の混入があり得るサカザキ菌の対策には，粉乳を
　溶かすのに70℃以上のお湯を使うことが効果的とされている。

c．調乳法

・無菌操作法（個人）

　あらかじめ洗浄・殺菌しておいた哺乳瓶や乳首を使い，1回ごとに調乳するため，家庭や少人数の保育所などで用いられる。衛生的に行い調乳後直ぐ飲ませる（図3−3）。

・終末殺菌法（集団）

　多量の調乳が必要な病院や乳児院，施設などで行われる。1日分あるいは数回分まとめて調乳し，哺乳瓶に分注して煮沸消毒する。その後急速に冷却し冷蔵保管する。調乳後に乳を瓶ごと煮沸消毒するので，安全性は高く，7℃以下で保存すれば24時間は安全である。ビタミンは損失するが，粉乳に添加されているため問題ない。授乳時間に1本ずつ取り出し，湯せんで適温（人肌）に温めて授乳する。

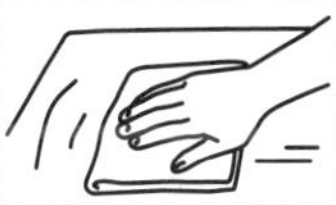	Step1：粉ミルクを調乳する場所を清掃・消毒します。	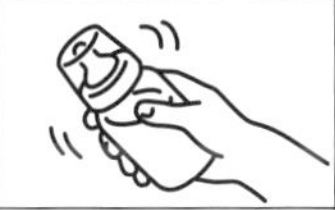	Step7：やけどしないよう，清潔なふきんなどを使って哺乳ビンを持ち，中身が完全に混ざるよう，哺乳ビンをゆっくり振るまたは回転させます。
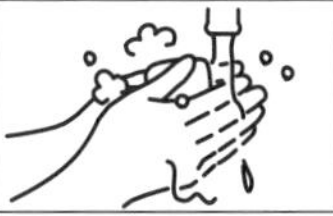	Step2：石鹸と水で手を洗い，清潔なふきん，又は使い捨てのふきんで水をふき取ります。	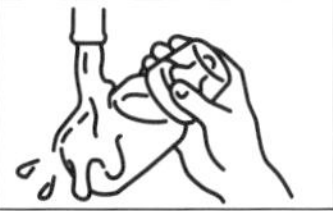	Step8：混ざったら，直ちに流水をあてるか，冷水又は氷水の入った容器に入れて，授乳できる温度まで冷やします。このとき，中身を汚染しないよう，冷却水は哺乳ビンのキャップより下に当てるようにします。
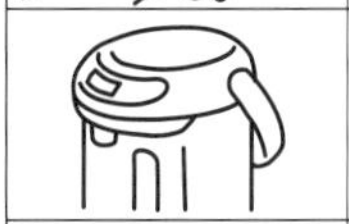	Step3：飲用水※を沸かします。電気ポットを使う場合は，スイッチが切れるまで待ちます。なべを使う場合は，ぐらぐらと沸騰していることを確認しましょう。	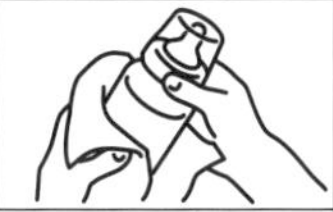	Step9：哺乳ビンの外側についた水を，清潔なふきん，又は使い捨てのふきんでふき取ります。
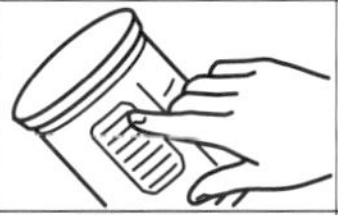	Step4：粉ミルクの容器に書かれている説明文を読み，必要な水の量と粉の量を確かめます。加える水の量は説明文より多くても少なくてもいけません。	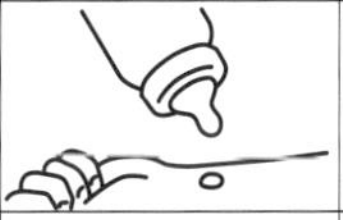	Step10：腕の内側に少量のミルクを垂らして，授乳に適した温度になっているか確認します。生暖かく感じ，熱くなければ大丈夫です。熱く感じた場合は，授乳前にもう少し冷まします。
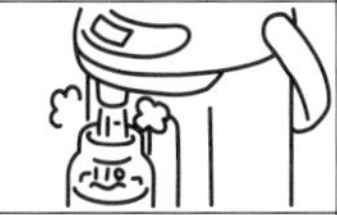	Step5：やけどに注意しながら，洗浄・殺菌した哺乳ビンに正確な量の沸かした湯を注ぎます。湯は70℃以上に保ち，沸かしてから30分以上放置しないようにします。	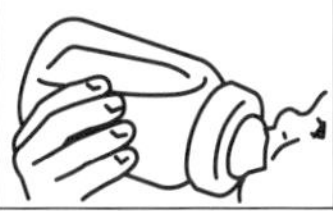	Step11：ミルクを与えます。
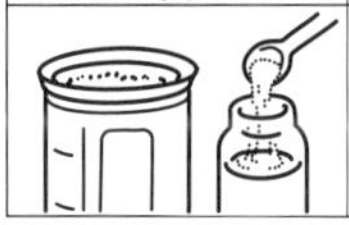	Step6：正確な量の粉ミルクを哺乳ビンの中の湯に加えます。	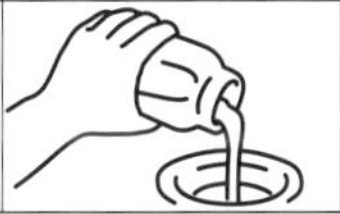	Step12：授乳後2時間以内に使用しなかったミルクは捨てましょう。

※①水道水②水道法に基づく水質基準に適合することが確認されている自家用井戸等の水③調整粉乳の調整用として推奨される，容器包装に充填し，密栓又は密封した水のいずれかを念のため沸騰させたものを使用しましょう。
注意）ミルクを温める際には，加熱が不均一になったり，一部が熱くなる「ホット・スポット」ができ乳児の口にやけどを負わす可能性があるので，電子レンジは使用しないでください。
出典）How to Prepare Formula for Bottle-Feeding at Home（FAO/WHO）より抜粋

図3-3　ミルクの作り方（「乳児用調整粉乳の安全な調乳，保存及び取扱いに関するガイドライン（2007年）の概要」（WHO／FAO 共同作成）より）

d．授乳回数と授乳量

　　　母乳と同様，乳児が欲しがる時に欲しがる量を与える自律授乳が基本。
　　　表３−６に月齢ごとの１日当りの授乳回数と各回の授乳量の目安を示す。

表３‐６　授乳回数と授乳量の目安

月齢（か月）	0	1〜3		4〜5
回数（回）	7〜8	6		5
月齢（か月）	0〜1.2	1〜2	2〜3	3〜4
授乳量／回	80ml	120〜150ml	150〜160ml	200ml

山口規容子，水野清子「育児に関わる人のための乳児栄養学　改訂第二版」診断と治療社
(1999)，豊田淑恵「調乳および授乳指導の実際」周産期医学 31 巻（2001）を参考に本田作成
出典：本田義信「周産期医学, 35 巻, 増刊号」p366, 東京医学社 2005

　　e．授乳方法

　　　・乳の温度は37〜40℃（人肌）が適温である。

　　　・月齢や哺乳力に合った乳首を選び，キャップの締め具合を調節する。

　　　・哺乳瓶のニプル（人工乳首）全体が乳で満たされるように角度を調整
　　　　して傾け，深く口に含ませる。

　　　・母乳時の授乳間隔で，15分程度で必要量が飲めるように授乳する。

　　　・授乳後は，縦抱きにして軽く背中をさすり，排気（ゲップ）させる。

③混合栄養

　　母乳不足や母親の就労状況により，母乳が続けられない場合などに人工乳で補
い，乳汁栄養を続ける方法のことである。母乳分泌を維持するために，できるだ
け母乳との併用を長く続けられるように，人工乳を補足する方法と１日の授乳
回数のうち何回かを人工乳で補う方法がある。

（3）吸啜行動の発達とその援助

　　乳児の哺乳行動は生来的なものであり，乳探し反射・口唇捕反射・吸啜反射な
ど一連の反射機能によって行われている。乳首を口に含んで乳を絞り出すメカニ
ズムをサッキングというが口腔内に陰圧をつくって乳汁を吸い込む動作と，舌や
口蓋で乳首や乳房を圧迫する動作のふたつからなっている。

　　乳児の哺乳行動を以下に示す。

　　・0〜1か月は，単純反復する反射飲みである。

　　・2〜3か月になると，次第にある時間継続して吸いその後休止するポウズ
　　　（pause）の行動を，1回の哺乳の間に何度も繰り返す咬合型の飲み方に移
　　　行する。この時期は遊び飲みすることもあり，哺乳量の減少がみられるが，
　　　円満な情緒を培う大切な行為であり，優しい目差しで見守りたい。

　　・3か月以降になると安定した吸啜運動となり，哺乳力も増してくる。

　　このように吸啜運動は，原始的反射現象として始まるが，4〜5か月になると

活発で落ち着いた随意的哺乳状態に達する。

　人工栄養の場合は，人工乳首が問題とされている。新生児，乳児の生理的な発達に見合った人工乳首の選択が望まれる。以下の点を目安に用途に合わせて選択するが，保育所で用いる場合は家庭と同一のものが望ましい。

・哺乳動作の際に，上顎のくぼみに合っている。

・舌の蠕動運動を妨げず，つぶれにくい。

・哺乳孔（穴の大きさ）が適切で，空気を多量に飲まない。

・15 ～ 20 分で必要量が飲める。

4 離乳期の食と栄養

　母乳や育児用ミルクで育った乳児が，形のある食物が食べられるようになるためには，食物を噛み潰し（咀嚼），飲み込む（嚥下）ことを練習しなければならない。そのためには離乳食は栄養面だけでなく，乳児の成長に合わせた食形態に考慮し与える必要がある。この時期の乳児は個人差が大きいため，画一的な進め方にならないように，食事環境や乳児一人ひとりの「食べる力」を育む援助のあり方に留意したい。

　食形態の移行期を離乳期，段階を踏んで与えられる食形態を離乳食という。

（1）離乳とは

　2007（平成 19）年に厚生労働省は「授乳・離乳の支援ガイド」を策定し，さらに 2019（平成 31）年 3 月に改定した。その中で離乳については，以下のように定義している。

> 　「離乳とは，成長に伴い，母乳又は育児用ミルク等の乳汁だけでは不足してくるエネルギーや栄養素を補完するために，乳汁から幼児食に移行する過程をいい，その時に与えられる食事を離乳食という。
> 　この間に子どもの摂食機能は，乳汁を吸うことから，食物をかみつぶして飲み込むことへと発達する。摂取する食品の量や種類が徐々に増え，献立や調理の形態も変化していく。また摂食行動は次第に自立へと向かっていく。」
> 厚生労働省「授乳・離乳の支援ガイド」p.29

　わが国では，1958（昭和 33）年文部省離乳研究班によって「離乳基本案」が示された。その後，厚生省離乳食・幼児食研究班により 1980（昭和 55）年に「離乳の基本」が策定され，1995（平成 7）年の改定を経て離乳の目安が確立された。その後，2007 年の「授乳・離乳の支援ガイド」策定へと続いている（「授乳・離乳の支援ガイド」（2019 年改定版）の詳細については「p.62（3）授乳・離乳の支援ガイド」を参照）。

（2）離乳の必要性

　離乳期は，生涯でもっとも成長が著しい時期である。乳汁だけで成長してきた乳児も5〜6か月頃になると，乳汁以外の食物から栄養素を補うことが必要になる。離乳は栄養素の充足だけでなく，乳児の成長に合わせて，食べる動きを引き出す，食べものの大きさ，固さ，舌触り，味を感じさせる，食べる意欲を育てることが重要である。個々の子どもの「食べる力」を育てるための離乳支援が求められている。

①栄養素の不足を補う

　この時期，生涯で最も著しく栄養必要量は増えるが，水分の多い乳汁だけではエネルギーやたんぱく質，ミネラルなどその必要量を満たすことは困難である。母乳栄養児の場合，胎生期に蓄えられた鉄も欠乏し，ビタミンD欠乏の指摘もあることから，不足する栄養素の供給源として食物からの摂取が必要となる。

②消化機能の発達を促す

　生後4〜5か月頃になると，唾液や他の消化酵素の分泌量が増す。この時期に離乳食を与えると，さらにその分泌は増し，消化機能も増強される。

③摂食機能の発達を促す

　生後5か月頃には，なめらかにすり潰した食物が嚥下できるようになる。摂食機能は発達の一現象であり，捕食，咀嚼，嚥下を通して，自分の意思で動かす随意運動が引き出される。7か月頃には生歯もみられ，舌と上顎で潰す，歯茎ですり潰す，噛み潰すなど，摂食機能の発達が促進される。しかし，この時期に舌や顎の筋肉を使う咀嚼の体験が不足すると，幼児になって噛めない，飲み込めないといった問題が生じてくる。

④「食」の自立を促す

　生後6〜7か月頃になると，周囲の人や物への関心も一層高まる。手に触れる物は口に運び，離乳食を介して味，匂い，舌触り，固さや大きさなどの刺激により感覚機能の発達が促される。この時期に形成された味覚や嗜好は，後の食習慣に影響を及ぼす。また，椅子に座り，手づかみ食べやスプーンを使って食べる食事の体験は，満足感を得て徐々に自立に向かっていく。

⑤生活リズムを確立するため

　離乳食は一定の場所において，時間や回数を決めて食事の体験を繰り返すため，離乳が完了する12〜18か月頃までには，1日3回食と間食2回の食事リズムが確立される。食事の時刻が定まると生活リズムも整い，幼児期の規則正しい食習慣の確立へと向かっていく。

（3）「授乳・離乳の支援ガイド」

　授乳および離乳の望ましい支援のあり方について，妊産婦や子どもに関わる保

健医療従事者が基本的事項を共有し，一貫した支援を進めるために，これまでの「離乳の基本」に授乳支援を加え，2007年に厚生労働省が策定した。その後，科学的知見の集結，育児環境や親の就業状況の変化，母子保健施設の充実等，授乳および離乳を取り巻く環境などの変化を鑑みて，2019年3月に改定された。

①改定された離乳に関する基本的な考え方

　2019年の改定では，保護者が安心して授乳や離乳を進められるように，社会全体で支援する環境づくりを推進していく内容であり，以下の4つのポイントが示されている。

　　・授乳・離乳を取り巻く最新の科学的知見等を踏まえた適切な支援の充実
　　・授乳開始から授乳リズムの確立時期の支援内容の充実
　　・食物アレルギーの予防に関する支援の充実
　　・妊娠期から授乳・離乳等に関する情報提供のあり方

②離乳の開始

　離乳の開始とは，なめらかにすり潰した状態の食べ物を初めて与えた時とし，その時期は5，6か月頃が適当である。発達の目安としては「首がすわる」「寝返りができる」「支えれば座れる」「食べものに興味を示す」「スプーンで口に入れても舌の押し出し（哺乳反射）が減弱になる」などが挙げられる。

　厚生労働省「平成27年乳幼児栄養調査」（2016）によれば，離乳の開始時期は「6か月」が44.9％と最も高く，2005年（平成17）度より1か月遅くなっている。また，2.1％が4か月未満で離乳を開始しており，2005年の15.3％から減少している。開始の目安は，「月齢」が84.3％で最も高い（図3-4，3-5）。

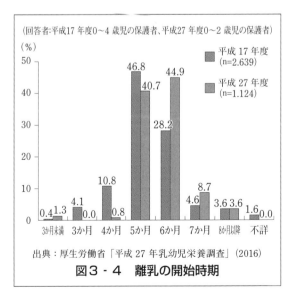

出典：厚生労働省「平成27年乳幼児栄養調査」（2016）

図3-4　離乳の開始時期

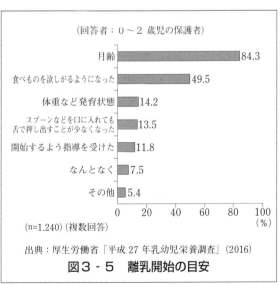

出典：厚生労働省「平成27年乳幼児栄養調査」（2016）

図3-5　離乳開始の目安

③離乳の進行

　離乳の進行とは，子どもの発育・発達の状況に応じて，食品の量や種類および調理形態を調整しながら，食べる経験を積み重ねて摂食機能を獲得し，成長していく過程をいう。規則的に食事を摂り生活リズムを整え，食べる楽しさを体験することが目標ではあるが，食品の味や舌ざわりを体験し，手で掴んで自分で食べることを楽しみ，家族との共食を通して楽しさやコミュニケーションを図るなど，心を育むという食育の観点も含め進めていく（図3－6）。

	離乳の開始 ━━━━━━▶ 離乳の完了			
	以下に示す事項は，あくまでも目安であり，子どもの食欲や成長・発達の状況に応じて調整する。			
	離乳初期 生後5〜6か月頃	離乳中期 生後7〜8か月頃	離乳後期 生後9〜11か月頃	離乳完了期 生後12〜18か月頃
食べ方の目安	○子どもの様子をみながら1日1回1さじずつ始める。 ○母乳や育児用ミルクは飲みたいだけ与える。	○1日2回食で食事のリズムをつけていく。 ○いろいろな味や舌ざわりを楽しめるように食品の種類を増やしていく。	○食事リズムを大切に，1日3回食に進めていく。 ○共食を通じて食の楽しい体験を積み重ねる。	○1日3回の食事リズムを大切に，生活リズムを整える。 ○手づかみ食べにより，自分で食べる楽しみを増やす。
調理形態	なめらかにすりつぶした状態	舌でつぶせる固さ	歯ぐきでつぶせる固さ	歯ぐきで噛める固さ
1回当たりの目安量				
Ⅰ　穀類（g）	つぶしがゆから始める。 すりつぶした野菜等も試してみる。 慣れてきたら，つぶした豆腐・白身魚・卵黄等を試してみる。	全がゆ50〜80	全がゆ90〜軟飯80	軟飯80〜ご飯80
Ⅱ　野菜・果物（g）		20〜30	30〜40	40〜50
Ⅲ　魚（g）		10〜15	15	15〜20
又は肉（g）		10〜15	15	15〜20
又は豆腐（g）		30〜40	45	50〜55
又は卵（個）		卵黄1〜全卵1/3	全卵1/2	全卵1/2〜2/3
又は乳製品（g）		50〜70	80	100
歯の萌出の目安		乳歯が生え始める。		1歳前後で前歯が8本生えそろう。 離乳完了期の後半頃に奥歯（第一乳臼歯）が生え始める。
摂食機能の目安	口を閉じて取り込みや飲み込みが出来るようになる。 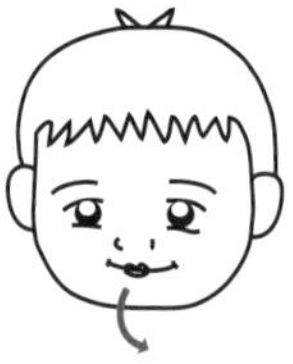	舌と上あごで潰していくことが出来るようになる。 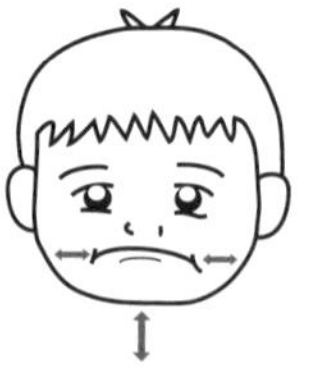	歯ぐきで潰すことが出来るようになる。 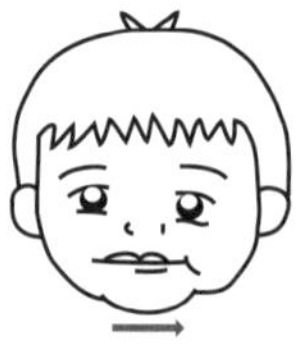	歯を使うようになる。

※衛生面に十分に配慮して食べやすく調理したものを与える
出典：厚生労働省「授乳・離乳の支援ガイド」（2019年改定版）

図3－6　離乳の進め方の目安

（ⅰ）離乳初期（生後5〜6か月頃）

　口を閉じて取り込み（捕食）や飲み込み（嚥下）ができ，舌触りや味に慣れることが，摂食機能の目安となる。1日1回与え，母乳または育児用ミルクは，授乳のリズムに沿って子どもが欲するままに与える（自律授乳）。

　口唇を閉じて捕食や嚥下ができるようになるため，食べ方の観察ポイントは，食べものを舌で前から後へと送る動きができるようになる点である。

（ⅱ）離乳中期（生後7〜8か月頃）

　舌と上顎で潰し嚥下することができるようになる。1日2回与え，生活リズムを確立していく。乳汁は離乳食後に与え，授乳のリズムに沿って母乳は子どもの欲するままに，ミルクは1日3回程度与える。

　舌，顎の動きは前後から上下運動へと移行するため，観察のポイントは，口唇は左右対称に曳かれるような動きがみられる点である。

（ⅲ）離乳後期（生後9〜11か月頃）

　舌で奥の歯茎に運び上下の歯茎と頬で食べ物を固定し，上下の歯茎で挟み潰すことができるようになる。1日3回与え，食欲に応じて量を増やし，離乳食後に乳汁を与える。授乳のリズムに沿って母乳は欲するまま，育児用ミルクは1日2回程度与える。

　舌で片側の歯茎に乗せ，頬を膨らませ食べ物を抑えながら潰すことができるようになる。食べ方の観察ポイントは，口唇が左右非対称に動き，潰している側に寄った動きがみられる点である。

　手づかみ食べが始まり，食べ物や間食を自分で食べようとするが，手づかみ食べは子どもの発育・発達に必要な情報を得るため，保育者は納得して子どもの手づかみ食べを認めたい。

④離乳の完了

　離乳の完了とは，形のある食べ物を噛み潰すことができるようになり，エネルギーや栄養素の大部分を母乳または育児用ミルク以外の食べものから摂取できるようになった状態をいう。決して，乳汁を飲んでいない状態を意味するものではない。その時期は生後12

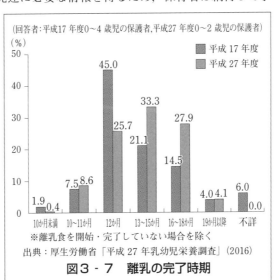

（回答者：平成17年度0〜4歳児の保護者，平成27年度0〜2歳児の保護者）

※離乳食を開始・完了していない場合を除く
出典：厚生労働省「平成27年乳幼児栄養調査」（2016）

図3-7　離乳の完了時期

か月〜18か月頃である。食事は1日3回となり，その他に1日1〜2回の間食を必要に応じて与える。母乳または育児用ミルクは，子どもの離乳の進行および完了の状況に応じて与える。

　食べ方が移行する時で，手づかみし前歯でかじり取るようになると，処理できる一口量を認知し，やがて食具を使い自分で食べるようになる。

　「平成27年乳幼児栄養調査」によれば，離乳の完了は13〜15か月が33.3％と最も高く，2005（平成17）年より遅くなっている（図3−7）。

⑤咀嚼行動の発達とその援助

　二木氏は，咀嚼能力の発達について，咀嚼機能のスタートは哺乳反射による舌の前後運動からとしている[*]。離乳開始時5〜6か月頃は，ドロドロ状食を取り込んで口唇を閉じてゴックンと飲み込む口唇食べ期であり，7〜8か月頃は，舌で潰せる固さの物を取り込み，舌の上下運動と顎の上下運動で潰して食べる舌食べ期になる。9〜11か月頃には，歯茎で潰せる固さのものを取り込むと，舌の左右運動と歯茎の咀嚼運動により歯茎食べになるとしている。

　離乳の完了期を迎える頃には，奥の歯茎で潰せ，奥歯が生え始める頃には，咀嚼できるようになる。そのため，食べものの感覚刺激で動きを引き出す援助のあり方が重要になり，この時期に順を追った咀嚼能力が獲得できなかった場合は，幼児になって咀嚼困難になるケースも多く，その臨界期は乳歯が生え揃う2〜3歳頃といわれている。

＊二木武，帆足英一，河井尚「新版　小児の発達　栄養行動」医歯薬出版，1995

（4）離乳期の食と栄養

①離乳食の進め方

　離乳食の進め方の目安を表3−7に示す。また，咀嚼機能の発達の目安を図3−8に，表3−8に離乳期に用いられる食品の種類と特徴を示す。

表3 - 7　離乳食の進め方の一例

月齢 時間	離乳初期 （5〜6か月）		離乳中期 （7〜8か月）				離乳後期 （9〜11か月）		離乳完了期 （12〜15か月）
午前 6時	◯	◯	◯	◯	◯	朝食	●	●
10時	◑	◑	◕	◕	◕	10時	◌	◌
午後 2時	◯	◯	◕	◕	◕	昼食	●	●
6時	◯	◯	◕	◕	◕	3時	◐	◐
10時	◯	◯	◯	◯	◯	夕食	●	●
						10時	◯	(◯)

注）白→乳，黒→食事

　　出典：水野清子「改定“離乳の基本”を中心にした離乳食の進め方」
　　　　『小児保健シリーズNo.45』日本小児保健協会，1997，p13.

（ⅰ）食べ方の目安

　1日1さじから始める。食べ方や便性を観察しながら進め，その後母乳や

育児用ミルクを飲みたいだけ飲ませる（自律授乳）。離乳の進行に応じて食品の種類や量を増やしていき，1日2回食，3回食と食事のリズムをつけて生活リズムを整えていく。表3−7に離乳の進行にともなう乳と食事の与え方の1例を示した。

新生児期〜　哺乳反射*によって，乳汁を摂取する。
　　　　　　*哺乳反射とは，意思とは関係ない反射的な動きで，口周辺に触れたものに対して口を開き，口に形のある物を入れようとすると舌で押し出し，奥まで入ってきたものに対してはチュチュと吸う動きが表出される。

5〜7か月頃　哺乳反射は，生後4〜5か月から少しずつ消え始め，生後6〜7か月頃には乳汁摂取時の動きもほとんど乳児の意思（随意的）による動きによってなされるようになる。

哺乳反射による動きが少なくなってきたら，離乳食を開始

離乳食の開始

◆ 口に入った食べものをえん下（飲み込む）反射が出る位置まで送ることを覚える

〈支援のポイント〉
・赤ちゃんの姿勢を少し後ろに傾けるようにする。
・口に入った食べものが口の前から奥へと少しずつ移動できるなめらかにすりつぶした状態（ポタージュぐらいの状態）。

7，8か月頃
乳歯が生え始める
（萌出時期の平均）
下：男子8か月±1か月
　　女子9か月±1か月
上：男女10か月±1か月

◆ 口の前の方を使って食べものを取りこみ，舌と上あごでつぶしていく動きを覚える

〈支援のポイント〉
・平らなスプーンを下くちびるにのせ，上くちびるが閉じるの待つ。
・舌でつぶせる固さ（豆腐ぐらいが目安）。
・つぶした食べものをひとまとめにする動きを覚えはじめるので，飲み込みやすいようにとろみをつける工夫も必要。

上あごと下あごがあわさるようになる

9〜11か月頃
*前歯が生えるにしたがって，前歯でかじりとって1口量を学習していく。

前歯が8本生え揃うのは，1歳前後

◆ 舌と上あごでつぶせないものを歯ぐきの上でつぶすことを覚える

〈支援のポイント〉
・丸み（くぼみ）のあるスプーンを下くちびるの上にのせ，上くちびるが閉じるのを待つ。やわらかめのものを前歯でかじりとらせる。
・歯ぐきで押しつぶせる固さ（指でつぶせるバナナぐらいが目安）。

12〜18か月頃
奥歯（第一乳臼歯）が生え始める
（萌出時期の平均）
上：男女1歳4か月±2か月
下：男子1歳5か月±2か月
　　女子1歳5か月±1か月
※奥歯が生えてくるが，かむ力はまだ強くない。

奥歯が生え揃うのは2歳6か月〜3歳6か月頃

◆ 口へ詰め込みすぎたり，食べこぼしたりしながら，一口量を覚える
◆ 手づかみ食べが上手になるとともに，食具を使った食べる動きを覚える

〈支援のポイント〉
・手づかみ食べを十分にさせる。
・歯ぐきでかみつぶせる固さ（肉だんごぐらいが目安）。

出典：厚生労働省「授乳・離乳の支援ガイド」（2007年）

図3-8　咀嚼機能の発達の目安

表3−8　離乳期に用いられる食品の種類と特徴

	食品	生後5,6か月ごろ　なめらかにすりつぶした状態	7,8か月ごろ　舌でつぶせる固さ	9〜18か月ごろ　歯ぐきでつぶせる固さ〜歯ぐきで噛める固さ	食品の特徴
でんぷん性食品	フレーク	フレークがゆ			最初はアレルギーの心配の少ないつぶしがゆから始める。
	米	つぶしがゆ	かゆ	硬かゆ〜軟飯〜ご飯	
	パン	パンがゆ	フレンチトースト,ミルク浸し	トースト	
	いも類	マッシュ	やわらかく煮てつぶす	やわらか煮	
	麺類	煮込みうどん	マカロニクリーム煮	スパゲティミートソース,グラタン	
	でんぷん類	くず湯	ブラマンジェ,すいとん	ホットケーキ	
たんぱく質食品	乳・乳製品	粉チーズ牛乳・ミルクはかゆなどに入れる。	シチュー,プリンなどに用いるヨーグルト		たんぱく質やカルシウム,ビタミンの給源として優れている。
	卵	(卵黄:固ゆでにし,ペースト状に)	卵黄,全卵,茶碗蒸しかき卵汁,卵とじプリン	オムレツ目玉焼き,卵焼きいり卵	半熟や生はアレルギーを起こす場合があるので,十分加熱し,はじめは少量の卵黄をかゆに混ぜたりして用い,異常がなければ徐々に増やす。アレルギーの心配がある場合は8か月ころから様子をみて与える。全卵は7〜8か月以降。
	豆腐	みそ汁,湯豆腐,煮つぶし豆腐	いり豆腐	焼き豆腐,揚げ出し,生揚げ	口あたりがやわらかく消化もよいので,5,6か月から使うことができる。
	魚,肉,レバー	白身煮魚ほぐし	煮魚,焼き魚ほぐし挽き肉団子,そぼろあんレバーペースト,レバーそぼろ	ムニエル,マリネ,揚げ魚,ハンバーグ,シチュー,レバー煮つぶし,ハム,ソーセージ	魚:新鮮で脂肪の少ないものを選ぶ。練り製品は,含まれる食塩,うまみ調味料,でんぷんに注意する。肉:7,8か月ころから,すじや脂肪の少ないところを二度挽きして用いる。レバーはたんぱく質,ビタミン,鉄を多く含んでいる。
野菜・果物・海藻	野菜	すりつぶしおろし	粗つぶし,きざみ,やわらか煮,油炒め,クリーム煮	やわらか煮	ごぼう,たけのこなど消化しにくいものを除いて,広範囲に与えることができる。緑黄色野菜は特に与えたい。セルロースは整腸に役立つが,多すぎると下痢になる。
	果物	果汁	すりおろし,やわらか煮,やわらかいものは生のままで	粗つぶし〜そのまま薄切り	加熱せずにそのまま与えるので衛生的に扱う。
	海藻	スープの材料(昆布)	もみのり,みそ汁,わかめのとろとろ煮		昆布は煮出し汁の材料として,のりは焼いて細かくし,わかめはやわらかく煮つぶして与える。
油脂類	バターマーガリン植物油マヨネーズごま落花生	バター	マーガリンマヨネーズ植物油	ごま(すりつぶし)和えピーナッツバター	エネルギー源として,また脂溶性ビタミンや必須脂肪酸の給源として重要であるが,少量の使用とする。
その他	豆類:煮豆は5,6か月は皮を取り除く。納豆はみそ汁や野菜と混ぜ,加熱する。きなこは7,8か月以降。菓子類:衛生的で砂糖や食塩の含量の少ない菓子が望ましい。歯がためとして与えるため,ビスケット,せんべい,クラッカーなど,硬くて食べやすく,安全な形のものがよい。				

出典：飯塚美和子ほか編『最新子どもの食と栄養』学建書院，2019

（ⅱ）**食事の目安**

a．食品の種類と組み合わせと分量

・離乳食の開始は，米だけでなくさまざまな穀類*を用いたおかゆや煮潰しのばした芋類から始め，じゃがいもや人参などの野菜，果物，白身魚，固ゆでした卵黄などを用いて，種類を増やしていく。ハチミツは乳児ボツリヌス症予防のため，満1歳までは使わない**。

・離乳が進むにつれ，魚は白身魚から赤身魚，青身魚へと進める。卵は卵黄から全卵へと進めていく。脂肪の少ない鶏肉は使えるが，牛，豚などの肉類は少し遅らせる。緑黄色野菜，ヨーグルト，塩分や脂肪の少ないチーズも使える。

・離乳食に慣れ1日2回食に進む頃には，穀類（主食），野菜（副菜）や果物，たんぱく質性食品（主菜）を組み合わせた食事とする。

・生後9か月以降は鉄が不足しやすい。またビタミンD欠乏の指摘もあり，特に母乳育児を行っている場合は，レバーやスキムミルクを上手く取り入れた調理を工夫し，これらを含む食品の摂取に心がける。同時に，鉄の吸収を高めるたんぱく質やビタミンCなどの摂取にも心がける。

・離乳食は手作りが好ましいが，育児負担の軽減を考えれば，手軽に使用できるベビーフードを上手く利用するのもひとつの方法である。しかし，市販のベビーフード依存の課題も指摘されており，利用時の留意点をふまえ選んで用いたい。

（ⅲ）**離乳食づくりの基本原則**

a．衛生的な配慮

・手指を清潔に保つ。調理器具や食器は殺菌し清潔な場所に保管する。

・離乳食は水分が多く，薄味で栄養価が高いため，細菌汚染のリスクが高い。また，調理法も裏ごしや潰す，刻むことが多いため，細菌に汚染されやすく繁殖しやすい。新鮮な食材を選び，清潔に取り扱い，手際よく調理して，時間を経ず直ぐに与える。

b．栄養的な配慮

・乳汁が主体で，あまり栄養的配慮は必要としない。

・離乳が進むと，エネルギー源となる炭水化物源（穀類やいも類など），身体をつくるたんぱく質源（豆腐，白身魚，卵，乳，肉など），身体の調子を整えるビタミン・ミネラル源（野菜，果物，海藻類など）とを組み合わせて栄養バランスをとり，離乳完了までには徐々に主な栄養源を乳汁から離乳食におきかえていく。

*ヒジキやコメには発がん性リスクのある無機ヒ素が多く含まれていることが近年の研究で明らかになっている。海外では乳幼児にコメ製品を摂取させないようにとの勧告を出している国もある。また，FDA（米国医薬食品局）ではコメを使ったベビーフードを避けるようにとの勧告を出し，主食となる炭水化物はコメだけでなくさまざまな穀類や芋類などからバランスよく摂取することを勧めている。

**第6章 p.212，コラム「ハチミツ」参照。

・離乳食はマンネリ化しやすい。食品の種類は，季節や地産の食材を取り入れるなど広範囲から選び，調理法の工夫や配慮も心がける。

　ｃ．調理形態と調味への配慮

・発育状態に合わせ，順をおって固さを「潰し」から「粗潰し」，さらに「潰さないまま」へと進めていく。

・離乳開始時は調味の必要はない。基本は薄味とし，進行に応じて調味が必要な場合は食品の持つ味を活かし，塩分は0.5％以下，砂糖は３％程度とし，油脂類も少量の使用とする。

(5) ベビーフード

①ベビーフードとは

　離乳期用の商品化された食品で，「乳児および幼児の発育に伴い，栄養補給を行うとともに，順次一般食品に適応させることを目的として製造された食品をいう」（日本ベビーフード協会自主規格）と定義されている。

　平成27年乳幼児栄養調査では，離乳食について「何かしらの困ったことがある」と保護者の74.1％が回答しており，「作るのが負担，大変」と回答した保護者の割合は最も高い33.5％であった。そのため「授乳・離乳の支援ガイド」では，「離乳食は，手作りが好ましいが，ベビーフード等の加工食品を上手に使用することにより，離乳食を作ることに対する保護者の負担が少しでも軽減するのであれば，それも一つの方法である」としている。

　現在，市販品は500種類以上あり，各月齢に応じた調理形態で作られている。種類は粉末や顆粒などのドライタイプ，調理済でそのまま与えられるレトルト製品やびん詰，ウエットタイプのものなどがある。

②使用する際の留意点

　品質保持と安全性が守られ，添加物などは厳しく規制されているため，その利便性と安全性が利用を高めている。

　一方，保護者のベビーフード依存の課題も指摘されており，使用時の留意点を守り，適切に利用したい。たとえばベビーフードを単品で与えるのでなく，手作り離乳食に水分が少ない場合には，ベビーフードを加えて食べやすくする，手作りに不足した食品をベビーフードで補うなど，食材のひとつとして用いるように心がけたい（表３－９）。

③生後６か月で生じやすい鉄不足

　改定された「授乳・離乳の支援ガイド」では，「母乳育児の場合，生後６か月の時点でヘモグロビン濃度が低く鉄不足を生じやすいとの報告がある。また，ビタミンＤ欠乏の指摘もあることから，母乳育児を行っている場合は，適切な時期に離乳を開始し，鉄やビタミンＤの供給源となる食品を積極的に摂取するな

表3-9　ベビーフードを利用する時の留意点

◆**子どもの月齢や固さのあったものを選び，与える前には一口食べて確認を。**
　子どもに与える前に一口食べてみて，味や固さを確認するとともに，温めて与える場合には熱すぎないように温度を確かめる。子どもの食べ方をみて，固さ等が適切かを確認。

◆**離乳食を手づくりする際の参考に。**
　ベビーフードの食材の大きさ，固さ，とろみ，味付け等が，離乳食を手づくりする際の参考に。

◆**用途にあわせて上手に選択を。**
　そのまま主食やおかずとして与えられるもの，調理しにくい素材を下ごしらえしたもの，家庭で準備した食材を味つけするための調味ソースなど，用途にあわせて種類も多様。外出や旅行のとき，時間のないとき，メニューを一品増やす，メニューに変化をつけるときなど，用途に応じて選択する。不足しがちな鉄分の補給源として，レバーなどを取り入れた製品の利用も可能。

◆**料理や原材料が偏らないように。**
　離乳が進み，2回食になったら，ごはんやめん類などの「主食」，野菜を使った「副菜」と果物，たんぱく質性食品の入った「主菜」が揃う食事内容にする。ベビーフードを利用するに当たっては，品名や原材料を確認して，主食を主とした製品を使う場合には，野菜やたんぱく質性食品の入ったおかずや，果物を添えるなどの工夫を。

◆**開封後の保存には注意して。食べ残しや作りおきは与えない。**
　乾燥品は，開封後の吸湿性が高いため使い切りタイプの小袋になっているものが多い。瓶詰やレトルト製品は，開封後はすぐに与える。
　与える前に別の器に移して冷凍又は冷蔵で保存することもできる。食品表示をよく読んで適切な使用を。衛生面の観点から，食べ残しや作りおきは与えない。

出典：厚生労働省「授乳・離乳の支援ガイド」（2019年改定版）

ど，進行をふまえてそれらの食品を意識的に取り入れる」ことを指摘している。

　赤身の魚や肉，レバーを取り入れて調理に使用する，牛乳・乳製品の代わりに育児用ミルク*を使用するなどの工夫が必要である。

　まず体重の増加がみられない場合，医師に相談のうえ必要に応じて活用するようにする。

*フォローアップミルク（p.56）参照。

④食物アレルギーへの対応

　食物アレルギーが疑われる症状がみられた場合は，保護者の自己判断による対応ではなく，医師の診断に基づき離乳食を進める。なぜならば，必要な栄養素等を過不足なく摂取できるように，具体的な離乳食の提案が必要だからである。また，すでに診断されている場合や離乳開始後に発症した場合は，基本的には原因食物以外の摂取を遅らせる必要はないが，保護者の自己判断が症状を悪化させる可能性も高く，必ず医師の指示に基づき対応することが基本姿勢である。

　なお，食物アレルギーへの詳細な対応については，第6章第2節（p.213）を参考にする。

5　乳児への食育

　「食」の自立に向けた練習期として捉えるなら，すでに，吸うことから食べることへと発達していく離乳期から，発達段階に合わせた食の学習内容や進め方へ

の検討が必要である。なぜならば，哺乳は生来的な原始反射運動によって行われるが，咀嚼は「食」を媒体に，順を追った体験的な学習により徐々に獲得されていく随意行動だからである。

（1）食育の考え方・進め方

子ども自らが食べる意欲と食べ方を身につけていくには，発達に沿った進め方が重要である。集団保育での同一条件の下，個別性を尊重した活動が展開され，望ましい食習慣が形成されるためには，次の3つの視点が重要である。

・栄養学的対応
・食行動形成の援助
・良好な食環境への整備（場，人，もの，時間）

（2）食育の実際

2017（平成29）年改定の「保育所保育指針」の「第2章保育内容」から「食」の関連事項を抜粋し，以下に示す。

・望ましい食習慣の形成が重要である
・離乳食が完了期へと徐々に移行する中で，様々な食品に慣れるようにする
・和やかな雰囲気の中で食べる喜びや楽しさを味わう
・進んで食べようとする気持ちが育つようにする
・食物アレルギーのある子どもへの対応については，嘱託医等の指示や協力の下に
　適切に対応する

保育所保育指針（厚生労働省，2017）

乳幼児期は，生涯のうちで最も発育・発達が著しい時期であり，乳汁栄養から始まり，食べもので栄養素を摂取するようになる。哺乳は探索，吸啜などの原始的反射運動による行動であるが，咀嚼は順を追った体験的な学習により徐々に獲得されていく機能で，臨界期は乳歯が生え揃う頃とされている。

この時期は，画一的な進め方にならないように，子ども一人ひとりの運動機能や生歯などを観察し，発達段階を捉え，「授乳・離乳の支援ガイド」（2019年改定）に沿って進めていくことが重要である。以下に月齢に応じた観察のポイントを示す。

①おおむね6か月未満

姿勢や手，指の動きが出てきて，視覚や聴覚などの感覚機能は刺激に反応し始める。泣きや笑いで自分の欲求や生理的な快，不快の感情を表現し，空腹感を感じると泣いて訴える。目覚めている時は多くの刺激を受けて声（クーイング）を出し，動きが活発になってくる。

原始反射である哺乳行動は，吸引型から咬合型に移行し，4〜5か月になると

活発で落ち着いた随意的哺乳状態になる。

②おおむね6か月から1歳3か月

　座る，這う，歩くといった運動や姿勢の発達は，乳児の生活や遊びに変化をもたらす。自分の意志で身体を移動させ，物に近づいて確かめたいという好奇心は，移動をさらに巧みにする。指さし行動も欲求から発見へと変化し，物を介しての乳児とのやり取りは，共感や安心感を得て言葉や認知力の発達がより促される。

　食事場面においても，吸うことから噛みくだし飲み込むことへと変化する時期である。手や指が一層器用に動かせ，手づかみから食具を持ちたがるようになる（p.78，図3－9参照）。

　表3－10に離乳開始から完了までの咀嚼・嚥下機能の発達と援助の例を示す。

表3-10　摂食・嚥下機能の発達と食事の提供

月齢			離乳開始 ➡ 5,6か月頃	7,8か月頃	9から11か月頃	➡ 離乳完了 12から15か月頃
援助の方法	感覚・運動の体験学習（食べる動きを引き出す）		口唇を閉じて嚥下する舌の前後運動	舌と上顎で潰す舌の上下運動	奥の歯茎ですり潰す舌の左右運動	奥の歯茎で咀嚼できる
	観察ポイント（評価に活用）		①唇を閉じて嚥下する	①舌と上顎で潰す②口角が左右同時に伸縮③唇が薄くなる	①前歯で一口量調整②舌が左か右に動く③舌が動いた方向の頬が膨らむ	④口角が片側に伸縮⑤顎が口角と同じに振れる
	援助のポイント		①下唇を食具で刺激し②舌先にのせる（舌の動きが引き出せる）	①上下唇で挟みとる②舌面と上顎で潰す（舌の上下運動）	①食物の感覚を体感②補食➡咀嚼➡嚥下（舌の左右運動）	①手づかみを重要視②言葉かけの多さ等ストレスをかけない
援助の方法	姿勢のとり方		①抱く角度に注意	①椅子に座り食べる	①目手口の協調運動	①背・足裏の安定
	環境の設定食具・食器の選び方		①安定感のある食環境②扁平スプーンを使用	①食卓と椅子の高さ②食具の幅，深さ	①食卓や椅子の高さ②食器の淵の角度	①落ち着いた食事環境②カップからコップへ
食事の内容	主食（炭水化物）	米	10倍かゆ	7倍かゆ	全かゆ	軟飯	おにぎり，巻きずし
		パン	粉砕したパンをミルクで加熱	粉砕したパンをミルクやスープでさっと煮る	スティック状に切る（握る練習）	トーストしたパンを耳つきスティック状	サンドウイッチ，ホットケーキ，ロールパン
		麺類	茹でて水切りしすり潰す	茹でて水切りし，細かく刻む	茹でて水洗いし1cmに切る	茹でて水洗いし2cmに切る，マカロニ可	焼きそば，ラーメン，きしめん，ビーフン可
		芋類	じゃが芋，さつま芋，マッシュ	粗く潰す	1cm角の軟らか煮	手に持ちやすく，口に入る形に切り調理	さつま芋の天ぷら，大学芋，コロッケ可

食事の内容						
主菜（たんぱく質）	魚類	白身魚，しらすをすり潰す	赤身魚を加熱し，細かくほぐす　ツナ缶も可	青身魚を粉をつけて焼く，茹でる	ムニエル，煮魚，干物，ほぐし骨に注意	フライ，焼き魚，あんかけマヨネーズ和えで
	大豆	茹でてすり潰す 粗みじん切り	納豆は細かく刻み加熱 高野豆腐は細かく擦る	豆腐7～8ミリ角 大豆は軟らかく煮る	生揚げ，がんもどき 薄揚げは油抜きして	挽割り納豆，ヒジキ煮 木綿，絹の冷奴
	卵	慣れてきたら，固ゆで卵黄	固ゆで卵黄を少量ずつ 慣れたら火を通し全卵	全卵が使用できたらマヨネーズが使える	アレルギーが無いと卵焼き，オムレツ可	茶碗蒸し，かに玉，親子丼，スコッチエッグ
	肉類		鶏ささみ，凍らせ擦る 加熱し，とろみ付け	豚，牛の赤身肉使用 挽肉が食べやすい	ハンバーグ，肉団子 ウインナー，使用可	フライドチキン，薄切り肉が食べられる
	乳製品		牛乳は，パンかゆやクリーム煮で使用する 飲用としては未だ用いない。ヨーグルトはプレーンなもの，チーズは塩分や脂肪の少ない物		牛乳は飲用として用いることができる	クリームシチューやグラタン，溶けないチーズをパンに乗せる
副菜（ビタミン・ミネラル）	野菜	淡白な野菜（人参，大根，じゃが芋等）を軟かく煮てすり潰す	繊維のあるもの以外は殆ど使える。軟かく煮て，粗潰しする	1cm角の軟らか煮 繊維のあるものは，繊維を断つように切って使う	スティック状に切る 素揚げ，天ぷら	さっと茹でたり，炒めたりシンナリさせる 生は食べ難い，特に葉物は要注意
	果物	リンゴ，ミカン，苺などすり潰す 果汁は薄める	一口大に切る，粗潰し，煮込む	リンゴは薄いくし切り（手で持ちやすい）	リンゴは1～2cmのくし切り，苺は半分，バナナは半月切り	歯ごたえのある果物を盛り合わせる
調理形態			粘性（ドロドロ状）	舌で潰せる固さ	歯茎で潰せる固さ	歯茎で噛める固さ
乳汁とのバランス 回数（1日／回）			1 ➡ 2	2	3 ➡ 4	5

発育・発達			
全身運動（身体を動かす）	首が座る，支えれば座れる　　座る　　はう　　掴まり立ち　　横歩き　　歩く 登る，下る　　走る　　寝返る　（ずりばい，四つ這い，高這い）		
手指の運動（手を使う）	把握反射　熊手把握　対向把握　つまみ把握　指先把握　トング把握 （つかむ）（親指 人差し指 中指でつまむ・掴む）（親指の腹で摘む）		
生歯			
人と関わる	探索活動	人見知り　分離不安	指差しで知らせる　　やり取りを喜ぶ
言葉で伝え合う	喃語　2音節		初語　言葉を理解　一・二語文
身長・体重 成長曲線			
栄養状態 カウプ指数			

厚生労働省「授乳・離乳の支援ガイド」を参考にして筆者作成

演習問題

1．調製粉乳と乳児用液体ミルクについて，それぞれの利点と留意すべき点について調べてみましょう（Key Word：利便性，安全性，調乳）。

2．ベビーフードを取り入れた離乳食の献立を作成してみましょう（Key Word：素材の補給，栄養素の補填）。

3．発育・発達に沿った咀嚼行動形成の目安を以下の表を使って作成してみましょう（Key Word：「授乳・離乳の支援ガイド」，食べる動きを引き出す）。

月　齢	離乳開始　➡			➡　離乳完了
	5，6か月頃	7，8か月頃	9から11か月頃	12から15か月頃
援助の方法 感覚・運動の体験学習（食べる動きを引き出す）	ねらい：			
観察ポイント（評価に活用）				
食べさせ方				
姿勢のとり方				
環境の設定 食具・食器の選び方				
発育・発達 全身運動（身体を動かす）				
手指の運動（手を使う）				
生歯		◯	◯	◯
精神 人と関わる				
言葉で伝え合う				
身長・体重 成長曲線				
栄養状態 カウプ指数				

4．離乳食に用いる食品の調理法について，進行上での変化を以下の表を使って
まとめてみましょう（Key Word：調理形態の変化，薄味，食物アレルギー）。

月齢	離乳開始　➡			➡　離乳完了
	5，6か月頃	7，8か月頃	9から11か月頃	12から15か月頃
食事の内容 食品の種類と組み合わせ 穀類				
卵				
豆腐				
乳製品				
魚				
肉				
野菜				
果物				
調理形態	粘性（ドロドロ状）	舌で潰せる固さ	歯茎で潰せる固さ	歯茎で噛める固さ
乳汁とのバランス 回数（1日／回）	1　➡　2	2	3　➡　4	5

5．自分の初めての離乳食は何か，いつ頃か，聞き取り調査をしてみましょう。
その上で，なぜ離乳は必要なのか考えてみましょう（Key Word：エピソー
ド，咀嚼のレッスン期）。

2. 幼児期の心身の発達と食生活

【学習のねらい】

・幼児期は「食習慣の形成期」で，生涯にわたる食生活の基礎がつくられる。その栄養特性について学ぶ。

（1）発達段階と成長に欠かせないエネルギーおよび栄養素の必要性を学び，食事の提供に活かす。

（2）食事や間食のあり方，組み合わせを通して，健康な食生活の過ごし方を理解する。

（3）運動機能や味覚の発達に起因する幼児特性の食行動を学び，具体的な支援方法を考える。

・「食を営む力」を培う「食育」の重要性を理解し，その実践方法を考える。

乳児期から始まる食生活は幼児期でその基礎を培い，この時期に築かれた食習慣や食嗜好などは，生涯の健康に影響することはいうまでもない。幼児期は心身の健やかな育ちには大切な時期であり，その適切な成長を促すためにも，食事の重要性ははかり知れない。しかし，離乳食が完了し幼児食になると，食品のこと，たとえば大人と同じ食事を与えてよいのか，味付けや固さはどうか，食物の形態など，指標になるものが無く，保育者は戸惑いを感じることも少なくない。

幼児期では，成長に従い成人とほぼ同じ食事形態へと進めるが，永久歯が生え揃うまでは，口腔機能の発達に伴った食べ物の形態に留意し，与えることが重要である。また，自我の芽生えや言葉の獲得と共に，食事の問題が多発するのもこの時期の特徴でもある。

① 幼児期の成長と発達

乳児期につづき著しく成長を遂げる時期である。身体機能，精神発達に沿った食生活を営みながら，食行動の自立を促すことが重要である。保育者の正しい子育ての知識の有無が，家庭や幼児の食習慣の形成に与える影響は大きい。

（1）身体の成長と栄養

①身体の発育

身長，体重の増加は乳児期に比べるとやや緩慢になり（表3−11），それに伴い幼児の栄養素の要求量も少なくなる。パーセンタイル発育曲線を用いて身長と体重から子ども一人ひとりの発育特性を確認し，栄養状態（Kaup（カウプ）指数）を判定する。

表3-11　乳幼児の体重，身長増加倍数表

	出生時	4か月	1歳	2歳	3歳	4歳	5歳
体重（kg）	3	7	9	12	14	16	18
出生時に対する比率	1	2	3	4	5	5	6
身長（cm）	50		75			100	
出生時に対する比率	1		1.5			2	

②骨・歯の発育

　頭骨の大泉門なども1歳半から2歳頃までには閉じ，3歳頃までには化骨も終了する。手根骨は1～2歳で3個，3～5歳で4～8個，足根骨は3歳で完成して9個になる。

　乳歯は，生後8か月頃から生え始め，3歳半頃までには20本生え揃う。歯の生える時期には個人差があるが，生える順序に個人差はなく，離乳の進行時における観察ポイントのひとつにしたい。また，乳歯は永久歯に比べてエナメル質が少なく，柔らかいため，虫歯になりやすい。そのため，間食の質と与え方には十分な注意が必要である。

　幼児期の栄養素摂取のなかでも，化骨，生歯については，特にたんぱく質，カルシウムを適切に摂取し，吸収をよくする努力を怠ってはならない。

③消化機能・咀嚼機能の発達

　幼児期は内臓諸機関の発達により，消化機能，咀嚼機能が成人に近づく。

　消化酵素は，1歳前後で膵アミラーゼの活性が成人に近づき，3歳頃には膵リパーゼや膵たんぱく質分解酵素の活性は成人に近づく。さらに，3歳頃の第2小臼歯の萌出により乳歯上下20本が生え揃うと，食べ物を噛み砕いてすり潰すことができるようになり，咀嚼に関わる口筋肉も発達してくる。しかし，口腔内容積が小さいために，大人と同じようには食べられない。

　また，離乳期，幼児期の新陳代謝は活発で，体重1kg当たり必要なエネルギーやたんぱく質，その他の栄養素は大人より多く，摂取する食物の総量は体重が少ないため多量に摂取できない。したがって，消化吸収機能の発達に適した食べ物の量や固さを施す調理形態や与え方が重要になる。

④手指の発達

　咀嚼行動が発達する時期には，全身の運動機能も発達し，摂食行動に関与する手指の行動発達もみられる。

　10～12か月頃には手づかみから拇指と人差し指で物をつまめるようになり，自分でスプーンを上手で握り，食べ物をつまんで食べるなど「手食べ」ができるようになる。また，この頃になると離乳食も後期から完了期へと進み，つかまり立ちや伝い歩きが始まるなど，これまでより手や指を使った身体的な行動範囲も

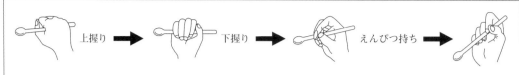

出典：高橋美保『乳・幼児期に育てたい「食べる力」』「保育士会だよりNo.294」全国保育士会

図3-9　食具の持ち方の発達

広がってくる。12〜18か月頃には上手くはないがスプーンですくって食べ，フォークで突き刺し，コップや茶碗を持って食べるなど，「一人食べ」をしたがるようになる（図3−9）。このように手や指の運動機能の発達と摂食機能の発達には関係性がある。手づかみ食べからスプーン食べ，コップや茶碗を持って飲むなどの行動を繰り返し，「一人食べ」の練習を重ねて1歳6か月〜2歳6か月頃には，物によってはひとりで食べられるようになる。

　手や指の運動機能の発達は，食事行動の自立だけでなく，脳の発達とも関連するといわれている。この時期に多くの機会で手を使うようにすることは，後の「生涯にわたる生きる力」の獲得に向けた習慣化を図る絶好のチャンスともなる。「一人食べ」の順調な発達が促されれば，満3歳過ぎには箸を使い，ひとりで食べられるようになる。

⑤**食べ方の発達**

　12〜24か月頃には大人の意図を理解し意志の疎通ができ始め，真似をするようになる。また食事時の挨拶や簡単な食事のマナーなどを理解し始めるが，他者との関係の中で社会性をもち，意志の疎通ができるようになるのは3歳頃である。この頃の幼児は，家庭から集団へと新たな生活をスタートさせる時期でもあり，さまざまな刺激を受けて集団の中での自分の位置を認識し，自らが「生きる力」を形成していく。食事に関しても共に食べるという人間らしい食べ方ができるようになるため，「共食」するように導きつつ，望ましい食習慣の形成を図っていく時でもある。

　共食を通して，「いただきます」「ごちそうさま」など食事の挨拶や，食事中に立ち歩かない，こぼさずに食べるなどの食事のマナーが身につくように，さらには子どもの発達過程や生活リズム，家庭の食習慣の礎(いしずえ)となる，何をどのように食べたらよいのか（朝食をしっかりと食べる，野菜を残さずに食べる，おやつを食べすぎない）など，子ども一人ひとりが「生きる力」を身につけていく園と家庭との「食育の協働性」が求められる。

　また，給食を通して，主食，主菜，副菜という食事の組み合わせの大切さを学ぶことで，将来における生活習慣病を予防する力を培う。集団での楽しい食事の体験は，幼児の自立心を培い食べることに興味や関心を抱くきっかけにもなる。

このように自己の発達は対人的な相互作用や対人関係の発達と深く結びついており，発達初期の対応は，その後の良好な食習慣の形成や対人関係に大きく影響する。「一人食べ」から「共食」へのスムーズな移行は，保育者の子どもの発達状態を観察する力と適正な援助の仕方にかかっている。

(2) 精神（心）の発達

①脳・神経

脳は知能，感情，意欲を育む。脳の神経細胞は胎児期に百数十億つくられそれを一生使う。

神経細胞は栄養細胞を介して酸素や栄養素を摂り，成長した神経線維は多数に分岐し，その末端が神経情報を受ける他の神経細胞に接続して神経回路がつくられる。その接続部をシナプスといい，神経回路を有効につくることがよりよい知能を生みだすといわれている。

また，感情は脳の脳幹を中心として，意欲は脳幹の視床下部から発せられる。幼児期からの食生活においても，美味しい，楽しいなど豊かな体験を積み重ね，脳に良い刺激を与えることは重要である。

②自我の芽生えと食事行動

幼児期は自我の発達とともに，周囲への関心も一層高まり，自立を求めて行動するようになる。たとえば，食べ物に対する好き嫌いも言葉の発達と自我の芽生えによる自己主張が関係しているといわれている。また，乳児から引き続き著しい発育期でもあるが，その速度は緩慢になるため，こうした現象に対するひとつの調節作用として，ムラ食い，遊び食べなどが表れるとの報告もある。

② 食習慣の形成期

食習慣は，さまざまな条件の中で形成され，多くは生活の中での体験的な学習により決定されていく。幼児期に望ましい食事の体験をすることは，子どもの身体的な健康ばかりでなく，精神の発達にも良い影響を与える。

(1) 食習慣と生体リズム

大人の生活が夜型に変化し，その影響を受けた子どもの生活も夜型化傾向になり，睡眠不足や朝食欠食などが問題となって久しい。しかし，なかなか改善されない現状にある。

人間の身体は神経系や分泌系と体内の活性物質で微妙に調整されており，その生体リズムが乱れると身体は不調をきたす。生体リズムには，約1日の周期であるサーカディアン・リズム（概日リズム），サーカトリギンタン・リズム（概月リズム），サーカニュアル・リズム（概年リズム）があるが，私たちがいつ寝ていつ目覚めるかを記録すると，24時間周期に近い時間周期を持っている。また，体温や

血圧などは昼間は高く夜間は低い傾向にあり，成長ホルモンなどの分泌量は夜間に多いなど，生理的活動にはサーカディアン・リズムを示すものが多い。この生体リズムは，外因性の繰り返えされる刺激により影響される。

　たとえば，朝食を規則正しく摂る人は，その1時間前から消化液の分泌が始まり，腸の蠕動運動などが起こり始める。しかし朝食欠食の場合は，朝こうした準備は起こらず，食欲も起きない。規則正しい生活には体内リズムを確立していく役割もある。朝，昼，夕の規則正しい食事は身体の健康に良いばかりでなく，生活を規則正しくし基本的な生活習慣を確立していくことになる。

(2) 食事のリズムの乱れと肥満（生活習慣病の予防）

　幼児肥満は学童肥満に移行することが多く，生活習慣病の予防上この時期からの注意が必要である。小児肥満の判定基準として，乳幼児期には Kaup（カウプ）指数*が用いられる。この指数が 18 ～ 19.9 ならば肥満気味，20 以上ならば肥満と判定される。肥満傾向児は，幼児期の間に肥満度を 20 までに抑えたい。ただし，幼児の場合は成長期であるため，肥満と判定されても身長が伸びることで標準になることがある。肥満の予防は，運動量の増加と適正な食事の摂取が基本となる。以下に注意点を示す。

*体重(g)÷身長(cm)^2×10，第6章p.208参照

---

①適正なエネルギー摂取と発育・発達に必要な栄養素が不足しないように心がける。
②1日3食と間食1～2回の規則正しい食事の摂取に心がける。
③ゆっくりとよく噛んで食べる。
④夜食は避ける。
⑤薄味を基本とする。
⑥食べ方の工夫をする（たとえば，エネルギーの少ない汁もの，副菜，主菜，ご飯の順に食べるなど）。

---

❸ 幼児期の栄養や食生活の特徴

　幼児期は1歳から5歳（6歳未満）と定義されるが，実際には満1歳から就学前までをいう。保育所保育指針（2017年改定）では，この間を1歳から3歳未満の保育，3歳以上の保育として2区分している。

　幼児に必要な1日の栄養素量を，朝，昼，夕の3回の食事と間食にどう配分するかは，幼児の年齢による生活リズムや運動量によって異なる。幼児の活動は昼食前後がもっとも活発であり，昼食を中心に朝食，夕食の順に配分し，原則として，昼食と夕食の間に補食として間食を摂る。

　保育園児の場合，給食のある日は「昼食と間食」で1日の40％が供給されており，60％は朝食と夕食で摂ることになる。したがって，朝食は簡単な食事に

なりがちであるが，品数を多くし夕食より重きをおくことが本来は望まれる。朝
食を十分に摂ることは，登園前の排便や園での午前遊びにも影響する。

（1）食事摂取基準と食品の組み合わせ

①日本人（幼児期）の食事摂取基準

　幼児期の主な栄養素の食事摂取基準を，表3－12に示す。幼児の特性から，
発育に必要な各栄養素を十分に摂取することが大切であり，食事を効率よく消
化，吸収し，代謝を円滑にするためのミネラル，ビタミン類の摂取にも心がけた
い。絶対的な数値として用いるのではなく，この時期は個人差が大きいため，幼

表3 - 12　幼児期の食事摂取基準

年齢	参照体位(cm,kg)				エネルギー kcal/日[1]		たんぱく質 g/日[2]		脂肪エネルギー比率 %エネルギー[2]	
	参照身長	参照体重	参照身長	参照体重	男	女	男	女	男	女
	男		女							
1～2歳	85.8	11.5	84.6	11.0	950	900	13～20		20～30	20～30
3～5歳	103.6	16.5	103.2	16.1	1,300	1,250				

	V.B₁ mg[3]		V.B₂ mg[4]		V.C mg[5]		V.A μgRE[6]		V.D μg[7]		Ca mg[8]		Fe mg[9]	
	男	女	男	女	男	女	男	女	男	女	男	女	男	女
	0.5	0.5	0.6	0.5	40	40	400	350	3.0	3.5	450	400	4.5	4.5
	0.7	0.7	0.8	0.8	50	50	450	500	3.5	4.0	600	550	5.5	5.5

1) 身体活動レベルⅡ（ふつう）　2) 目標量　3) 4) 5) 6) 8) 9) 推奨量　7) 目安量

出典）厚生労働省「日本人の食事摂取基準(2020年版)」

表3 - 13　年齢区分別食品構成と目安量

主な働き	食品名	1日量 (g)				1日の目安量 (g)	
		1～2歳		3～5歳		1～2歳	3～5歳
		男	女	男	女		
身体をつくる	乳・乳製品	250	250	250	250	牛乳1カップと1/4	1～2歳と同じ
	卵	30	30	50	30	卵Lサイズ1/2個	男：卵Mサイズ1個
	魚介・肉	60	50	60	60	魚1切れまたは，薄切り肉2枚	1～2歳と同じ
	豆・豆製品	40	35	60	60	納豆小1パック	豆腐（1丁300g）1/5丁
身体の調子を整える	野菜※	180	180	240	240	ほうれん草3株 キャベツ中葉2枚	かぼちゃ5cm角2個 キャベツ中葉2枚 キュウリ1/2本
	果物	100	100	150	150	みかん大1個または，イチゴ6～7粒	みかん中2個または リンゴ小1個
エネルギー源となる	穀物	110	100	170	150	子ども茶碗1杯と1/2～1杯2/3	子ども茶碗2杯～2杯1/4
	いも類	50	50	60	60	ジャガイモ中1/3個	サツマイモ中1/3本
	砂糖	3	3	5	5	大さじ1/2杯強	1～2歳と同じ
	油脂	5	5	10	10	大さじ1/2杯弱	大さじ1杯弱

※野菜は緑黄色野菜を1/3以上摂取する

資料）香川芳子監修「食品成分表2015年版（七訂）追補2018」女子栄養大学出版部を基に筆者作成

児一人ひとりの体格や体質，身体活動レベルや発育リズム，環境も加味して，発育状況を考慮し，多少の増減を行い目安として用いる。

②食品構成

　実際に家庭や集団保育の場で献立作成をする場合，目安となる食品構成は１～２歳児，３～５歳児の「日本人の食事摂取基準（2020年度版）」を基にする。表３-13に「年齢区分別食品構成と目安量」を示した。食事指導をする場合は，「食事摂取基準」や「年齢区分別食品構成」の数値を参考に，総合的に判断して行う。

③献立の作成

（ⅰ）「食事摂取基準」および「食品構成」を用いる

　　　１日の目安として算出されているためこれらを献立に利用する場合は，幼児は１日３回の食事と間食という構成で捉え，１日４～５回食と考える。栄養素量の配分は朝食25～35％，昼食25～35％，間食10～20％，夕食20～30％を目安とする。

（ⅱ）「食事バランスガイド」を用いる

　　　１日の食事について，望ましい組み合わせやおおよその量がわかりやすく示されている。幼児（１歳）の１日の食事量の目安は，「授乳・離乳の支援ガイド」では，家族（成人2200kcal）と比較して，主食，副菜，主菜は1/2弱，果物は1/2としている。

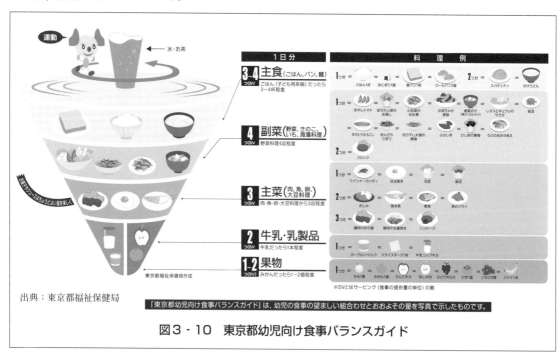

出典：東京都福祉保健局

図３-10　東京都幼児向け食事バランスガイド

「東京都幼児向け食事バランスガイド」（図3－10）は，幼児（3〜5歳）を対象に，1日分の目安量（1250〜1400㎉）として，主食（3つ：SV），主菜（4つ），副菜（3つ），乳・乳製品（2つ），果物（2つ）の5つの群で，料理や食品がバランスよく摂れるように数値（○つ）で示している。さらに，コマのヒモの部分で菓子・嗜好飲料を表わし，1日当たり100〜200kcalまでが望ましいとし，主なおやつと嗜好飲料のエネルギー量についても示している[*]。

＊東京都福祉保健局「東京都幼児向け食事バランスガイド指導マニュアル」

（2）子どもにとっての間食の意義

おやつの語源は昔，八つ時（15時頃）に食べたことに由来する。幼児の食事は適切な量と質が求められる。なぜなら，消化吸収機能も未発達であり，発育や活発な新陳代謝に見合うだけの栄養素量を，1日3回の食事だけでは満たせないからである。そのため不足する栄養素量と質を補う必要がある。また，低年齢児ほど体内水分量（％）や水分の蒸散が大きく，このバランスが崩れると健康に大きな影響をもたらすため，水分の補給が必要となる。さらに，遊びに夢中になった子どもへの気分転換や情緒の安定を図る意義もある。

間食（おやつ）については，量，内容，質，与え方などによっては，悪い食習慣ともなり得るので十分な配慮が必要である。

（3）摂食行動の特徴

摂食機能は発達の一現象であり（表3－14），自ら食事ができるようになるためには，食べ物を咀嚼し飲み込むという摂食行動を，発達段階に合わせて徐々に時間をかけ，体験的に学習させていく必要がある。離乳期に順を追って咀嚼力が獲得されなかった場合は，幼児期になって咀嚼困難が生じるケースも少なくな

表3・14　月齢・年齢別の摂食行動

年・月齢	摂食行動など
18〜23か月	自分でコップを持ち飲む／手づかみで食べる／徐々にスプーンの練習を始める
2歳前半頃	スプーンをもって自分で食べる／一人で食べたがる／一人で汁が飲める 食事の挨拶ができる／家族や仲間と食事を楽しむ／歯磨きの練習を始める
2歳後半頃	スプーンと茶碗を同時に持ち食事をする／飲み物をコップでこぼさず飲める 食事の簡単な手伝いをする／一人で食事ができる／箸を使い始める
3歳頃	手の器用さが増す／箸が使える／箸と茶碗を同時に持ち食事をする よく噛んで食べる／歯磨きや手洗いをする／一人でも食事ができる
4歳頃	こぼさないで食べられる／食べ方が早くなる／食事の手伝いをする 食事の躾を受け入れる／手洗いの習慣がつく／みんなと食べる（社会食べ）
5歳頃	箸の使い方が上手になる（5〜6歳）／食事やおやつの時間が決まってくる 食事中、他者の話を聞き会話しながら楽しく食べる

い。また，手や指の運動機能と摂食機能の発達には関係性があり，手や指の運動発達は摂食行動の自立を促す役割もある。

こうした時期を経て「一人食べ」ができる３歳頃までには，他者との関係において自分の存在を認識するようになり，相互の交渉が可能となり「共食」が獲得されていく。

▣ 幼児期における食生活の問題

「平成27年度乳幼児栄養調査」から，「食事で困っていること」を図３－11に示す。10年前（図３－12）と比較して「食べるのに時間がかかる」が増え，３～４歳32.4％，４～５歳37.3％，５歳以上34.6％と３人に１人が困っている。２～３歳では「遊び食べをする」が41.8％と突出していた。「特にない」は最も高いのが５歳以上で22.5％，５人中４人の保護者は困っていることがあると答えていた。

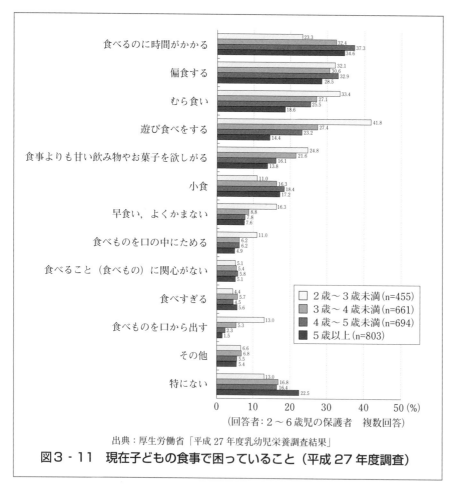

（回答者：２～６歳児の保護者　複数回答）

出典：厚生労働省「平成27年度乳幼児栄養調査結果」

図３・11　現在子どもの食事で困っていること（平成27年度調査）

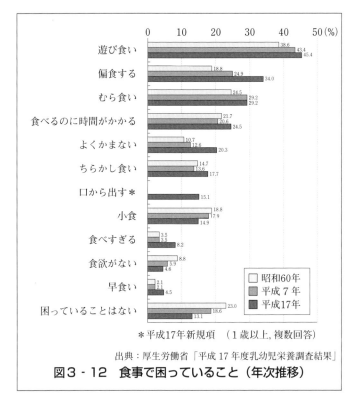

＊平成17年新規項（1歳以上，複数回答）

出典：厚生労働省「平成17年度乳幼児栄養調査結果」

図3‐12　食事で困っていること（年次推移）

（1）食の問題と気になる食事行動

　保育者の基本姿勢としては，直ぐ対応せず，子どもの様子を観察し，背景（原因）を探り，援助の方法を考えて対応したい。

①食べるのに時間がかかる（3〜5歳以上の幼児に多い）

　30分以上かかっても食事が終わらない状態をいう。その原因としては，食事中気が散り集中できない，大人の過干渉や強制により食事時間が苦痛になっているなどが考えられる。

（i）**背景（原因）としては以下のことが考えられる。**

・空腹状態にない

・食事に集中できない環境（例：テレビをつけた状況など）

・周囲の大人の関わり方（例：過干渉や無理強い，強制など）

・体調不良（例：疾病など）

（ii）**対応**

・食事の前に食べさせない

・食環境を見直し，整える

・周囲の大人の関わり方を省みる（例：ことばかけが多い，無理強いなど）

・食事時間は15〜30分とし，それ以上ダラダラ続けない。「終わりね」

と声をかけ片付ける

②遊び食い（2〜3歳未満の幼児に多い）

　幼児が遊びながら食べる，他に気が向き食事に集中できないなど，大人から見れば遊びとしかみえない食事中の行動が，幼児にとっては食べものの処理方法を探り，手や指の運動機能発達に繋がっているなど，自立に向けた体験的な学習であることが多い。知的好奇心の発達に伴い1〜2歳児に多くみられるが，3歳以降になると減少していく。

（ⅰ）**背景（原因）としては以下のことが考えられる。**

　　・空腹状態ではない

　　・食卓の周囲に，興味や関心を引くものがある

　　・食べること以外に，興味や関心が広がる

（ⅱ）**対応**

　　・十分に活動（遊びや運動など）をさせて，空腹を体験させる

　　・食事に集中できる環境を整える（落ち着いた雰囲気など）

　　・食事の途中で席を立ったら様子を観察し，追いかけてまで食べさせない

　　・食事は30分で終了し，片付ける。次の食事までは水分補給だけに留める

③偏食（幼児全体的に多い）*

　偏食に関する明確な定義はない。単なる好き嫌いだけでなく，食事の内容が長期間にわたり偏ると身体の発育に影響する可能性が高い。偏食が発生しやすい時期は，離乳期と3〜4歳頃である。嫌いな食品を食べないだけでなく，好きなものばかり食べることも問題であり，その状態が学童期から成人期まで続くと，生活習慣病の原因となるリスクを伴う。

（ⅰ）**背景（原因）として考えられる事象。**

　　・離乳遅延，離乳期やその後の偏った食品の与え方

　　・食品自体の臭い，色，味，触感（形態）など，調理の不適切さ

　　・当該食品に対する不快な経験や記憶など，心理的なもの

　　・虫歯や消化器系，アレルギーなど，身体的な疾病によるもの

　　・家族や保育者の偏食が影響

　　・自我の発達する時期であり，自己主張の現れと言葉の発達に伴うもの

（ⅱ）**対応**

　　・発達段階に合わせて幅広い食品を用い，離乳期から食感や味に慣れさせる

　　・調理方法（味付けや切り方）を工夫し，離乳期に引き続き薄味に調整する

　　・嫌いな食品への無理強いは避け，食べることの意義（生きる，育つ）を伝える

　　・栽培や収穫，食事づくり等に参加させ「命の育ちと食」に関心を持たせる

*発達障害に伴う偏食については第6章3節（p.227）を参照。

・食事と食事の間隔，食前の空腹状態など，生活リズムのあり方を振り返る

（2）幼児期の食物アレルギー

　食物アレルギー治療の基本は，反応が起こった時にその原因を特定し，抗原を排除することである。素人判断で食物アレルギーと決めつけ，特定の食品を食べないようにすることは，成長期の子どもにとって危険である。食事療法を行う場合には，必ず医師の診断を定期的に受け，成長期の子どもにできるだけ影響が出ないように，成長を調べながら栄養的な配慮を怠らない。

　図3－13は，過去に食事制限，食物除去した保護者への「何を頼りに食事制限，食物除去を行ったか」との質問への回答で，52.9％が「医師からの指導」と回答していた。その一方で，「インターネットや育児雑誌・書籍などからの情報」と回答した保護者は33.3％と次に多かった。

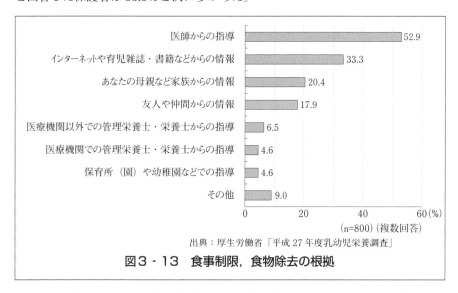

出典：厚生労働省「平成27年度乳幼児栄養調査」

図3-13　食事制限，食物除去の根拠

　つぎに，「平成27年乳幼児栄養調査」の第3部「食物アレルギーに関する状況についての調査概要（0～6歳児の保護者対象）」からの所見を示す。

①食物アレルギーの状況

　これまでに，食事が原因と思われるアレルギー症状を起こしたことがある者の割合は，14.8％だった。そのうち医療機関を受診したものの割合は，87.8％，医療機関を受診した際に「食物アレルギー」と医師に判断された者は，76.1％だった。一方，食事が原因と思われるアレルギー症状をおこしたことがある者のうち，11.2％は医療機関を受診していなかった。（略）

厚生労働省「平成27年乳幼児栄養調査」p.26

②食物アレルギーの対応

> 食物アレルギーの原因と思われる食物を食べないように除去したり，制限したりしたことがあるもの（「現在もしている」と「過去にしていたことはあるが，現在はしていない」と回答したものの合計）の割合は，23.6％だった。そのうち，食事制限や食物除去を医師の指示で行った者の割合は46.4％であり，約4割は医師の指示ではなかった。
>
> （中略）　食事制限や食物除去中止（解除）を，医師の指示で行った者の割合は，39.0％であり，約6割は医師の指示ではなかった。
>
> 厚生労働省「平成27年乳幼児栄養調査」p.27

⑤ 幼児期の食育

　幼い頃の食との出会いや人との関わりは，子どもの食に対する感覚や感性を育て，生涯の食行動や食習慣に大きな影響を与えることは，すでに多くの事例研究でも立証されている。

　幼児への食育は，「食」を介して「生活する力」を体験的に子どもが理解し，共感的理解やスキルを身につけていく学びである。その内容は単に知識の習得ばかりでなく，活動や実践にあたっては，理解することで関心を持ち，ひとつのことを理解すると次のことが知りたくなり，やると面白い，楽しい，と子ども自らが興味や関心を抱き，自分でするようになっていくプロセスが重要である。正に「食」は子どもが自立を獲得していくプロセスといえる。

（1）食育の考え方・進め方

　子どもの生活や遊びは，養護と教育が一体的に展開されている。養護が保障され，その上で人として生活する力を体験的に身につけていく学びが食育である。

　「保育所保育指針」や「幼稚園教育要領」「幼保連携型認定こども園教育・保育要領」では，子どもが身につけることが望まれる事項について，子どもの発達の側面から5領域が設定されている。食育は，園で子どもがさまざまな体験を重ねる中で，領域間で相互に関連しながら次第に達成されていくものであり，活動はひとつの領域だけに限られたものではない。

　子どもの「食を営む力を培う」といった観点で食育を捉えるなら，発達段階に合わせた学びの内容や進め方の検討が求められる。

（2）食育の実際

　2017（平成29）年改定「保育所保育指針」第2章「保育の内容」から「食」に関する事項を抜粋し，以下にまとめる。

① 1歳以上3歳未満児の保育にかかわるねらいおよび内容

> ・望ましい食習慣の形成が重要である
> ・ゆったりした雰囲気の中で食べる喜びや楽しさを味わう
> ・進んで食べようとする気持ちが育つようにする
> ・食物アレルギーのある子どもへの対応については，嘱託医等の指示や協力の下に適切に対応する
>
> 　　　　　　　　　　　　　　　　保育所保育指針（厚生労働省，2017）

幼児期前期

　歩行が完成するにしたがって探索活動も活発になり，一時もじっとしていない。興味や関心も旺盛で食べ方も移行する時期である。介助から手づかみ，食具を持って食べるなどの行動を繰り返し，2歳頃にはスプーンを片手ですくって自分で食べるようになる。自食食べは手や指の運動機能を活発にし，自分で食べる自信を得て，自分なりの食べ方を身につけていく。

　朝，昼，夕の3回の食事，10時と15時の間食を決まった時刻に必要量を食べるなど，食事時刻を定点にして生活リズムを確立していく時である。

（ i ）おおむね1歳3か月から2歳未満

　a．発育・発達の特徴

　　直立二足歩行の獲得，道具の使用，言葉の獲得と，生活に劇的な変化がみられる時期である。食事場面においても，手づかみ食べからスプーンやフォークを使って食べようとする。上手くいかずこぼしながら食べるが，体験を重ね，次第に手首や指先の発達に伴って調整の仕方が身につき，食具を使って自分で食べるようになる。

　b．食行動の発達と援助のポイント

　　・生活（食事）リズムの確立期⇒生活支援，健康教育のあり方

　　・食べる意欲を育てる⇒養育態度と意欲の関係性

　c．評価のポイント

　　・栄養状態や発育状態の把握の仕方

　　・職員間の連携の図り方

　　・家庭との連携のあり方

（ ii ）おおむね2歳

　a．発育・発達の特徴

　　歩行が完成し，イメージやつもり，見比べて考えるなど，思考力の基礎が培われる時である。探索活動が活発になり片時もじっとしていない。話し言葉を獲得し，知的好奇心の高まりと共に「どうして？」と盛んに

質問し，身体を使って体験的に理解しようとする。

　　食事場面においても，手づかみから食具へと移行するが，興味のあるものには手が伸び「遊び食べ」や「散らかし食べ」が多くなる。手こずることも多いが，自食へ向けての意欲と捉え対応したい。この時期はあくまでも個別の対応が原則である。

　ｂ．食行動の発達と援助のポイント

　　　・自食行動獲得期⇒事故が起きやすい，安全教育のあり方[*]

　　　・味覚学習の本格的なスタート期⇒好き嫌いの発現

　ｃ．評価のポイント

　　　・手づかみ食べから食具（スプーン）食べへの移行の状態

　　　・箸への移行時期を見極める

②３歳以上児の保育にかかわるねらいおよび内容

> ・望ましい食習慣の形成が重要である
> ・子どもの食生活の実情に配慮する
> ・和（なご）やかな雰囲気の中で，保育士等や他の子どもと食べる喜びや楽しさを味わう
> ・さまざまな食べ物への興味や関心をもつ
> ・食の大切さに気付き，進んで食べようとする気持ちが育つようにする
> 保育所保育指針（厚生労働省，2017）

幼児期中期

　自分で食べられるようになり，食べ物の選り好みや食行動も多彩になってくる。食具を上手く使い，片手で食べられる子どもも増え，時期を見て箸へと移行していくが，焦らず，楽しく，根気よく進めたい。また，身近な事物への興味や関心が高まる時期でもあり，手伝いや食事づくりに参加させ，思考力や行動力，社会性の発達を促すなど，「食事を楽しむ」感覚の育成にも心がけたい。

　（ⅰ）おおむね３歳

　ａ．発育・発達の特徴

　　　体重は出生時の４倍，身長は２倍になり，利き手や足も明確になる。基本的な運動能力は育ち，走れるようになり転ぶことも少ない。話し言葉の基礎を獲得し，基本的生活習慣が身につくと自己主張が多くなる。「依存から自立」へと移行する時期で，知的好奇心も旺盛である。

　　　食事場面においても，ひとりで食べられるようになり自立は進むが失敗も多く，好き嫌いも表れ，つい援助し過ぎてしまいがちである。しかし，ルールを守り行動することで自己を実現し，他者への理解を深めていく時期でもある。見守る姿勢も大切にしたい。

＊自食するようになった子どもが，一口量以上の食べ物を口に入れ，のどを詰まらせてしまうことがある。丸のままのミニトマト，白玉団子での誤飲・窒息事故も発生しており，子どもの咀嚼機能に応じた硬さ，形状にし，食事援助の際には，一口の適量を教えていく必要がある。また，食物アレルギーのある子どもが，隣席の子どもの食事を食べてしまう，あるいはアレルゲンを含む食材が食卓にこぼれ，そこに触れてしまうなどの事故も報告されている。食事の際はテーブル間の距離を取ることなどの配慮が必要である。

----

　　b．食習慣の確立と援助のポイント

　　　・味覚レッスン期⇒食嗜好の幅を広げ，味覚の発達を促す

　　　・食環境の見直しや改善，工夫が必要

　　　・食行動の確立期⇒自食（一人）食べの見極め

　　c．献立のポイント

　　　・栄養面⇒食品の種類，分量，１食当たりの配分，栄養素のバランス

　　　・嗜好面⇒色，形，味，匂い，口当たり，舌触り

　　d．食べ方の評価のポイント

　　　・咀嚼および食事時の姿勢

　　　・食器，食具や箸の使い方

　　　・食べ方など

（ii）おおむね4歳

　　a．発育・発達の特徴

　　　全身のバランスをとり，自分で身体や手指をコントロールするなど，身体の動きが巧みになり運動量が増えてくる。食べ方も早くなり，着脱や排泄も自分でするようになる。自意識が芽生える時期で自己顕示欲が強く表れ，仲間とのいざこざや喧嘩が絶えないが，反面他者を思いやる感情も育つなど，自己抑制と自己主張を繰り返し，自我が確立してくる。

　　　食事場面においても，偏食やムラ食い，食べたくないなど心の動揺が表れる。心身の成熟と社会性への適応期で，集団の中で自律の態度が培われていく時期でもある。

　　b．食習慣の確立と援助のポイント

　　　・五感の発達と嗜好⇒体験的な食学習の内容，クッキングへの意欲

　　　・生活力を育てる⇒飼育や栽培活動，収穫活動，当番活動の状況など

　　c．食べ方の評価のポイント

　　　・咀嚼の状況および食事の姿勢

　　　・食具や食器の使い方

　　　・生活行動[*]

　　　・食べ方

　　　・会話の内容

幼児期後期

　　他者とリズムに合わせ共食を楽しむようになる。共食共感は社会性発達の目安ともいわれ，楽しく食べられる「心の育ち」が重要である。微細な手や指の動きは一段と進み，危なげなく箸や食器を使い，自分に合った食事量を自分で調整す

----

[*]子どもは自由な環境の下での生活体験を通して，生活を営むための生活の仕方を獲得していく。子どもの生活行動としては，当番，約束，並べる，配る，世話するなどが挙げられる。この時期から，個人的な行動から，集団的な行動へと広がっていく。

る。思考力や認知力，判断力も高まり，身体・心情・知能・社会性のいずれもが発達するこの時期に，社会の一員として生きる自律性に着目し，年長児としての「自覚」や「自尊感情」を育てるという視点での，知的欲求を満たす活動内容や環境構成への工夫が望まれる。

（ⅰ）おおむね5歳

a．発育・発達の特徴

日常的な生活習慣はほぼ確立し，危なげなく自分で出来るようになる。運動機能は増大し，縄跳びやボール投げ，ブランコを漕ぐなど遊びの種類も増え，危険で冒険的な遊びへと発展し，怪我や事故が多くなる。また，数人でまとまり，役割やルールを守って遊ぶことへの理解を深め，集団性を発揮するようになる。さらに，文字に興味を持つなど，知識の吸収も急速に進む。

食事場面では偏食，ムラ食い，気が散るなど，気分が食事行動に表れ困惑することも多いが，長い見通しを持って取り組めるようになるため，活動を通して，子どもの良好な食習慣の形成に心がけたい。

b．共食の獲得と支援のポイント

家族以外の人々，保育者や友だちとともに会話をしながら，食事をするという共食の楽しさを知るようになる。その経験を通して，家庭や外界と自分との関係に気づき，さらに自分が口にする食べ物が外界でどのようにして育てられ，運ばれてくるのかなどにも気づくため，食べ物に対する感謝の気持ちが育つように導いていく。

・教育的活動内容の検討

　栄養教育⇒生きていくうえでどのような食べ物が必要か，理解するための基礎を学ぶ

　環境教育⇒食べ物は自然の産物であり，自然を大切にすることの意義を学ぶ

　命の育ちと食⇒自然のさまざまな生き物の命をいただくことで，自分たちが生かされていることを知る

・間食の意義と必要性を理解し，関心を高める

　適切な質や量の選び方，食べ方⇒仲間とともに食べること（共食）を経験し，楽しさを知り，何をどの程度食べたらいいか，判断力を培う

　家庭支援や指導のあり方⇒保護者と子どもがともに食べることで，楽しさやおいしさを共有し，保護者が子どもにとっての間食の必要性を理解して，質や

量の重要性に気づくように導く

c．共食による評価のポイント

　　・衛生面　⇒食前後の手洗い食後のうがい，歯磨きなど

　　・マナー面⇒食卓の準備や片付け，食前後の挨拶，食べ方，食事中の楽
　　　　　　　　しさ，心地良さ，満足感などの表現

　　・文化面⇒食事内容，食文化（行事と食事），伝統食品や料理，地産地
　　　　　　　消の食材など

d．そのほかの評価のポイント

　　・食べ物と健康への気づき⇒・食べ物（質，量）を選ぶ

　　　　　　　　　　　　　　　・食べ方（噛む，味わう，楽しむ）

　　　　　　　　　　　　　　　・病気と食べ物の関係性

　　・食べ物と環境への気づき⇒・食べ物の安全性，プラスチックごみと海
　　　　　　　　　　　　　　　　洋汚染*

　　　　　　　　　　　　　　　・地球温暖化による農業生産物への影響**

　　　　　　　　　　　　　　　・エコロジー，リサイクル，ゴミ分別，
　　　　　　　　　　　　　　　　ペットボトル・アルミ缶回収，マイバッ
　　　　　　　　　　　　　　　　ク・水筒持参

（ii）おおむね6歳

a．発育・発達の特徴

　　全身運動も活発になり，集団的な運動遊びや競争的な遊びを好み，組織
だった共同遊びが多くなる。微細な手指の動きは一段と進み，箸が上手
く使えるようになり，文字を書き，線や点をつなぎ斜線も描けるように
なる。知的な発達も著しく，物事の善悪を考えて行動し，適正な判断力
や予測する思考力，子どもなりの認識力が育ち社会性が培われる時であ
る。

　　食事については，「身体をつくる食べもの」「何をどのくらい食べる」な
ど日常に活かす目標を掲げ，遊びや食事を中心に，生活を介し，子ども
自らが健康な体をつくるために，必要な社会的環境（共食）を生みだす
力を育てる時である。

b．共食の確立

　　・社会性を育てる：当番活動，マナー教育，「食と文化」，「食と人間
　　　　　　　　　　　関係」などの理解を深める

c．食育のポイント（何を，どれくらい食べたらいいかを判断する基礎）

　　・1日の食事量と組み合わせ⇒選食力を育てる

　　・食品構成⇒3色食品群を用いる

*2016年世界フォーラム会議の報告書によると，今のまま海洋プラスチックごみが増え続けると2050年に世界の海のプラスチックごみ量と魚量が同じになるとされる。その結果，海の魚介類が食べられなくなる事態が懸念されている。p.103のSDGsのゴール14参照。

＊＊地球温暖化により豪雨災害が増え，河川の氾濫で田畑が浸水し，作物が育たなくなる。

・食品の組み合わせ⇒食事バランスガイドを用いる

ｄ．評価のポイント

　　・食育（食教育）⇒毎日の給食献立が適正か。何をどのくらい食べたら
　　　　　　　　　　　よいのか，自分で判断できる基礎力が育っているか

　　・味覚教育⇒薄味に慣れているか。うま味をだし汁などで体験しているか

　　・健康教育⇒１日の生活リズムに３回の食事と間食が適正に組み込まれ
　　　　　　　　ているか。栄養素をバランスよく摂って，食べているか

ｅ．食文化の伝承

　　・行事や地域（郷土）におけるハレの日の食事と楽しさ。ケの日（日常）の食事と日常性

（3）保護者支援

　生活リズムや食事の状況を共有し，保護者の「食」への関心を高め連携や情報を共有し合う。園から発信する情報としては，以下のものがあげられる。互いに有効活用したい。

（ⅰ）家庭と保育施設を結ぶ　　⇔　　連絡帳の有効利用

（ⅱ）園からの発信　　　　　　⇔　　献立表，食育だより，

（ⅲ）親子で取り組む行事の開催　⇔　　親子クッキングなど

（ⅳ）保育参観，懇談会，試食会など　⇔　　保護者が「集う場」の活用

表３-15　保育所における食育計画・食事提供の際のポイント

食育年間計画の作成
・食事の提供を含む食育の計画を，保育の計画に位置付け，作成する。
・食事の提供を含む食育の計画のうち，食育の目標や方針等は，保育所における基本となる全体的な計画に含めて編成する。また，各年齢やクラス別に食育を実践する際のねらいや内容は，具体的な計画である指導計画に含めて作成することが基本となる。
・保育の計画として食育の計画を編成・作成する作業は，食事の提供を担う調理員や栄養士のみで行うのではなく，保育士等，保育所の全員が参画し進めていくことが大切である。

食事の提供に関する計画
・食事の提供に関する計画は献立作成も含まれるため，保育の計画とは別に策定することも想定される。献立作成にあたっては保育士や調理員等の意見も踏まえつつ，栄養管理の専門職である栄養士を中心に立案することが求められる。
・子どもの発育，発達状態，健康状態，栄養状態，生活状況などを把握し，それぞれの状況に応じた必要なエネルギーや栄養素が確保できるよう留意することが必要となる。
・「日本人の食事摂取基準」を活用することも大切である。

食事の提供の際の配慮
・食事は子どもが食べることを楽しむものであることが重要である点にも配慮し，献立作成を進める必要がある。
・子どもの食事状況も変化する。保育の場において変化を丁寧に把握し，それに応じて摂取方法や摂取量などを考慮することも大切である。

出典：厚生労働省「保育所における食事の提供ガイドライン」(2012)

（4）「保育所における食事の提供ガイドライン」の活用

　「保育所における食事の提供ガイドライン」は，2012（平成24）年厚生労働省雇用均等・児童家庭局保育課長から通達された。保育所の食事に関わる幅広い人々が，将来に向け，保育所における食事をより豊かなものにしていくように検討する際，参考にするために作成された。

　第3章「保育所における食事の提供の具体的なあり方」の2「食事の提供の留意事項」のうち，（4）「保育との連携について」の⑤「食育の計画の作成と位置づけ」に，保育所で進める食育の意義と必要性が述べられている。参考にして食育の推進に活かしたい（表3−15）。

⑥ 保育所，認定こども園，幼稚園などにおける食育展開のキーワード

　乳幼児の生活は，養護と教育とが一体となって展開されている。そこでは健康で安全な環境での養護が保障され，その上で，将来人として生活していくための力の基礎を体験的に身につけていく学びが，遊びを通して実践されている。保育所等における食育もまた，こうした保育内容の一環として進めていくことが求められる。

　その際，重要となる4つのキーワードを以下に示した。保育者を志す学生が保育現場に出た時，この4つのキーワードを連動させながら，食育を実践していくことに期待したい。

- **食育の継続性**……　食育を保育内容の一環として位置づけて進める。
- **食育の連続性**……　乳幼児の発達に沿って進める。
- **食育の共通性**……　職員間の共通理解をもって進める。
- **食育の協働性**……　家庭との共通の学びとして進める。

演習問題

1. 幼児期の栄養素摂取の特徴のひとつに，「身体は小さいが多くの栄養素量の必要性」があげられる。体重1kg当たりのエネルギーと栄養素の必要量を，成人と比べて表にまとめてみましょう（Key Word：「日本人の食事摂取基準」）。

		エネルギー（kcal）		たんぱく質（g）		カルシウム（mg）		鉄（mg）		ビタミンD（μg）	
		男性	女性	男性	女性	男性	女性	男性	女性	男性	女性
幼児	1〜2歳										
	3〜5歳										
成人	18〜29歳										
	30〜49歳	39	38	0.9	0.9	10	12	0.1	0.2	0.1	0.1

（　）内は具体例

2．実習園での食事場面で観察し得たエピソードを，以下の表の例に基づいて
　記録しておきましょう（Key Word：子ども理解）。

年齢別	例	エピソード記録
1〜2歳	アレルギーへの対応	（職員間での連携方法は？）
2歳	手づかみ食べの実態と対応	（実態をあるがまま記録する）
年少組（3歳児）	保育者の言葉かけ	（意欲ややる気の出る言葉かけは？）
年中組（4歳児）	箸への移行状況	（実態をあるがまま記録する）
年長組（5歳児）	食育活動の内容	（実態を記録し，保育士が行う食・栄養教育について考察する）

（　）内は具体例

3．栄養と栄養素の違いを考えよう（Key Word：生命の維持，成分，営み）。

4．食に関する事例やさまざまな社会問題を取り入れ，保護者に伝える「食育お
　たより」を作成しましょう（Key Word：食にまつわる情報発信，子育て家
　庭の食生活交流）。

5．「保育の中で進める食育」について，あなたの考える今後の課題をひとつ示
　してみましょう（Key Word：食育の継続性，共通理解）。

3. 学童期の心身の発達と食生活

【学習のねらい】
・学童期の身体発育に必要な栄養素を理解する。
・学童期の心の発達を支える食生活と現状の問題点・対策を学ぶ。

　学童期とは，小学校に入学してから卒業するまでの6年間（6〜11歳）であ
る。前半（低学年）と後半（高学年）では，心身の発育発達の様子が大きく異な
り，また男女差や個人差も大きいので，一人ひとりの発育状態に合わせた保健栄
養的な対応が必要である。学童期は，一般的には成長期のうちでもっとも安定し
た時期で，乳歯が永久歯に生えかわり，骨や筋肉が発育して活動量や消費エネル
ギーが増加し，胸腺・リンパ組織の成長が盛んで疾病に罹りにくい。

　学童期の食生活は，生命の維持や成長の基礎になるばかりでなく，生涯の食生
活の基盤作りの時期であるため，心身の発育発達に配慮した内容であると同時
に，陥りやすい問題からの回避も考慮することが重要である。

■ 学童期の身体発育と栄養

（1）身長と体重

　学校保健統計（令和元年度）によると，小学校入学時の平均的な身長と体重

は，男児が 116.5cm，21.4kg，女児が 115.6cm，20.9kg である（表 3 − 16）。1
年生と 6 年生の身長と体重を比較すると，男女ともに，身長は 30cm 前後，体重
は 17 〜 18kg 程度増加している。一般に，身長は出生後 6 〜 7 歳までは男児が
高く，8 〜 9 歳で男女がほぼ同じ高さになり，10 〜 11 歳では女児が高くなるが，
その後は男児が高くなる傾向にある。体重は，10 〜 11
歳で女児が男児より重くなるが，その前後は男児の方が
重い傾向にある。

　また身長の年間発育量が最大の時期は，女児で 10 〜
11 歳，男児で 11 〜 13 歳である（図 3 —14）。子どもの発
育は連続的であるが，一定の速度で進むのではなく，特
に第二次性徴の発現，つまり思春期が到来すると，発育
は加速する。この時期を第二発育急進期という。学童期
の身長と体重は次ページの図 3 − 15，図 3 − 16 に示す
通り，成長過程のパターンに大きな変化はないが，1969
（昭和 44）年度と 2019（令和 2）年度を比較すると，ど
の学年においても身長も体重も増加し，学童期の栄養状
態は，この 50 年間で改善傾向にあると推察できる。

表3‑16　学童期の年齢別の身長・体重の平均値			
			(2019（令和元）年度)
性別	年齢	身長（cm）	体重（kg）
男子	6 歳	116.5	21.4
	7 歳	122.6	24.2
	8 歳	128.1	27.3
	9 歳	133.5	30.7
	10 歳	139.0	34.4
	11 歳	145.2	38.7
女子	6 歳	115.6	20.9
	7 歳	121.4	23.5
	8 歳	127.3	26.5
	9 歳	133.4	30.0
	10 歳	140.2	34.2
	11 歳	146.6	39.0

＊年齢は各年 4 月 1 日現在の満年齢
出典：文部科学省「令和元年度学校保健統計」
（2020 年 3 月）

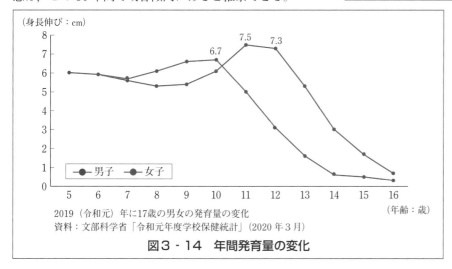

2019（令和元）年に 17 歳の男女の発育量の変化
資料：文部科学省「令和元年度学校保健統計」（2020 年 3 月）

図3‑14　年間発育量の変化

（2）エネルギー

　学童期に必要な栄養素摂取の目的は，生命の維持と成長の確保である。必要十
分なエネルギー量が補給されているかどうかは，成長曲線（p.99，図 3 − 17）
で判断する。成長曲線は，低身長や思春期早発症の診断，虐待の発見にも使わ
れ，また骨年齢と合わせて最終身長の予測にも用いられる。

　学童期に摂取が勧められるエネルギー量（推定エネルギー必要量）は，以下の

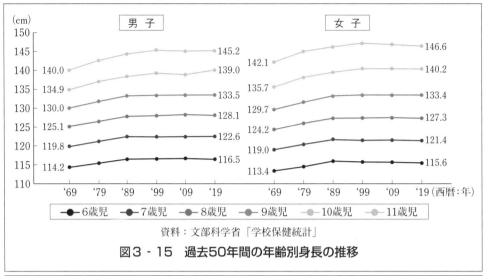

資料：文部科学省「学校保健統計」

図3‑15　過去50年間の年齢別身長の推移

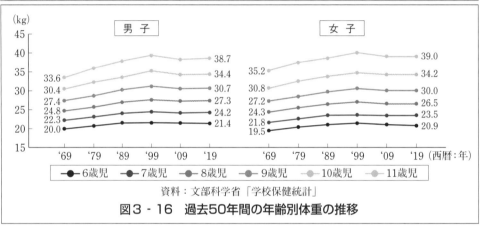

資料：文部科学省「学校保健統計」

図3‑16　過去50年間の年齢別体重の推移

式で概算される。学童期の推定エネルギー必要量の年齢区分ごとの概算値を表3
－17に示す。

推定エネルギー必要量（kcal/ 日）＝基礎代謝量（kcal/ 日）×身体活動レベ
ル＋エネルギー蓄積量（kcal/ 日）

身体活動レベル（PAL：Physical Activity Level）は，１日の消費エネルギー
量が推定の基礎代謝量の何倍に相当するかを示す値で，「日本人の食事摂取基準
（2020年版）」には，５歳までは「Ⅱ（ふつう）」の１区分であるが，６歳以上で
は「Ⅰ（低い）」「Ⅱ（ふつう）」「Ⅲ（高い）」の３区分で示され，値は男女共通で
ある（表3－18）。

子どもは身体が小さく，必要エネルギー量も成人より少ないと考えるのは誤り
である。成長期の摂取エネルギー量の過不足は，過剰であれば肥満や小児メタボ
リックシンドロームを惹起し，不足であれば低身長や痩せなどの栄養障害の原因

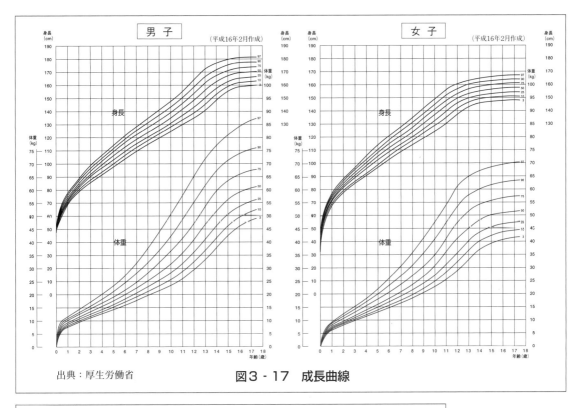

出典：厚生労働省

図3-17　成長曲線

表3-17　学童期の推定エネルギー必要量

(kcal/日)

性　別	男　性			女　性		
身体活動レベル[1]	I	II	III	I	II	III
6～7（歳）	1,350	1,550	1,750	1,250	1,450	1,650
8～9（歳）	1,600	1,850	2,100	1,500	1,700	1,900
10～11（歳）	1,950	2,250	2,500	1,850	2,100	2,350

[1]身体活動レベルは，低い，ふつう，高い，の三つのレベルとして，それぞれ，I，II，IIIで示した。

出典：厚生労働省「日本人の食事摂取基準（2020年版）」2019年12月一部改変

表3-18　学童期の年齢階級別身体活動レベル

身体活動レベル	I（低い）	II（普通）	III（高い）
6～7（歳）	1.35	1.55	1.75
8～9（歳）	1.40	1.60	1.80
10～11（歳）	1.45	1.65	1.85

出典：厚生労働省「日本人の食事摂取基準（2020年版）」2019年12月一部改変

ともなる。次ページの表3-19に，小児メタボリックシンドロームの診断基準を示した。学童期の痩身傾向児と肥満傾向児の割合は，学年が上がるにつれて多くなっている。成長期の栄養障害は，発症後に必要な栄養素を投与しても万全の

回復には至らず，後遺症が出る場合があるので注意が必要である。

表3‐19　小児のメタボリックシンドローム（6歳～15歳）の診断基準

1．腹囲：小学生75cm/ 中学生80cm 以上　または　腹囲÷身長＝0.5 以上
2．脂質：中性脂肪120mg/dL 以上　かつ／または　HDL コレステロール40mg/dL 未満
3．血圧：収縮期125mmHg 以上　かつ／または　拡張期70mmHg 以上
4．空腹時血糖：100mg/dL 以上

出典：厚生労働省研究班

（3）たんぱく質と脂質

　学童期における，たんぱく質と脂質の食事摂取基準（2020 年版）を表3－20，表3－21 に示した。エネルギーになる栄養素は，たんぱく質，脂質，炭水化物である。1 日に摂取するエネルギー量の13 ～ 20% をたんぱく質，20 ～ 30% を脂質で，残りを炭水化物で摂ることがヒトの身体には代謝的に合理的であると考えられている。この比率は男女共通である。たんぱく質の摂取量の50% は，必須アミノ酸バランスの良い動物性たんぱく質で摂ること，たんぱく質代謝に必要なビタミン B_6 も併せて摂ることが勧められている。なお，たんぱく質の食事摂取基準の推奨量(g/ 日)は，学童期以降は男性の方が多くなるが，学童期では男児女児ほぼ同量と考えられている。

表3‐20　学童期のたんぱく質の食事摂取基準

(g/ 日，目標量：%エネルギー)

性　別	男　性				女　性			
年齢等	推定平均必要量	推奨量	目安量	目標量	推定平均必要量	推奨量	目安量	目標量
6 ～ 7 （歳）	25	30	―	13 ～ 20	25	30	―	13 ～ 20
8 ～ 9 （歳）	30	40	―	13 ～ 20	30	40	―	13 ～ 20
10 ～ 11（歳）	40	45	―	13 ～ 20	40	50	―	13 ～ 20

出典：厚生労働省「日本人の食事摂取基準（2020年版）」2019年12月一部改変

表3‐21　学童期の脂質の食事摂取基準

(％エネルギー)

性　別	男　性		女　性	
年齢	目安量	目標量[1]	目安量	目標量[1]
6 ～ 7 （歳）	―	20 ～ 30	―	20 ～ 30
8 ～ 9 （歳）	―	20 ～ 30	―	20 ～ 30
10 ～ 11 （歳）	―	20 ～ 30	―	20 ～ 30

[1] 目安量に関しては，おおむねの値を示したものである。
出典：厚生労働省「日本人の食事摂取基準（2020年版）」2019年12月

　脂質については，生活習慣病の発症が若年齢化しているため予防的観点から，脂質の中でも飽和脂肪酸については，学童期では総摂取エネルギー量の10%以下になるよう配慮することが，推奨されている。飽和脂肪酸は室温で固体であることが多く，乳脂肪や鶏，豚，牛の脂身には飽和脂肪酸が多く含まれている。飽和脂肪酸は動脈硬化を促進すると考えられている。

（4）骨や歯

　6～7歳頃から，乳歯から永久歯への生えかわりが前歯から始まる。同時に第1大臼歯が生え始めて，12～13歳頃までに第3大臼歯（智歯；親知らず）以外の永久歯28本が生え揃う（図3－18）。

　骨は，X線で骨端線が見られる間は骨の長さが伸び，同時にカルシウムやリンなどが骨のコラーゲン繊維の上に付着して太さが増し，骨密度が高く丈夫な骨になっていく。身長が伸びる時期は骨も発育途上で弾力性が高く，骨の周辺の筋肉や靭帯も柔軟性に富んでいる。この時期に，関節周辺に過剰なストレスをかけるとオスグッド病*や野球肩などの成長軟骨部の障害が出ることがある。学童期にはカルシウム，カルシウムの腸管からの吸収を促進するビタミンDを十分量摂取することと共に，過剰な運動は避ける配慮も骨の健やかな成長に必要と考えられている。学童期のカルシウムの食事摂取基準を次ページの表3－22に示す。

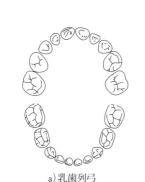 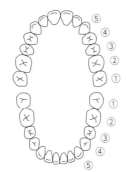

a）乳歯列弓
注）上顎および下顎はそれぞれ10本ずつ，計20本よりなる。

b）成人の歯列を咬合面から見たところ
① 第三大臼歯，　② 第二大臼歯，
③ 第一大臼歯，　④ 第二小臼歯，
⑤ 第一小臼歯

出典：a）藤田恒太郎 原著，桐野忠大・山下靖雄 改訂『歯の解剖学 第22版』金原出版，pp.160-161, 1995
　　　b）筆者作製

図3‐18　a）乳歯（20本）とb）永久歯（32本）

＊成長期（10～15歳）の子どもが，跳躍やボールをけるスポーツを過度に行うことで発症する膝の障害。脛骨結節（膝のお皿の下の骨）が徐々に突出して痛む。脛骨結節の成長線に過剰な負荷がかかり，成長軟骨部分が剥離することで発症する。スポーツを控え，大腿四頭筋のストレッチによるリハビリにより多くは治癒する。

表3-22　学童期のカルシウムの食事摂取基準

(mg/日)

性　別	男　性				女　性			
年齢等	推定平均 必要量	推奨量	目安量	耐容 上限量	推定平均 必要量	推奨量	目安量	耐容 上限量
6～7（歳）	500	600	—	—	450	550	—	—
8～9（歳）	550	650	—	—	600	750	—	—
10～11（歳）	600	700	—	—	600	750	—	—

出典：厚生労働省「日本人の食事摂取基準（2020年版）」2019年12月一部改変

---

column

子どもが嫌いな野菜は何？

　子どもの"野菜嫌い"への対策を目的に，種苗会社や調味料会社では，子どもの嫌いな野菜，子どもが食べてくれない野菜について，定期的に調査している。その結果，順位に変動はあるもののゴーヤ，ピーマン，春菊，セロリ，ナス，しいたけ，ねぎ，ししとうが，子どもが嫌いな野菜の上位に並ぶことが多い。

　子どもたちが野菜を苦手だと感じる理由のひとつは，「味の分かり難さ」だとされている。甘味や旨味は分かりやすい味だが，酸味・苦味・渋味は本能的に避けがちな味である。また，見た目・食感・独特な匂いも，子どもたちから敬遠される理由だといわれる。噛めば噛むほどに美味しさが出るような味は，子どもには分かりにくい味なのかもしれない。

　しかし味覚は，食の経験を積むことで変化し，成長するにしたがって，酸っぱいものでも苦いものでも食べられるようになっていく。給食で出される野菜の味や食感が，家庭ではあまり経験したことのないものであることに戸惑う子どもたちもいるが，そのようなときは保育者が声かけし，味覚を育てていくことが重要である。

---

② 学童期の心の発達と食育

（1）学童期の心の発達

　子どもの成長過程では，個人差はあるが，発達段階ごとの特徴は多くの子どもに共通して見られる。

　学童期の前半では，自律心が芽生え，学校などの集団生活の中で役割を決めて遊ぶこと，我慢や分け合いや交代などができるようになる。この時期の善悪の判断基準は，教師や保護者の影響を受けやすいが，「まねっこ」であっても自分の判断が承認される経験を積むと，情緒が安定する傾向が見られる。その結果，不安障害や愛着障害に陥らずに，自分の力を試す方向に向かえるようになり，望ましい生活リズムの形成や，初めての食材や味にも積極的に取り組めるようになる。

　学童期の後半では他者意識が芽生え，物事をある程度抽象化して認識できるようになる。他者との関係の中で自分のことを考えたり，他者への接し方を考えたり，自分が他者から必要とされていると感じる気持ちを持てるようにもなる。また，食

物がどのように作られて食卓にならぶのかなど，社会への興味・関心を持てるようにもなる。さらに五感を使って食物を味わい，自分が感じた味覚を自己表現できるようになる。自分の味覚を周囲から承認されると，自己肯定感の育成が進み，自分に自信を持って青年期へ進めるようにもなる。

(2) 学童期の食育

　子どもの心の発達段階に応じて，適切に食事や食物を提供し，子どもと一緒に感じたり考えたりする食育は，子どもの心が，さらに発達する糧でもある。

　食育の推進は，食育基本法と食育推進基本計画に基づき，文部科学省・厚生労働省・農林水産省などの省庁から，国民運動としてのさまざまな施策が展開されている。2016（平成28）年から2020（令和2）年までの第3次食育推進基本計画（2つの視点・5つの重点課題）では，食育推進評価専門委員会の評価で，改善が見られない9目標が示された。そこで第4次食育推進基本計画（2021－2025年）では，少子高齢化，食の外部化，肥満と低体重の状況，食品ロス，SDGs（持続可能な開発目標）へのコミットメント等が考慮され，家庭における食育推進の重要性が示された（表3－23）。「生涯を通じた心身の健康を支える食育」では，基本的生活習慣の形成，学校・保育所等における食育の推進，健康寿命の延伸，そして貧困等の状態にある子どもへの食育の推進が，また「持続可能な食を支える食育」では，食と環境の調和，農業水産業の持続性や生産者と消費者の交流，和食文化の継承と保護等を実施することが勧められている。さらに全ての重点項目に対する「横断的視点」から，新型コロナウイルス下での「新たな日常」と社会のデジタル化に対応した食育の推進が挙げられている。

表3・23　第4次食育推進基本計画（2021－2025）の重点項目

＜重点項目＞ 　　　　国民の健康の視点 生涯を通じた心身の健康を支える食育の推進	連携	＜重点項目＞ 　　　　社会・環境・文化の視点 持続可能な食を支える食育の推進

＜横断的な重点事項＞　新たな日常やデジタル化に対応した食育の推進　　横断的な視点

　またSDGs（Sustainable Development Goals；持続可能な開発目標）は2015年の国連サミットで採択された，誰一人取り残さない社会の実現を目指す国際開発目標（図3－19）である。食育の推進は，わが国のSDGs推進に向けた「SDGsアクションプラン2021」の中で優先課題のひとつに位置づけられている。学童期の食育では，「2. 飢餓をゼロにする」からは食品ロスの削減を，また「14. 海の豊かさを守ろう」からは，日本は海に囲まれた国であり海の生態系を考えること，魚の食べ方を振り返ることができる*。

　自分たちにもできることがあるという姿勢で，食に関する感謝の念と理解，伝統

＊p.93のプラスチックごみと海洋汚染の脚注＊を参照。

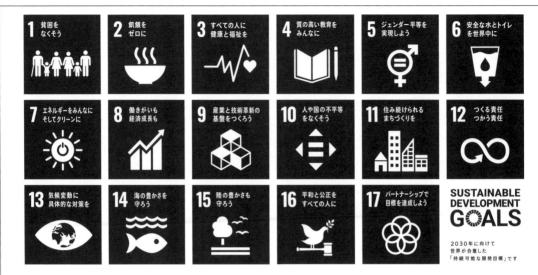

図3-19　SDGs（Sustainable Development Goals：持続可能な開発目標）の17の目標（ゴール）*

的な食文化を楽しみ，食の安全を考えることができる食育は，学童期に始めることが十分可能である。なお，国民一人ひとりが達成したい食生活の目標が，「食生活指針」（2016年改定）に示されている（p.35，表2－16参照）。

----
*出典：
https://www.un.org/
sustainabledevelopment/
----

③ 学童期の食生活の問題点

（1）肥満とやせ

　文部科学省は肥満度を以下に示す計算式で判定し，20%以上を肥満傾向児，マイナス20%以下を痩身傾向児としている。

肥満度（過体重度）＝［実測体重（kg）－身長別標準体重（kg）］÷身長別標準体重（kg）×100（%）

　学童期の肥満は単純性肥満のことが多いが，成人肥満へ移行しやすく，肥満傾向児は女児より男児に多く，主な原因は相対的な運動不足と考えられる。地域差も見られ，低学年より高学年に多い傾向がある。やせは，男児より女児に多く，鉄欠乏性貧血，微量栄養素の不足のほか，成長障害や摂食障害がみられることもある。発症の若年齢化が懸念される摂食障害は，ストレスコーピング**不全の関与も考えられており，適切な栄養素量の摂取の知識とともに，心の発達段階に応じてストレスマネジメントを学ぶこと，自尊感情を育てることも大切である。

（2）栄養バランスの偏り

　「日本人の食事摂取基準（2020年版）」では，学童期の脂質摂取量は，総エネルギー量の20～30%までが勧められている。しかし現在の学童期の食事内容は，食事の洋風化が進行し，魚より肉，また間食にはスナック菓子やクリーム類を好み，

＊＊ stress coping。ストレスの原因（ストレッサー）にうまく対処すること。ストレッサーそのものに働きかけ，ストレスを解決する問題焦点コーピングと，ストレッサーに対する自分の考え方，感じ方を変えることで対処する情動焦点コーピングがある。

脂質摂取量が目安量を超える傾向が見られている。結果として小児メタボリックシンドロームや小児2型糖尿病など，生活習慣病の若年発症が問題となっている。一方で食物繊維の摂取量は減少傾向にあり，咀嚼力の低下も問題となっている。

　伝統的な和食だけを食べることは困難であるが，伝承されてきた食事内容は，食文化とともに，すぐれた栄養素バランスが認められているので，たんぱく質不足に配慮しながら，和食の利点を食育を通して子どもたちに伝えたい。

（3）食習慣と生活リズム

　食文化には，何を食べるかだけでなく，どのように食べるかの観点がある。共食することは，食材や食べ方を次世代に伝える・学ぶ機会になり，また嗜好や摂取量の是正の機会である。そのため個食・孤食ばかりで食事をすることは，望ましい食習慣を身につける機会が失われるというリスクでもある。現代の多様な生活形態は，個人の自由が尊重される点では好ましいが，生活リズムの基本を習得する学童期には，周囲の大人の配慮が必要である点に留意したい。

　主食・主菜・副菜を揃えた食事，食事の後には歯を磨く，早寝早起きの習慣など，消化液の分泌も考えた生活リズムの形成は，食事を摂る時刻に依存することがある。睡眠時間の確保も含めて，学童期に確立された生活リズムは，生涯にわたる基盤になる。大人の夜型生活が子どもに与える影響は大きいことに留意し，子どもの生活リズムを整える必要がある。

（4）飲酒と喫煙

　学童期の喫煙者はまだ少数であるが，子どもの好奇心から大人の真似をして喫煙を始めることがある。また受動喫煙の害も，呼吸器や循環器の障害との関連が広く知られている。初めてタバコを吸った年齢は，小学校低学年にピークがあるとする調査結果もあり，子どもは大人のすることを実によく見ていると考え，大人は自らの生活習慣に気をつけたい。未成年期に喫煙を開始すると，成人したのちに喫煙し始めた場合と比べて，がんや虚血性疾患などに罹患する危険性がより高くなることがわかっている。また未成年期に喫煙を開始した場合の死亡率は，非喫煙者に比べて5.5倍高いという調査結果もある。

　飲酒は，家族親戚が集まった場面で，正月のお屠蘇（とそ）などのように，大人が子どもに軽い気持ちで勧めて始まることが意外に多い。アルコールは，女性と子どもでは，成人男性より少量でアルコール中毒になりやすく，肝障害，脳機能低下，脳の発育障害など深刻な症状が出やすい。子どもの喫煙や飲酒は，非行やドラッグにつながる危険性が高いという調査結果もある。

（5）子どもの貧困

　貧困には，人として最低限の生活を営むことができない絶対的貧困と，国民の年間所得の中央値の50％に満たない所得水準の相対的貧困がある。「平成28年

国民生活基礎調査」（2017年）によると，日本の相対的貧困率は15.6％となり，子どもの7人に1人が貧困状態と考えられ，その半数がひとり親家庭であるという調査結果もある。貧困に至る原因は多種多様で複雑である。「この日本で満足に食べられない子どもがいるならば，ご飯を作ることくらい私にもできるのではないか」というボランティア精神で，子どもが無料で食事のできる「こども食堂」が2012（平成24）年から始まった。

　また実際のこども食堂の活動には，高齢者の孤食防止の場所であったり，地域の交流拠点になっていたり，ボランティアにとっては地域の中で自分が必要とされる実感を持てる場所の意味合いもあり，2019（令和元）年には全国で3,700カ所を超えて広がっている。しかし，こども食堂＝貧困対策とのイメージが強調され過ぎると，貧乏のレッテルを貼られるのが嫌で，食事に行けない子どもも出てきた。そこで月に1回開催のところから，365日の食事を提供しているところ，空腹な子どもへの食事提供から地産地消の食材による食育まで，多様なこども食堂がある。その結果，こども食堂は，貧困リスクのある黄色信号の子どもが，青信号の子どものふりをして食事に行ける場所になっている。

（6）摂食障害

　摂食障害には，主に神経性やせ症と神経性過食症があり，どちらも体重増加への強い恐怖がある。またストレスコーピングが上手くできないという特徴がある。摂食障害の患者には，自尊感情や自己効力感[*]が低い傾向が見受けられ，飢餓感が進むと合理的に考える力も弱くなる。早期発見が何より有効であるが，本人に自分が病気であるとの認識が薄く，治療が長引くことがある。発症が若年齢

----
* self-efficacy。ある結果を生み出すために自分が上手く実行できるという，自分の可能性を認知すること。

---

column

バイオ・サイコ・ソーシャルモデル

　学童期の終わりまでに，脳は成人に近い構造を持つようになる。学校生活を通じての社会化と旺盛な知的発達は，学童期の特徴である。仲間同士の遊びは，成人してからの人間関係の基礎になるが，学校という集団に対する不適応や行動異常が課題となることもある。こうした学童期の課題の理解には，バイオ(bio, 生物的)・サイコ(psycho, 心理的)・ソーシャル(social, 社会的)モデルが有用である。

　感情の調整や高度な判断や意思決定を司る前頭葉は，未だ成熟過程にあるので，学童の心や行動の個人差は，遺伝的（生物的）要因のほか環境的要因によって影響されやすい。この時期に環境ストレスにさらされ続けると，交感神経・副交感神経のバランスが崩れ心身の機能に異常が現れる。食欲の減退・睡眠の障害・意欲の低下・楽しい感情の喪失・不機嫌などである。

　予防や対策には，子どもを取り巻く環境への働きかけや環境整備がある。特に食生活・楽しく食べられるバイオ（生物, 生理）面の環境が，サイコ（心理），ソーシャル（社会）面へも影響することを，保育者は心に留めておきたい。

化しているため，小学生から気をつける必要がある。また摂食障害は，過度の体重・体脂肪の減少によりパフォーマンスを上げようとする女子アスリートにも多く見られるようになっており，指導者・コーチへの教育も重要である。

4 学校給食の栄養と食育

(1) 学校給食の歴史

日本の学校給食は，貧しい子どもたちへの食事提供から始まり，現在は，望ましい食事や食習慣，食の自己管理能力などを学ぶ学校における食育の実際の教材にもなっている。

学校給食の始まりは，1889（明治22）年に山形県の私立小学校で，貧困児童を対象に無料の米飯を提供したのがその始まりと考えられている（図3－20）。

大正時代には，東京府直轄の小学校で，私立栄養研究所佐伯矩所長の支援のもと，パンを取り入れた学校給食が開始された。昭和時代には，児童の栄養改善のための方法として文部省が学校給食を奨励し，対象を貧困児童のほかに栄養不

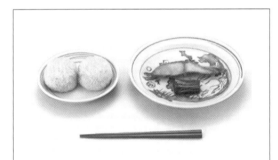

出典：独立行政法人日本スポーツ振興センター 学校安全Web

図3‐20 明治22年の学校給食
（おにぎり，塩鮭，菜の漬物）

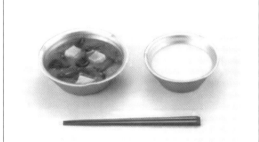

出典：独立行政法人日本スポーツ振興センター 学校安全Web

図3‐21 昭和22年の学校給食
（トマトシチュー，ミルク（脱脂粉乳））

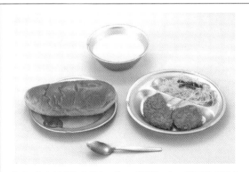

出典：独立行政法人日本スポーツ振興センター 学校安全Web

図3‐22 昭和27年の給食（コッペパン，
ミルク（脱脂粉乳），鯨肉の竜田揚げ，せんキャベツ，ジャム）

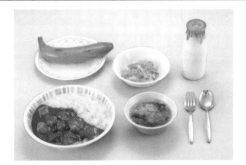

出典：独立行政法人日本スポーツ振興センター 学校安全Web

図3‐23 昭和52年の給食（カレーライス，
牛乳，塩もみ，くだもの，スープ）

良児，身体虚弱児に広げた。1947（昭和22）年には，学校衛生の観点から全国の児童約300万人が学校給食の対象になった（図3－21）。1949（昭和24）年には，ユニセフ（国際連合児童基金）寄贈の脱脂粉乳によるユニセフ給食が始まり，米国寄贈の小麦粉により8大都市で初めて完全給食が実施された。1954（昭和29）年には学校給食法が成立し，学校給食の実施体制が整い，学校給食が全国に普及した（図3－22）。1958（昭和33）年の学習指導要項改正で，学校給食が初めて学校行事等の領域に位置付けられた。1975（昭和50）年以降には米飯が給食にとりいれられ（図3－23），1989（平成元）年の学習指導要項改正では，学校給食が学級活動に位置付けられ，バイキング給食なども始まった（図3－24）。

　平成時代には，学校栄養職員の設置から栄養教諭の創設になり，学校給食は「食に関する指導」の教育媒体として，児童生徒の食育モデルとしても活用されるようになっている（図3－25）。

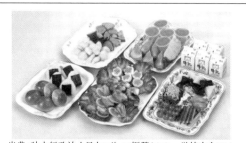

出典：独立行政法人日本スポーツ振興センター 学校安全Web
図3‐24　平成元年バイキング給食
（(1) おにぎり，小型パン (2) 鶏の香味焼き，ゆで卵，えびのから揚げ (3) にんじんのグラッセ，ほうれん草のピーナッツあえ，昆布とこんにゃくの煮物，プチトマト (4) 粉ふきいも，さつまいものから揚げ (5) くだもの（メロン，パイナップル），ゼリー，牛乳）

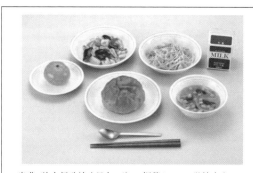

出典：独立行政法人日本スポーツ振興センター 学校安全Web
図3‐25　平成15年の給食
（米粉パン，牛乳，鶏肉とカシューナッツの炒め物，ツナとキャベツの冷菜，コーンスープ，くだもの）

(2) 学校給食の目標

　学校における食育を推進するため，2008（平成20）年に学校給食法が改正され，学校給食の目的が表3－24に示す7項目になった。

　小学校では，学校給食を食育教材として活用できるように，教科等で学習する内容や時期を把握して，学年ごとの「食に関する指導」の全体計画や年間指導計画と関連づけた献立作成が行われている。

　また，食物アレルギーを有する児童にも給食を提供するために，安全性を最優先し，食物アレルギー対応委員会などによる組織的な取り組みが勧められている。2015（平成27）年に文部科学省から「学校給食における食物アレルギー対応指針」が出され，食物アレルギー対応委員会で行う事項や対応申請のこと，献立の作成・調理作業や教室での対応について具体的な方法が示されている。

表3-24　学校給食の7つの目標

1．適切な栄養の摂取による健康の保持増進を図ること。
2．日常生活における食事について正しい理解を深め，健全な食生活を営むことができる判断力を培い，及び望ましい食習慣を養うこと。
3．学校生活を豊かにし，明るい社交性及び協同の精神を養うこと。
4．食生活が自然の恩恵の上に成り立つものであることについての理解を深め，生命及び自然を尊重する精神並びに環境の保全に寄与する態度を養うこと。
5．食生活が食にかかわる人々の様々な活動に支えられていることについての理解を深め，勤労を重んずる態度を養うこと。
6．我が国や各地域の優れた伝統的な食文化についての理解を深めること。
7．食料の生産，流通及び消費について，正しい理解に導くこと。

出典：学校給食法第2条

（3）学校給食の栄養管理

　学校給食で，どれだけの栄養素量を提供するかの基準としては，学校給食摂取基準がある。これは児童生徒の健康増進と食育推進を図るために，望ましい栄養素量を算出したものである。児童生徒1人1回あたりの全国的な平均値が示されているので，地域の実情や児童の生活活動の実態に合わせて弾力的に運用する必要がある。学校給食摂取基準は2018（平成30）年に改正された（表3－25，表3－26）。

　学校給食は1日3食のうちの1食であるため，給与エネルギー目標量は，推定エ

表3-25　児童または生徒1人1回当たりの学校給食摂取基準

区　分	基　　　準　　　値			
	児童（6歳～7歳）の場合	児童（8歳～9歳）の場合	児童（10歳～11歳）の場合	生徒（12歳～14歳）の場合
エネルギー（kcal）	530	650	780	830
たんぱく質（%）	学校給食における摂取エネルギー全体の13%～20%			
脂質（%）	学校給食における摂取エネルギー全体の20%～30%			
ナトリウム（食塩相当量）（g）	2未満	2未満	2.5未満	2.5未満
カルシウム（mg）	290	350	360	450
マグネシウム（mg）	40	50	70	120
鉄（mg）	2.5	3	4	4
ビタミンA（μgRAE）	170	200	240	300
ビタミンB$_1$（mg）	0.3	0.4	0.5	0.5
ビタミンB$_2$（mg）	0.4	0.4	0.5	0.6
ビタミンC（mg）	20	20	25	30
食物繊維（g）	4以上	5以上	5以上	6.5以上

（注）1　表に掲げるもののほかに，次に掲げるものについても示した摂取について配慮すること。
　　　　亜鉛―児童（6歳～7歳）2mg，児童（8歳～9歳）2mg
　　　　　　児童（10歳～11歳）2mg，生徒（12歳～14歳）3mg
　　　2　この摂取基準は，全国的な平均値を示したものであるから，適用に当たっては，個々の健康及び生活活動等の実態並びに地域の実情等に十分配慮し，弾力的に運用すること。
　　　3　献立の作成に当たっては，多様な食品を適切に組み合わせるよう配慮すること。
出典：文部科学省「学校給食基準の一部改正について」平成30年7月31日

ネルギー必要量の1/3に設定されている。たんぱく質は，学校給食で提供されるエネルギー量全体の13 〜 20%，脂質は20 〜 30%を基準値としている。そのほかの栄養素の基準値は，「日本人の食事摂取基準（2015年版）」の児童・生徒の1日の摂取基準を踏まえ，ナトリウム（食塩相当量）が目標量の1/3未満，マグネシウム，鉄，ビタミンC，亜鉛が推奨量の1/3（なお生徒のマグネシウムは40%），ビタミンA，B_1，B_2が推奨量の40%，不足しがちな食物繊維は目標量の40%以上，カルシウムは推奨量の50%となっている。これらは生活習慣病予防の観点から考えられた値で，子どもたちは，望ましい食事量と栄養素のバランスを，伝統的な食文化の継承に配慮された毎日の給食を食べることで身につけていくことができる。

　食品構成とは，1日に摂取したい栄養素を，どのような食品を組み合わせることにより得られるのかについて，食品群ごとの使用量を示したものである。現代は多様な生活様式や家庭状況がある。これからは提示された食品構成の食材を基礎として多様な食品にも触れ，さらに食に関する指導を通して，自分の環境に応じた食材から必要な栄養素を選ぶ力も必要と考えられている。学校給食の献立には，地域の特産品を使った料理や，その地域と関係の深い外国の料理を紹介するなど，さまざまな工夫が盛り込まれていていることにも留意したい。

表3‐26　学校給食のエネルギー算出

年齢	身体活動レベル	身長（平均値）（H28学校保健統計調査）※4月1日現在の満年齢			標準体重	基礎代謝量	推定エネルギー必要量	推定エネルギー必要量男女平均	学校給食のエネルギー
5歳	1.45	5歳（幼稚園）	男子	110.4	18.9	1037	1513	1461	490
			女子	109.4	18.5	965	1410		
6 〜 7歳	1.55	7歳（小2）	男子	122.5	24.0	1062	1661	1599	530
			女子	121.5	23.4	979	1537		
8 〜 9歳	1.6	9歳（小4）	男子	133.6	30.4	1240	2009	1938	650
			女子	133.4	30.0	1148	1867		
10 〜 11歳	1.65	11歳（小6）	男子	145.2	38.4	1438	2412	2342	780
			女子	146.8	39.0	1358	2271		
12 〜 14歳	1.7	13歳（中2）	男子	159.9	49.0	1518	2601	2499	830
			女子	154.8	47.2	1396	2398		
15 〜 17歳	1.75	16歳（高2）	男子	169.9	59.6	1610	2828	2569	860
			女子	157.5	52.0	1315	2311		

出典：文部科学省「学校給食摂取基準の策定について（報告）」学校給食摂取基準策定に関する調査研究協力者会議（平成30年3月）

（4）学校給食における食育

　食に関する指導では，栄養や食事のとり方について，正しい知識に基づいた判断を行い，自分が食べる食を自分で選べるように，「食の自己管理能力」「望ましい食習慣」を子どもたちに身につけさせることが必要である。食に関する指導の中心的な役割を果たすため「栄養教諭」制度が創設されて，2005（平成17）年度から施

行されている。

　栄養教諭には，学校給食の管理（栄養管理・衛生管理・検食・物質管理など）と食に関する指導を合わせて行うことで，高い教育効果が期待されている。栄養教諭が行う「食に関する指導」には，児童生徒への個別指導（肥満・偏食・食物アレルギーなど），学級担任と連携して学級活動や教科や学校行事の時間におこなう集団指導，教職員や家庭・地域と連携した食に関する指導を進めるための連絡・調整，などの内容がある。栄養教諭は，学校の内外での食育全般に関わり，学校給食を活用した実践的な食育を推進できる体制づくりを行っている。

演習問題

1．学童期に身につけたい食生活の基本とはどのようなことか，以下のキーワードを使って，子どもたちにわかりやすく説明できるよう文章にしてみましょう（Key Word：食生活のリズム，栄養素のバランス，味覚の育成）。
2．肥り気味の子ども，やせ気味の子ども，元気のない子どもと一緒に問題点を考え，楽しく食べられる方向に声がけするためには，まずどのようことをその子たちに聞いたらよいと思いますか。友だちと意見交換してみましょう。

4. 生涯発達と食生活

【学習のねらい】

・生涯発達の視点から，各ライフステージの特徴と位置づけを理解する。
・思春期の課題，妊娠期の留意点について学び，次世代につなぐ意義を理解する。
・成人期における健康上の課題である生活習慣病を理解し，その予防の重要性を理解する。
・高齢期における課題の低栄養，フレイル，認知症などを理解する。

　人間の生涯は，胎児期からはじまり，乳幼児期，学童期・思春期，成人期，高齢期へと連続している。生涯にわたって，「栄養」により生命を維持し，成長・発達して次世代へとつないでいく営みを続けている（p.112，図3－26）。私たちが健全な心身を培い，豊かな人間性を持って生活していくために，各ライフステージにおける特徴を理解したうえで，子どもたちの食と栄養について考えていくことが重要である。

　ライフサイクルのつながりの中で，思春期は乳幼児期，学童期に続く成長期後

半の時期であり，成人期は胎児期への命をつなぐ流れがある。高齢期はそれまでの経験をもとに，食に関する知識や伝統を伝えていく役割を持つ。本節では，前節に続く，思春期，成人期（妊娠期を含む），高齢期の食生活の現状と課題について考える。

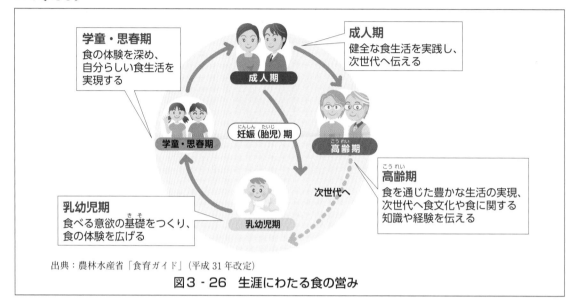

学童・思春期
食の体験を深め、
自分らしい食生活を
実現する

成人期
健全な食生活を実践し、
次世代へ伝える

妊娠（胎児）期

乳幼児期
食べる意欲の基礎をつくり、
食の体験を広げる

次世代へ

高齢期
食を通じた豊かな生活の実現、
次世代へ食文化や食に関する
知識や経験を伝える

出典：農林水産省「食育ガイド」（平成31年改定）

図3‐26　生涯にわたる食の営み

1 思春期の心身の発達と食生活

（1）思春期の成長と発達

　思春期とは，第二次性徴のはじまりから性成熟までの期間をいう。第二次性徴は個人差があるが，男女差もみられ，女子のほうが，男子よりも2～3年早く始まる。性ホルモンの分泌に伴う身体の変化への戸惑い，異性への関心，親から独立したい自立心が強くなる一方で依存心もあり，精神的に成長していく時期である。思春期は子どもから成人になる過渡期である。

（2）思春期の食生活の課題と対策

　思春期は成長期であり，1日当たりの基礎代謝量も最大となることから，エネルギー必要量も各世代のなかでも最大になる。身体の成長に伴って，たんぱく質，カルシウム，鉄などの必要量も多くなり，不足に注意する必要がある。食事に関しては，学童期での問題（朝食欠食，孤食，過食，ダイエットなど）（3章3節 p.105参照）がより顕著になる。保護者に依存していた食生活から変化が生じ，本人の健康意識が低いと食生活が乱れやすい。特に生活リズムの乱れは，就寝時間が遅くなることで起こる悪循環で，就寝時刻が遅くなって夜食が増加したり，睡眠不足が朝食欠食に結びつき，体調を崩す原因となる。コンビニエンスストアやファストフード店を利用することも自由にできるようになり，食事のバラ

ンスが悪くなりやすい。自我意識が強くなり，外見的な容姿を気にしダイエットをしてうまくいかず，不安や劣等感から精神的に不安定になる場合がある。

「発育・発達過程に応じて育てたい"食べる力"」（厚生労働省2004）では，授乳期・離乳期から幼児期，学童期へと成長するにしたがい，食の体験を増やして，食について自ら考えて判断する力を身につけるための目標が示されている（表3-27）。思春期は，理解力，想像力も備わってくる時期であり，社会性も身についてくるため，「自分らしい食生活を実現し，健やかな食文化の担い手になろう」を目指すような教育や支援，そのための食環境作りが必要である。

表3-27　発育・発達過程に応じて育てたい"食べる力"

授乳期・離乳期　−安心と安らぎの中で食べる意欲の基礎づくり−
1. 安心と安らぎの中で，母乳（ミルク）を飲む心地よさを味わう
2. いろいろな食べ物を見て，触って，味わって，自分で進んで食べようとする

幼児期　−食べる意欲を大切に，食の体験を広げよう−
1. おなかがすくリズムがもてる
2. 食べたいもの，好きなものが増える
3. 家族や仲間と一緒に食べる楽しさを味わう
4. 栽培，収穫，調理を通して，食べ物に触れはじめる
5. 食べ物や身体のことを話題にする

学童期　−食の体験を深め，食の世界を広げよう−
1. 1日3回の食事や間食のリズムがもてる
2. 食事のバランスや適量がわかる
3. 家族や仲間と一緒に食事づくりや準備を楽しむ
4. 自然と食べ物の関わり，地域と食べ物との関わりに関心をもつ
5. 自分の食生活を振り返り，評価し，改善できる

思春期　−自分らしい食生活を実現し，健やかな食文化の担い手になろう−
1. 食べたい食事のイメージを描き，それを実現できる
2. 一緒に食べる人を気遣い，楽しく食べることができる
3. 食料の生産・流通から食卓までのプロセスがわかる
4. 自分の身体の成長や体調の変化を知り，自分の身体を大切にできる
5. 食に関わる活動を計画したり，積極的に参加したりすることができる

出典：厚生労働省「楽しく食べる子どもに−食からはじまる健やかガイド」2004

2　妊娠期の栄養と食生活

生涯にわたる健康を考えるとき，起点となる妊娠期（胎児期）は重要である。妊娠期は対象となる年代が10歳代から50歳代まで幅が広いことが特徴で，それぞれの状況によって対応していかなければならない。また，母体の健康，栄養管理は，母体側だけでなく胎児の発育にも関係し，両面の配慮が必要である。

（1）妊娠期の体重増加

妊娠期間中の平均的な体重増加は，約7〜12kg（胎児3kg，胎盤・羊水1kg，母体の体脂肪・血液量増加などにより6kg前後）である。妊娠時の望ましい体重増加量について，妊娠前のBMIに対して，妊娠全期間および妊娠中期から後期における1週間当たりの目安が厚生労働省により示されている（表3-28）。1980年代後半に「成人病胎児期発症起源説（Fatal Origins of Adult Disease：FOAD）」が提

表3‐28　妊娠時の望ましい体重増加		
体格区分	推奨体重増加量	妊娠中期から末期の1週 当たりの推奨体重増加量
低体重（やせ）：BMI＜18.5	9～12kg	0.3～0.5kg／週
普通：18.5≦BMI＜25.0	7～12kg	0.3～0.5kg／週
肥満：25.0≦BMI	個別対応	個別体重

BMI（Body Mass Index）＝体重（kg）／身長（m）^{2}　　　出典：厚生労働省「妊産婦のための食生活指針」
・体格区分は非妊娠時の体格による。
・体格区分が「ふつう」の場合，BMIが「低体重（やせ）」に近い場合には推奨体重増加量の上限側に近い範囲を，「肥満」に近い場合には推奨体重増加量の下限側に低い範囲を推奨することが望ましい。
・BMIが25.0をやや超える程度の場合は，おおよそ5kgを目安とし，著しく超える場合には，他のリスクなどを考慮しながら，臨床的な状況をふまえ，個別に対応していく。
・妊娠初期については体重増加に関する利用可能なデータが乏しいことなどから，1週間あたりの推奨体重増加量の目安を示していないため，つわりなどの臨床的な状況をふまえ，個別に対応していく。

唱され，現在は Developmental Origins of Health and Disease（DOHaD：ドーハッド説）として概念が拡大されている。この説は，胎児期に低栄養状態が続くと出生時体重が低くなるだけでなく，成人後に生活習慣病になりやすくなることが疫学的に証明されていることに基づく。胎児期から2歳前後までの最初の1,000日の栄養状態が重要であり，適正に保つことが将来の生活習慣病を予防することにつながるという考え方である。日本では若年女性のやせ，ダイエットによる栄養素等の摂取量不足が指摘されており，低出生体重児（体重2,500g 未満）の割合は先進国の中でも異常に高い状況が続いている（第6章参考表 p.201 参照）。そのためにも，適正体重の維持，管理が望まれる。

（2）妊娠期に注意すべき栄養素

　妊娠期において注意が必要な栄養素等の摂取について表3－29に示す。

　過剰摂取に注意すべき栄養素等は，ビタミン A，メチル水銀，アルコール，カフェインなどがある。ビタミン A は妊娠3か月までにビタミン A のサプリメントを過剰に継続して摂取すると，先天性形成異常の発生率が高くなるという報告があることから注意を要する。サプリメントは食品とは異なり，単一の栄養素を多量に摂

表3‐29　妊娠期に注意すべき栄養素等		
栄養素等	含まれる食品	影　響
ビタミン A	レバー，ウナギ，サプリメント	過剰：先天性形成異常（催奇形性）
メチル水銀	キンメダイ，メカジキ， クロマグロ，メバチマグロ	過剰：聴力に影響（社会生活に影響なし）。
アルコール	日本酒，ビール，焼酎， ワイン，ウイスキー	過剰：胎児の発育に影響，催奇形性，発達遅延
カフェイン	コーヒー，紅茶，緑茶	過剰：動物実験で催奇形性
葉酸	緑黄色野菜，サプリメント	不足：神経管閉鎖障害発症リスク
鉄	レバー，大豆製品，緑黄色野菜	不足：貧血
ビタミン K	緑黄色野菜，肉，卵	不足：乳児ビタミン K 欠乏症（頭蓋内出血，新 生児メレナ（消化管出血）発症リスク）

取することが可能である。したがって，食事で栄養素をとることを基本にして，サプリメントに依存しすぎないことが重要である。

　また，日本人がよく食べる魚類では，食物連鎖によりメチル水銀を多く含むものがある（キンメダイ，クロマグロなど）。しかし，魚類は良質のたんぱく質，脂質を含むため，偏らずにいろいろな種類の魚類を摂取するようにするとよい。

　不足すると影響のある栄養素として，葉酸，鉄，ビタミンKなどがある。葉酸はビタミンB群のひとつで，造血や細胞分化にかかわるビタミンである。妊娠前後の女性は1日400μgの葉酸を摂取することで，神経管閉鎖障害の発症を予防できるとされている。葉酸はほうれん草やブロッコリーなどの緑黄色野菜，豆類などに多く含まれるが，偏食や不規則な食事で不足しがちな場合は，栄養機能食品（サプリ

表3-30　妊産婦のための食生活指針（項目の抜粋）

● **妊娠前から，健康なからだづくりを**
　妊娠前にやせすぎ，肥満はありませんか。健康な子どもを生み育てるためには，妊娠前からバランスの良い食事と適正な体重を目指しましょう。

● **「主食」を中心に，エネルギーをしっかりと**
　妊娠期・授乳期は，食事のバランスや活動量に気を配り，食事量を調節しましょう。また，体重の変化も確認しましょう

● **不足しがちなビタミン・ミネラルを，「副菜」でたっぷりと**
　緑黄色野菜を積極的に食べて葉酸などを摂取しましょう。特に妊娠を計画していたり，妊娠初期の人には神経管閉鎖障害発症リスク低減のために，葉酸の栄養機能食品を利用することも勧められます。

● **からだづくりの基礎となる「主菜」は適量を**
　肉，魚，卵，大豆料理をバランスよくとりましょう。赤身の肉や魚などを上手に取り入れて，貧血を防ぎましょう。ただし，妊娠初期にはビタミンAの過剰摂取に気をつけて。

● **牛乳・乳製品などの多様な食品を組み合わせて，カルシウムを十分に**
　妊娠期・授乳期には，必要とされる量のカルシウムが摂取できるように，偏りのない食習慣を確立しましょう。

● **妊娠中の体重増加は，お母さんと赤ちゃんにとって望ましい量に**
　体重の増え方は順調ですか。望ましい体重増加量は，妊娠前の体型によっても異なります。

● **母乳育児も，バランスの良い食生活の中で**
　母乳育児はお母さんにも赤ちゃんにも最良の方法です。バランスのよい食生活で，母乳育児を継続しましょう。

● **たばことお酒の害から赤ちゃんを守りましょう**
　妊娠・授乳中の喫煙，受動喫煙，飲酒は，胎児や乳児の発育，母乳分泌に影響を与えます。禁煙，禁酒に努め，周囲にも協力を求めましょう。

● **お母さんと赤ちゃんの健やかな毎日はからだと心にゆとりのある生活から生まれます**
　赤ちゃんや家族との暮らしを楽しんだり，毎日の食事を楽しむことは，からだと心の健康につながります。

出典:厚生労働省『妊婦のための食生活指針』

メント）を利用してもよい。鉄は胎児の発育，循環血液量の増加に伴う赤血球の増加により需要が高まるため，十分に摂取することが必要である。

（3）妊産婦のための食生活指針

　妊娠期の望ましい食生活については，「妊産婦のための食生活指針」が厚生労働省から公表されている（表3 - 30）。これは妊産婦の食生活，心や体の健康について，9つの項目から構成されている。指針の対象は妊産婦であるが，妊娠前からの食生活管理が重要であることや注意すべき栄養素等について，わかりやすい表現で説明されている。また，妊娠に伴ってエネルギーや各栄養素において必要量が増加することから，その付加量について「妊産婦のための食事バランスガイド」（厚生労働省）では，「何を」「どのくらい」食べたらよいかが具体的に示されている。

３ 成人期の健康と食生活上の課題と対策

　成人期における健康上の課題には，過剰栄養による肥満，メタボリックシンドローム，糖尿病，高血圧症などの疾病の増加がある。肥満やこれらの疾病は，食事，運動，休養などの生活習慣と密接な関係があり，生活習慣病予防のために，「食生活指針」が策定されている（第2章表2 - 16，p.35 参照）。食生活指針は10 項目からなり，具体的な食物や栄養素の摂り方に加え，食文化や食料生産，流通の視点など幅広く食生活全般を見通したものになっている。

（1）肥満

　日本においては，肥満の判定基準として BMI が 25.0kg/m² 以上としている。肥満は糖尿病や循環器系の疾患（脳血管疾患，心疾患）などの生活習慣病を引き

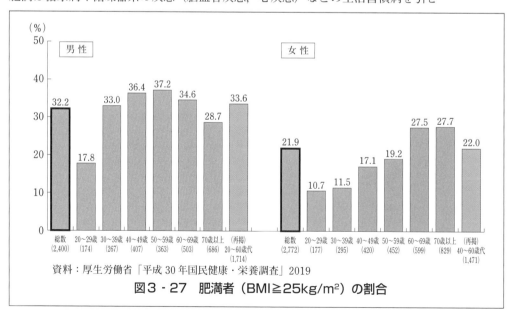

資料：厚生労働省「平成 30 年国民健康・栄養調査」2019

図3 - 27　肥満者（BMI≧25kg/m²）の割合

起こしやすい。

　2018（平成30）年国民健康・栄養調査における肥満者の割合を図3－27に示した。男性の30歳代～60歳代において肥満者の割合は30％を超えており，女性においては60歳代，70歳代で25％を超えている。

　肥満では，食事量の制限だけでなく，朝食欠食，夜食，間食の頻度，早食いなど食習慣の改善と適切な運動量とのバランスが重要である（食生活指針第3項目）。

（2）メタボリックシンドローム（内臓脂肪症候群）

　メタボリックシンドロームとは，内臓脂肪の蓄積によりさまざまな生理活性物質が分泌されて，血圧や糖代謝，脂質代謝に影響を及ぼし，複数の異常が組み合わさって生活習慣病になりやすい状態をいう。メタボリックシンドロームの診断は，腹囲とBMIで内臓脂肪の蓄積の有無を確認し，蓄積していると判定された場合，脂質，血圧，血糖のうち2項目以上に異常があるとメタボリックシンドロームと診断される（表3－31）。高血圧症，糖尿病，脂質異常症などに対してそれぞれの治療がなされるが，それだけでなく内臓脂肪を減らすことによって，これらの疾病を改善できるとされている。生活習慣病患者を早期に発見し，予防すること，患者の増加に伴う医療費の抑制のために，2008（平成20）年から特定健診・特定保健指導制度が開始され，メタボリックシンドロームの該当者に対して継続的な保健指導，支援が実施されている。

（3）高血圧症

　高血圧症は日本において最も患者数が多い。高血圧は動脈硬化を引き起こし，

表3-31　メタボリックシンドロームの診断基準

内臓脂肪（腹腔内脂肪）蓄積	
ウエスト周囲径	男性　≧ 85cm 女性　≧ 90cm （内臓脂肪面積　男女とも≧ 100cm² に相当）
上記に加え以下のうち2項目以上	
高トリグリセライド血症 　　　　かつ／または 低HDLコレステロール血症	≧ 150mg/dl < 40mg/dl 男女とも
収縮期血圧 　　　かつ／または 拡張期血圧	≧ 130mmHg ≧ 85mmHg
空腹時高血糖	≧ 110mg/dl

＊CTスキャンなどで内臓脂肪量測定を行うことが望ましい。
＊ウエスト径は立位，軽呼気時，臍レベルで測定する。
　脂肪蓄積が著明で臍が下方に偏位している場合は,肋骨下縁と前上腸骨棘の中点の高さで測定する。
＊メタボリックシンドロームと診断された場合，糖負荷試験が勧められるが診断には必須ではない。
＊高TG血症，低HDL-C血症，高血圧，糖尿病に対する薬剤治療を受けている場合は，それぞれの項目に含める。
＊糖尿病，高コレステロール血症の存在はメタボリックシンドロームの診断から除外されない。
出典：メタボリックシンドローム診断基準検討委員会「メタボリックシンドロームの定義と診断基準」
　　　日内会誌 94：794-809, 2005.

脳血管疾患や心疾患に結びつく可能性がある。高血圧症の食事療法では，減塩，野菜摂取，脂質の質と量の注意などが必要で，肥満を予防することも大切である。

2018（平成30）年国民健康・栄養調査における食塩摂取量の推移をみると，減少傾向は認められるが，「日本人の食事摂取基準（2020年版）」の目標量（成人男性7.5g未満，成人女性6.5g未満）を超えている（図3－28）。調味料の使い方だけでなく，塩分の高い加工食品のとり方に注意する（食生活指針第7項目）。また，ナトリウムの排泄を促すカリウムや食物繊維が多い野菜や果物を積極的に摂取する必要があるが（食生活指針第6項目），2018（平成30）年国民健康・栄養調査の野菜の摂取量をみると，「健康日本21（第二次）」の目標摂取量の350gにいずれの年代も達していない（図3－29）。

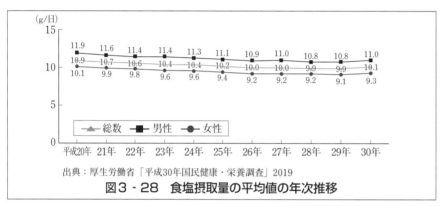

出典：厚生労働省「平成30年国民健康・栄養調査」2019

図3・28　食塩摂取量の平均値の年次推移

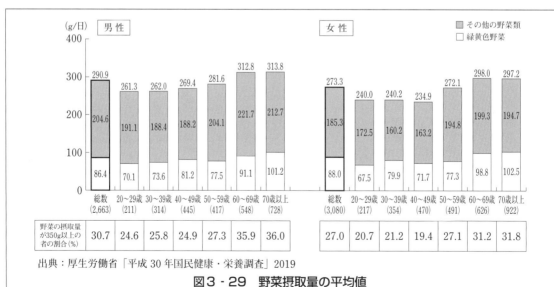

出典：厚生労働省「平成30年国民健康・栄養調査」2019

図3・29　野菜摂取量の平均値

（4）脂質異常症

脂質異常症では動脈硬化と関連する脳血管疾患，心疾患や脂肪肝，糖尿病を発症しやすい。特定健診（メタボリックシンドローム健診）の検査項目になっている中性脂肪が高い場合，HDL コレステロール（善玉コレステロール）が低い場合，また LDL コレステロール（悪玉コレステロール）が高い場合は脂質異常症となる。

食事では，脂肪の質と量に注意する必要がある（食生活指針第 7 項目）。肉類や動物性油脂（バター，ラードなど）には飽和脂肪酸が多く含まれ，血清コレステロール値を上昇させる。コレステロール低下作用をもつ食物繊維，大豆製品，n-3 系脂肪酸を含む魚類は積極的に摂取するとよい。

④ 高齢期の健康と食生活の課題と対策

わが国では少子高齢化が進み，健康寿命の延伸や介護予防対策が課題となっている。2017（平成 29）年の高齢化率（65 歳以上人口割合）は 27.3%，75 歳以上の人口割合は 13.3% となっている。高齢者では個人差があるが，過剰栄養よりも低栄養が問題であると考えられている。低栄養により転倒，骨折を引き起こし，寝たきりとなって介護状態に進むことが多いためである。また，認知症は要介護状態になる原因となるだけでなく，医療，介護，福祉など様々な分野にも関わるため，その予防と栄養の関連を知っておく必要がある。

（1）低栄養とフレイル・サイクル

食事摂取量の低下によりエネルギーやたんぱく質の摂取量が低下し，低栄養が引き起こされ，さまざまな問題が発生する。そのためにはフレイル（虚弱）の予防が重要である。フレイルとは，要介護に至る前段階で，老化に伴う機能低下によって健康障害に陥りやすい状態を指す。その定義は，①体重減少，②主観的疲労感，③日常生活活動量の減少，④身体能力（歩行速度）の減弱，⑤筋力（握力）の低下の 5 項目のうち 3 項目が当てはまる場合をいう。フレイル・サイクル（図 3 - 30）は，低栄養がサルコペニア（加齢や老化に伴う筋肉量の減少）につながり，それにより活動量が減少し，さらに食欲や摂取量が低下するという悪循環が生じるというものである。

2018（平成 30）年国民健康・栄養調査結果をみると，高齢者において低栄養傾向の者の割合は男性で 10.3%，女性で 20.3% おり，85 歳以上ではその割合が高くなる（図 3 - 31）。サルコペニアは低栄養状態で高くなる可能性があり，筋力を維持するためにたんぱく質を十分に摂ることが望まれる。長寿者では動物性たんぱく質の摂取量が多いこと，運動とたんぱく質の補充の組合せによって筋力が維持される報告があることなどから，「日本人の食事摂取基準（2020 年版）」

では高齢者のたんぱく質摂取量の目標量が引き上げられ、たんぱく質エネルギー比を 15 ～ 20％とすることとなった。高齢期は咀嚼機能、嚥下機能、味覚機能も低下するため、食べやすい形態、飲み込みやすい形状、水分の補給などを工夫し、食べ慣れた料理で美味しく楽しく食事をすることが大切である。

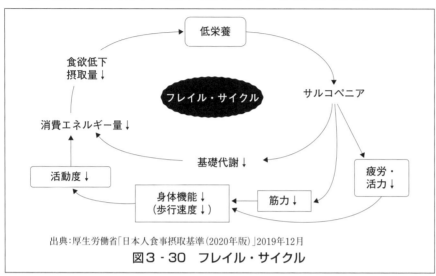

出典：厚生労働省「日本人食事摂取基準(2020年版)」2019年12月

図3・30　フレイル・サイクル

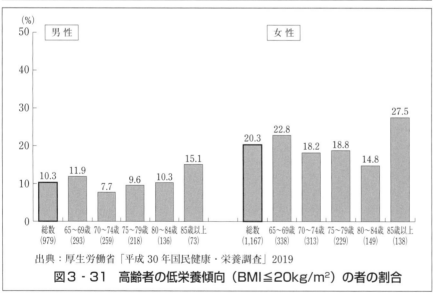

出典：厚生労働省「平成30年国民健康・栄養調査」2019

図3・31　高齢者の低栄養傾向（BMI≦20kg/m²）の者の割合

（2）認知症

　認知症は、記憶障害が進行する認知機能の障害である。認知症には、脳血管性認知症、アルツハイマー型認知症、レビー小体型認知症などがある。脳の神経細胞が減少して、記憶障害、知能低下、見当識障害、人格障害を伴う。認知症の発症により、本人および周囲の生活の質（QOL）は著しく低下する。認知症では

認知機能は衰えても，感情の機能はある程度保たれている場合が多いので，本人にストレスや不安を与えない対応が必要である。

　認知症の発症と食事との関係については，n-3系脂肪酸やビタミンなどで検討がなされているが，明らかな科学的根拠は得られていない状況であり，今後の研究が待たれる。しかし，魚，野菜，果物の積極的な摂取と脂質や糖の過剰摂取の抑制は，偏りのないバランスのとれた食事となり，低栄養を予防するとともに望ましい食事の基本となる。

演習問題

　自分の将来設計を考え，現在の自分の食生活のどこを改善したらよいかを，「食生活指針」（第2章表2－16，p.35）を参考にして考えてみましょう（Key Word：生活リズム：朝食欠食，夜食・間食のとりすぎ。食事のバランス：野菜・果物，牛乳・乳製品の摂取不足。適正体重の維持：肥満とやせ）。

【第3章参考文献・資料】

第1節・2節

1）厚生労働省「平成27年度乳幼児栄養調査結果の概要」2016
2）厚生労働省「保育所における食事の提供ガイドライン」2012
3）厚生労働省「授乳・離乳の支援ガイド」2019
4）厚生労働省「保育所等における食事提供体制に係る調査研究事業，報告書」2019
5）厚生労働省「保育所保育指針」（平成29年厚生労働省告示第117号）
6）厚生労働省「日本人の食事摂取基準（2020年版）」2019
7）日本保育園保健協議会「保育保健における食育実践の手引き」2012
8）乳幼児食生活研究会編「幼児の食生活－その基本と実際」日本小児医事出版，2010
9）巷野悟郎，向井美惠他「心・栄養・食べ方を育む乳幼児の食行動と食支援」医歯薬出版，2008
10）母子衛生研究会編「授乳・離乳の支援ガイド－実践の手引き」母子保健事業，2008
11）二木武他「新版　小児の発達栄養行動」医歯薬出版，2004
12）高野陽編「小児保健」ミネルヴァ書房，2000
13）下村道子他「新調理学」光生館，2015
14）児童育成協会監，堤ちはる他「新・基本保育シリーズ⑫子どもの食と栄

養」中央法規出版，2019

15）飯塚道子他「最新子どもの食と栄養」学健書院，2020

16）岡﨑光子編「子どもの食と栄養－演習－」同文書院，2016

第3節

1）内閣府『食育ガイド』2013

2）厚生労働省『楽しく食べる子どもに〜食からはじまる健やかガイド』2004

3）厚生労働省『妊産婦のための食生活指針』2006

4）厚生労働省『平成30年国民健康・栄養調査結果』2019

5）メタボリックシンドローム診断基準検討委員会『メタボリックシンドロームの定義と診断基準』日本内科学会雑誌94：188-203，2005

6）厚生労働省　『日本人の食事摂取基準（2020年版)』2019

7）カゴメ株式会社『子どもの野菜の好き嫌いに関する調査報告書』2011

8）精神保健福祉士養成セミナー編集委員会編『精神保健学－精神保健の課題と支援　第6版』へるす出版，2017

9）鈴木真理『内分泌・代謝疾患としての摂食障害・過食とやせのプライマリケア』日本内分泌学会雑誌95（2）：693-693，2019

10）鈴木真理『小児・思春期の「やせ症」への対応』日本医事新報（4909）：55-56，2018

11）厚生労働省『未成年者の喫煙について』厚生労働省ホームページ

12）文部科学省『学校給食実施基準の一部改正について（通知)』30文科初等643号，2018年7月31日

第4節

1）内閣府『食育ガイド』2013

2）厚生労働省『楽しく食べる子どもに〜食からはじまる健やかガイド』2004

3）厚生労働省『妊産婦のための食生活指針』2006

4）厚生労働省『平成30年国民健康・栄養調査結果』2019

5）メタボリックシンドローム診断基準検討委員会『メタボリックシンドロームの定義と診断基準』日本内科学会雑誌94：188-203，2005

6）厚生労働省『日本人の食事摂取基準（2020年版)』2019

第4章

食育の基本と内容

1．保育における食育の意義・目的と基本的考え方

【学習のねらい】

・保育所，認定こども園等における食育の目標，意義を理解する。

・発達に応じた食育のあり方を理解する。

◼ 食育をめぐる動向 ── 今なぜ食育か

（1）食育基本法，食育推進基本計画制定の背景

2005（平成17）年に施行された「食育基本法」の前文には，食について「子どもたちが豊かな人間性を育み生きる力を身につけていくためには何よりも『食』が重要である」とし，食育*については「食育は，生きる上での基本であって，知育，徳育，体育の基礎となるべきものとして位置付けるとともにさまざまな経験を通じて食に関する知識と，食を選択する力を習得し，健全な食生活を実践することができる，人間を育てる食育を推進する」と記載されている。とくに子どもに対する食育は「心身の成長及び人格の形成に大きな影響を及ぼし，生涯にわたって健全なこころと身体を培い豊かな人間性を育んでいく基礎となるものである」としている。

今日，「食育基本法」以外にも食に関する指針などが次ページの参考表のように相次いで出されている。食にかかわる環境を国レベルで整えていこうとしている背景には「栄養素摂取の偏り」「不規則な食事」「肥満や生活習慣病の増加」「食を大切にする心の欠如」「若い女性のやせ志向」「食の安全性の問題」「自然・伝統食文化の喪失」「食料自給率**の低下」「食品ロス***」「貧困家庭****」など食に関するさまざまな問題がある。

子どもの食育は，今の健康を保つだけではなく将来にわたる豊かなこころと健康，とくに人として他者と関わっていく力の育成や，生活習慣病予防のために重要である。しかし食育基本法が施行されてから15年が経過しても，とくに家庭に目を向けると，「家族形態のほとんどが核家族*****となった」「共働き世帯が増え時間的に余裕がない保護者が増えた」「食の社会化******が進みいつでも好きなときに好きなものを個人の都合で食べることができる」ことなどから，「食事内容（何をどのように食べるか）よりも，時短（簡易に手間なく食べられるこ

*食育という言葉は，明治時代の石塚左玄著「食物養生法」（明治31年），村井弦齋著「食道楽」（明治36年）などの著作にみられ，智育，体育，徳育よりも大事であることが記されている。

**食料をどの程度自国内でまかなっているかをみる指標。通常食料全体の自給率をカロリーベースで表す。日本は畜産物の飼料を海外の穀物に依存しているなどの理由から38%（2019年現在）ときわめて低い。

***本来，食べられるのに捨てられてしまう食品のこと（農林水産省）。日本では643万トンが捨てられ，そのうち家庭系食品ロスが291万トン（45%），国民一人あたりの食品ロス量は年間54kgになる（総務省人口推計（2016（平成28）年度），平成28年度食糧需給表概算値）。

****可処分所得（収入から税・社会保険料を除いた額）の中央値の半分に満たない世帯をいう。日本の貧困家庭は15.7%，このうち子どもの貧困率（子どもがいる世帯の貧困率）は13.9%で，日本は先進国中米国に次いで2番目に高い。さらに子どもがいる現役世帯のうち大人が一人世帯の貧困率は50.8%（平成27年度国民生活基礎調査：大規模調査年）と極めて高い。

参考表　食に関する法律・指針

○「健康づくりのための食生活指針」1990（平成2）年　厚生省：
「成長期のための食生活指針」など，ライフステージ各期にあわせた食生活指針。

○「食生活指針」：2000（平成12）年　農水省・厚生省・文部省策定。2017（平成29）年改訂（農林水産省・厚生労働省・文部科学省）：第3次食育推進基本計画（2016年4月）の作成を受け，内容を改訂。国民一人ひとりが実践するための定性的（食生活の方向性）なメッセージ群。

○「健康日本21」：（厚生省，2000年〜2012年）。「健康日本21（第二次）」（厚生労働省，2013〜2022年）：第一次での食生活，栄養，身体活動など9分野での健康管理，健康増進活動に引き続き，第二次では，健康寿命の延伸と健康格差の縮小，生活習慣病の発症予防と重症化予防の徹底など7つの項目を全面改定。

○「健康増進法」：2003（平成15）年　厚生労働省：国民の健康作りと疾病予防をめざす。

○「楽しく食べる子どもに〜食からはじまる健やかガイド〜」：2003（平成15）年　厚生労働省：食を通じた子どもの心身の健やかな発達をめざす。

○「保育所における食育に関する指針」2004（平成16）年　厚生労働省

○「改正学校教育法」2004（平成16）年　文部科学省：学校栄養教諭制度の創設
学校栄養教諭は，学校における食教育推進の中核的な役割を担う。

○「食育基本法」2005（平成17）年　内閣府：国全体として，食育を総合的，計画的に推進することを目的とする。

○「食事バランスガイド」2005（平成17）年　厚生労働省・農林水産省：
「なにを」「どれだけ食べたらよいか」という食事のとり方・目安量をイラストで示す。

○「食育推進基本計画」2006（平成18）年　内閣府，2016年から農林水産省に移管：食育基本法を推進，実行していくための具体的な食育推進計画案。「第2次食育推進基本計画」（2011〜2015年），「第3次食育推進基本計画」（2016〜2020年）に引き続き「第4次食育推進基本計画」（2021〜2025年）を実施。

○「保育所におけるアレルギー対応ガイドライン」2011（平成23）年に保育所でのアレルギー疾患を有する子どもへの対応の基本として策定。2019（平成31）年に改訂され，アレルギー対応はかかりつけ医が記入する「生活管理指導表」に沿って実施し，食物アレルギー児への対応は安全・安心の確保優先の観点から完全除去食対応を明記。

○「保育所における食事提供ガイドライン」2012（平成24）年　厚生労働省：保育所の食の意義・役割，食事提供のあり方，さらに食事提供の評価（運営面）について具体的に記載。

○「保育所における感染症対策ガイドライン」2012（平成24）年，2019（平成31）年改訂，厚生労働省：子どもの健やかな育ちのため，乳幼児の特性を踏まえた保育所における感染症対策の基本を示した。食に関しては，衛生管理，施設内外の衛生管理で手洗い，食事・おやつ，調乳・冷凍母乳などの記載がある。

○「教育・保育施設等における事故発生時のためのガイドライン【事故発生時の対応】〜施設・事業者，地方公共団体共通〜」「教育・保育施設等における事故発生時のためのガイドライン【事故予防のための取り組み】〜地方自治体向け〜」2016年，内閣府：2015（平成27）年施行の子ども・子育て支援新制度を受け，事故発生の際の対応等が記載された。

○「保育所保育指針」（2017（平成29）年改定）厚生労働省：子どもの育ちをめぐる環境の変化を踏まえ，乳児・3歳未満児保育の記載の充実，幼児教育の積極的位置づけ，健康および安全の記載の見直し，「子育て支援」の章の新設，職員の資質・専門性の向上が示された。特に，食育の推進，安全な保育環境の確保等に関して記載内容が見直された。

○「授乳・離乳の支援ガイド」2008（平成20）年策定，2019（平成31）年改定。厚生労働省：2019年改定版では，授乳・離乳を通じた育児支援の視点を重視。食物アレルギー予防に関して医師の診断に基づいた授乳・離乳の支援，最新の知見に基づく乳幼児栄養管理等に関する支援のあり方等が記載された。

○「日本人の食事摂取基準（2020年版）」2019（令和元）年，厚生労働省：国民の健康の保持・増進・生活習慣病予防のために参照するエネルギーおよび栄養素の摂取量の基準。2020年版では特に高齢者の低栄養予防やフレイル予防も視野に策定。乳・幼児期については乳児で2つ（たんぱく質とエネルギーは3つの月齢区分），小児期(17歳まで)は，7つの年齢区分で男女別で表され，小児期の食習慣が将来の生活習慣病に関わる視点から様々なエビデンスをもとに，エネルギー，たんぱく質，脂質，炭水化物，ビタミン類13，多量ビタミン類5，微量ビタミン類8について推定平均必要量や推奨量などが示された。

＊＊＊＊＊夫婦と未婚の子ども，あるいは夫婦のみから構成される家族形態。日本の家族の約60％をしめる。世代間の家事機能・文化・伝統の伝承が少ない，個人の都合が優先されるなどの特徴がある（p.123）。

＊＊＊＊＊＊かつては家庭内で行われてきた食事作りを，料金を払い代行してもらうこと。たとえば外食，できあいのお総菜，冷凍食品などを活用する食生活（p.123）。

と）を重視する」傾向や「朝食を食べない子ども」「一人で食事をとる子ども」がみられ，家族と一緒に楽しく食卓を囲む機会が減少傾向にある。その結果として子どものこころとからだの育ちにさまざまなひずみ*が生じてきている現状がある。

(2) 保護者の食意識の低下

　このような社会全体としての食の問題に加え，小児の場合，最大の課題は保護者自身の養育能力の低下，あるいは食を重視しない保護者の増加である（表4-1）。

　本来，各家庭が子どもに，「自分で食事を食べ，食に関するマナーを身につけ，食と健康の関係について学び，何をどのように食べたらよいかが分かる」などの，「食に主体的に関わっていく力」を身につけさせる役割を担っていた。しかし今，その家庭が子どもにかかわる機能である「食を整える」ことをしなくなってきている**。

> *非行に走る，あるいは犯罪を起こす子どもの家庭では，保護者が子育てに関心が低い，また食に関しては朝食を食べない，家では食事をせずにスナック菓子やファストフードばかり食べる，子どもがひとりで食べる，などの傾向が見られる。

> **家庭は，衣・食・住生活を営む，生殖，保育・教育，介護，労働力の再生産，憩いなどの機能がある。そのほとんどが社会化されているが，「食材を選ぶ」「料理を作る」などの食事を整える機能は，親が子どもにかかわる重要かつ唯一残された機能ともいえる。

表4-1　子どもをめぐる食の問題

【心身の問題】
- 肥満児，生活習慣病の増加（運動不足，脂質，炭水化物（糖質）のとりすぎ）
- やせの増加（やせ志向）
- 体力の低下（朝食欠食・栄養不足・不規則な生活）
- 集中力の欠如・学力の低下（朝食欠食・栄養不足・不規則な生活）
- 排便が毎日ない（野菜果物の摂取量不足・食物繊維の不足）

【食事のとり方】
- 朝食欠食（時間がない，空腹感がない，朝食が用意されていない）
- 食事のリズムがない（欠食，だらだらと食べる，夜食の習慣）
- 菓子類（菓子パンを含む），ジュース類が食事
- 脂肪や炭水化物にかたよった食事，ジュース類の過剰摂取

＜さまざまな"こ食"＞
- 孤食（子どものみで食事をとる一人食べ）
- 粉食（パン，麺類など小麦粉の食品ばかりを食べる）
- 個食（家族がバラバラの内容の食事，同じものを食べることで生まれる会話がない食事）
- 固食（かたよったものしか食べない）
- 戸食（電話で注文してとる食事）
- 庫食（冷凍食品ばかりとる冷蔵庫食）
- コ食（コンビニ食）
- 小食（量が少ない食事）
- 子食（子どもが好きなメニューにかたよった食事，ハンバーガー，フライドポテト，カレーライス，スパゲッティなど単品で，脂質，炭水化物に栄養素がかたよった食事）
- 虚食（ただお腹さえふくれればよいという食事のとり方・内容，えさ的な食事）

【保護者の問題】
- 子どもの食事を作ったり整えることができない保護者，子どもの食生活を重視していない保護者の増加（例：園児の弁当箱のふたを開けるとチンチンチンと音がする，保育園児がおかずはスーパーで売っているパックに入ったものだと思っている）
- 朝食を作らない（親が食べない，子どもが食べないから作らない，時間がない）
- 食事や生活のリズムを気にしない（家族の生活パターンがバラバラ）
- 家族そろって食べようとしない（それぞれの都合で好きなものを好きなときに食べる）
- 主食・主菜・副菜がそろった，3色食品群のバランスがとれた食事を整えない
- お菓子（菓子パンも含む）を食事に出す（出すのが簡単・子どもがよく食べる）
- 子どもが望むときに好きなように食べさせる（子ども任せ，親が責任を持たない）
- 食事内容よりも，簡便さを求める（食の外部化に依存，家では調理しない）

(3) 保育所での食育実践

　子どもを取り巻く食環境がめまぐるしく変化するなか，子ども自身が食に関心を持ち，将来にわたる心身の健康を守るために「何をどのように食べたらよいか選択する力」を身につけ，「主体的に食を営む力をつけること」が重要になっている。そのために行う実践を「食育（実践）」という（図4－1）。とくに日中のほとんどの時間を保育所等で過ごす子どもたちにとって，保育者の食育に果たす役割は保護者とともに大きい。

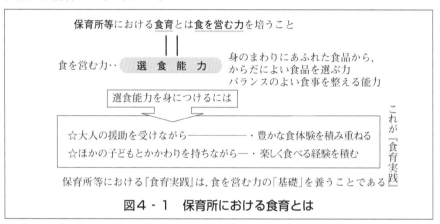

図4‐1　保育所における食育とは

　2009（平成21）年4月から施行された「保育所保育指針」*のなかで初めて第5章第3節に「食育の推進」が明記され，「保育所における食育は『食を営む力』の基礎育成に向け，その基礎を培う」ことを目標とするとされた。とくに保育所における食育の目標として「食育の基本として，子どもが生活と遊びの中で，意欲をもって食に関わる体験を積み重ね，食べることを楽しみ，食事を楽しみあう子どもに成長することを期待するものである」と示し，「食べることを楽しみ合う子ども像」の実現を目指していたことがわかる。

　また2017（平成29）年には，保育所における子育て支援のさらなる充実，保育所におけるさまざまな経験から育てられる事柄は，乳幼児期以降の大人になってからの生活にも影響を及ぼすとの知見から，保育所の果たす役割がさらに高まったことを背景に「保育所保育指針」が改定された。特に今回の改定では，①乳児および1歳以上3歳未満児の保育に関する記載の充実（心身の発達基盤が形成される），3歳未満児の保育の意義をより明確化し，その内容の充実化，②幼児教育の位置づけ：幼児教育において育みたい子どもたちの資質・能力を明確化し「幼稚園教育要領」「幼保連携型認定こども園教育・保育要領」との幼児教育の共通化，③「健康及び安全」の記載の見直し：危険な状態の回避，安全な保育環境の確保などリスク管理の重要性の強調（食分野では食物アレルギーの関係機関と連携した保育所の体制構築など安全な環境整備の確立，および災害発生時の

＊2008（平成20）年3月に告示。保育所は養護と教育を一体的に行うことを特性とすること，食育の推進の明記，小学校との連携のため「保育所児童保育要録」を小学校へ送ることの義務付け，保護者支援の基本事項を明確化するなど，保育所の役割の明確化，保育内容の改善，保護者支援などが示されている。

対応について記載，食育推進については保育所の特性を生かした食育と食育環境の整備等），④子育て支援の章の新設：関係機関との連携や協働に加え，保育所が地域に開かれた子育て支援を行うことを明示，⑤資質・専門性の向上：一人ひとりの職員が，主体的・協働的にその資質・専門性を向上させていくための職員の研修体制の強化，が明記された。

　いずれの内容も0歳から5歳までの子どもの食と関わっており，さらに保育所での子どもの食支援だけではなく，保護者に対して食支援が実践できる保育の専門性を持った保育者一人ひとりの資質向上が求められている。なお，「保育所保育指針第3章2．食育の推進」では，「（1）保育所の特性を生かした食育」「（2）食育の環境の整備等」に章立てされ，特に今回の改定では（2）の中に「保護者や地域の多様な関係者との連携及び協働の下で，食に関する取組が進められること。」との記述が増え，保護者などとの連携が強調された。従って保育所の食育実践は，入所している子どもたちの食を営む力の育成に向け，これまで以上に保護者や保健所，保健センター，医療機関，地域子育て支援センターなどの社会環境との連携を意識して計画を立て実践をしていく必要があり，保育者にはその資質・能力が求められるようになった。

2 食育の目標 ── 養護と教育

（1）保育の養護的側面と教育的側面

　保育所の保育は，養護的側面と教育的側面の両面から成り立っている。

　保育の養護的側面とは，「子どもの様々な欲求を満たし，生命の保持及び情緒の安定を図ること」とされ，保育所が子どもの生命を守り，保育者が子どもを無条件に受けとめ，子どもがこの環境のなかで安心して過ごしていけることを保障することである。「養護に関わるねらい及び内容（保育者がねらい達成のために指導を行う保育の内容）」は，「生命の保持」と「情緒の安定」に分けられる。

　一方，保育の教育的側面とは，子どもが健やかに成長し，その活動がより豊かに展開されるための発達の援助のことであり，保育の「ねらい及び内容」を，子どもの発達の側面からまとめたものである。乳児期は「健やかにのびのび育つ」（身体的な発達）「身近な人と気持ちが通じ合う」（社会的発達）「身近なものと関わり感性が育つ」（精神的発達）としてまとめられ，1歳以上3歳未満児，および3歳以上児の「ねらい及び内容」は，それぞれ「健康」「言葉」「人間関係」「環境」「表現」の5つの領域で構成されている。そして，養護と教育は，別々に行われるのではなく一体的に行われる。

　さらに今回の保育所保育指針では，幼児教育の位置づけが明記され，幼児教育において育みたい子どもたちの資質・能力を「知識及び技能の基礎」「思考力，

判断力，表現力等の基礎」「学びに向かう力，人間性等」として示している。この資質・能力は小学校以降の学習指導要領にも，変化の激しいこれからの社会を生きる子どもたちに身につけさせたい「生きる力」の3要素として示され，幼児教育が学校教育につながっていく。

さらにこれらの3つの資質・能力が，5つの領域（健康・言葉・人間関係・表現・環境）における「ねらい及び内容」に基づいて展開される保育活動全体を通じて育まれていった時，幼児期の終わり頃（5歳後半）には具体的にどのような姿として現れるかを「幼児期の終わりまでに育ってほしい10の姿」として明確化した。これらは「幼稚園教育要領」「幼保連携型認定こども園教育・保育要領」においても幼児教育を行う施設として共有すべき事項と定められ，幼児教育の共通化が図られた。

保育者は，保育の全体の計画，そしてそれに基づく食育計画や健康の計画を立

> 幼児期の終わりまでに育ってほしい10の姿
> ・健康な心と体　・自立心　・協同性　・道徳性・規範意識の芽生え　・社会生活との関わり　・思考力の芽生え　・自然との関わり・生命尊重　・数量や図形，標識や文字などへの関心・感覚　・言葉による伝え合い　・豊かな感性と表現

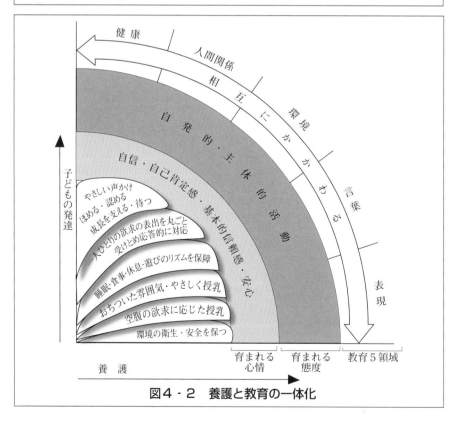

図4・2　養護と教育の一体化

てる際にこれら 10 の姿を思いうかべながら保育の内容を考え，各年齢の発達過程に応じた（適した）保育を通じて「知識，技能の基礎」「思考力，判断力，表現力等の基礎」「学びに向かう力，人間性等」を育むための環境（人的・物的・時間・空間・社会）や活動を計画し，実践を行うことが求められている。

養護的側面を満たし，「保育所で安心して過ごせる」ことが保障されると，それをもとにして子どもは自発的に環境とかかわり 5 つの領域の目標を達成してい

目的：**楽しく食べる子どもに**

（保育のねらいおよび内容）

〈ねらい〉 食の側面から保育を通じて育みたい資質・能力*
〈内　容〉 ねらいを達成するために保育者が行う事項と
　　　　　子どもが環境にかかわって経験する事項

養護
教育

生命の保護／情緒の安定
＋

3 つの視点：
0 歳児
　健やかに伸び伸び育つ
　身近な人と気持ちが通じ合う
　身近なものとかかわり感性が育つ

5 つの領域：
人が人として社会のなかで生きていくために養うべき能力，子どもの発達を評価する視点となる。
　健　　　康：自ら健康で安全な生活を作り出す力を養う
　人間関係：自立心を育て，人とかかわる力を養う
　環　　　境：周囲の環境に探求心をもってかかわり，それらを
　　　　　　　生活に取り入れる
　言　　　葉：言葉に対する感覚や言葉で表現する力を養う
　表　　　現：感じたことや考えたことを表現する力を養う

＋

食育の 5 つの項目：
食を通じて人が人として周囲の人とかかわりながら，健康的に生きていくための基礎，食を営む力の基礎を培う観点。
　食と健康：食を通じて自ら健康で安全な生活を作り出す力を養う
　食と人間関係：食を通じて身近な人といっしょに食べる楽しさを味わう
　食と文化：人々が築いてきた文化を理解し創り出す力を養う
　命の育ちと食：食を通じて自らも含めたすべての命を大切にする力を養う
　料理と食：食を通じて素材に目を向け，調理することに関心をもつ能
　　　　　　力を養う

養護と教育は，一体となって子どもの生活・遊びを通し展開される。養護が保障され，その上で人として生活していくために必要な能力を，必要な経験を通して子どもたちは身につけていく。

図4・3　保育のねらいと内容

*保育所等において生きる力の基礎を培うため育む資質・能力として次の3つがある。「知識及び技能の基礎」「思考力，判断力，表現力等の基礎」「学びに向かう力，人間性等」で，幼児教育において統一された。

く。しかし，養護的側面が満たされず不安感があると，子どもは活動できず，教育的側面の目標達成も難しくなる。このように，養護と教育は連続しているものであり，相互に関連して日常の保育のなかに盛り込む必要がある（図4-2）。

（2）食育と養護・教育

　食育は，養護と教育の二つにかかわる大きな内容であり，そのなかに「保育における食育に関する指針」に示される5項目「食と健康」「食と人間関係」「食と文化」「命の育ちと食」「食と文化」を参考に，食育の視点を盛り込むことが求められる（図4-3）。

　たとえば，「泣くこと」「喃語」に始まる子どもの欲求表出を，保育者がタイミングよく受けとめ，十分にスキンシップを図り，哺乳をして生理的欲求を満たす（養護）と，情緒が安定し，かかわってくれる特定の保育者との間に基本的信頼感が形成される（人間関係）。さらに継続して食事場面での「応答的やりとり」を積み重ねる（養護）ことで，子どもの情緒が安定し主体的に環境にかかわっていく姿勢が生まれる（5つの領域すべて）。このことから食育を通じた養護によって，自ら食事をとる，何でも食べる（健康），食事のときの会話を楽しむ，絵本で作物の名前を知る（言葉），食事の手伝いをする，マナーを守り食事をとる，ともに食べる人にも気を配る（人間関係），動植物を育てる（環境），創造力を働かした料理を作る（表現）など，教育的目的の一つひとつが達成されていくのがわかる。

▌3 発達の各時期の食のあり方 ── 子どもの食事・食卓に求められていること

（1）人にとっての食事とは

　食事とは「生きることの源」であり，単に空腹を満たすだけではなく，ともに食べることにより（共食），「人間的な信頼関係の基礎を作る営み」である。つまり食は人がこころもからだも，そして社会的にも健康に生活していくための源であり，乳幼児期は生涯にわたる健康を維持する基礎を築く，重要な時期である。

　保育者は「身体を大きくするためだけに食事をとっているのではない」ということを常に念頭に置き，養護と教育の内容を具現化していくことが重要である。

（2）乳児期（誕生から離乳まで）の食の養護・教育

　乳幼児期は感染症*などに対する免疫力**が低く，哺乳瓶の消毒，保育室の衛生，保育者の手指の消毒など衛生環境を保つことが何よりも大切である。

　また乳児期は，すべてを保育者に頼らないと生きていくことができない。「お腹がすいたというサイン」（泣いたとき）に応じて授乳することは，命を守られているという安心感を子どもに抱かせ，「基本的信頼感」を育くみ，情緒が安定

*多くはアデノウイルス，インフルエンザウイルスなどのウイルス感染で，抗生剤は効かない。手洗い，手指消毒などの予防策とともに，粘膜を強くするビタミンA，免疫抗体を作るたんぱく質を摂取し，免疫力を上げることが重要。

**体外から侵入してくる細菌・ウイルスに対して，その侵入を防ぎ増殖を抑えることで，体内で病原性を発揮させない力。免疫細胞としては白血球がその主体として機能している。白血球には，リンパ球，好中球，好酸球，好塩基球，単球の5種類がある。

する。逆に空腹の欲求に応じて適切に授乳しないと，子どもは周囲の環境に"不信感"を持ち，情緒不安定となる。また5か月頃〜1歳3か月頃までの離乳期においても，授乳期に引き続き，とくに哺乳瓶，食器，食材などの衛生に留意し，食事室の衛生を保つことが，子どもの命を守るために何よりも大切である。

そしてはじめて口にする食べものに対して不安を抱かないようにするため，子どもの声に応答しながら優しく声かけをする。顔や手が食事で汚れたときには，温タオルでやさしく拭き取ってあげることも環境に対する心地よさをはぐくむ。

離乳食は，「授乳・離乳食支援のガイド」を参考に進めるが，一人ひとりの補食，咀嚼，嚥下，食べものへの興味，家庭での摂取状況を見ながら適切な固さ，大きさ，量，素材の味を生かした食事を用意する。離乳食を早く進めすぎたり，あるいは逆に遅すぎると，食事が食べづらく食べる意欲・態度が育たないといった結果になるため，子どもの「発達を見極める」ことがなによりも重要である[*]。

*第3章1節「**4** 離乳期の食と栄養」（p.61）参照。

(3) 幼児期（前期：1，2歳，後期：3，4，5，6歳）

幼児期は，将来，人として成長し，ふさわしい社会性を身につけ生活していく上で必要となる「基本的生活習慣」を習得する時期といえる。この時期に身につけた生活習慣は将来も引き継がれるため，幼児期に正しい生活習慣を習得しないと，後から身につけることが非常に困難となる。

また，「食器ならべや片付け」などの給食の手伝いも幼児期前期から可能である。したがって，大人が先んじてすべてを行ってしまったり，大人のペースを押しつけるのではなく，子どもが「自分でやりたい」という気持ちを適切に受けとめ，失敗しても子どもにやらせて「自立」を促す働きかけが重要である。そのため保育者には，「待つ」「みる」「くり返す」の姿勢が求められる。とくに自我が目覚める2歳頃は，自分でやりたい気持ちが大きくなる一方，実際にやれる能力は低く，また他人のことを思いやる気持ちがないので，保育者にとって非常に子育てに困難を感じる時期でもある。しかし，この時期の子どもの感情表出を丸ごと受けとめ，温かく見守ることが，その後の豊かな成長・発達につながっていく。

さらに3歳になると記憶が残るので，"食事場面が楽しい"あるいは"自分が愛されている"という思いは成長してからも残り，成長過程を通じて子どもの豊かで安定した情緒を育てる結果となる。家庭でも，家族が子どもと一緒に食事をとることの重要性を伝えていくようにしたい。そして4，5歳になると，徐々に相手を思いやる気持ちや食事をわけあう楽しさなどが育つので，給食の時間などを利用して社会性を身につけるよう援助していく。

(4) 食育実践

幼児期になると子どもが行う"食育実践"が可能になる。食育のスタートは，子どもが食に関心を持つことである。さまざまな体験（ままごと，食の手伝い，

菜園など）を，日常生活や保育のなかに取り入れ，豊かな食体験を積み重ねることで「食を営む力」の基礎が築かれていく。このように幼児期は，健全な心身の発育・発達を促す上で非常に重要な時期である。

（5）学童期

　学童期においては，幼児期に続き生活のリズムを確立し，正しい食習慣が確実に身につくようにする。"健康と食事の関係"も理解できるようになるので「みんなで一緒に作り，食べて，片付ける調理体験」「作物を作り食材のもとの姿を知る食農体験」「食の現場見学」などの体験学習の機会を設け，「自己管理能力」を育てる。また日常生活のなかでも，買い物や食事作り，あと片付けに至るまでの体験を通して，食生活に関する知識を深め，それを生活に生かす知恵や技術が自然に身につくようにする。食育という教科はないが，総合的な学習時間などで食育を取り上げ，さまざまな教科とも関連させて食育を実践していくことが望まれる。

演習問題

1. 「食を営む力」とは何か考えてみましょう（Key Word：食を選ぶ力，食にかかわる体験）。
2. 保育の養護的側面をあげ，なぜ養護が教育達成のために重要か考えてみましょう（Key Word：生命の保持，情緒の安定）。
3. 乳幼児期の食がその後の心身の発達にどのような意味を持つか考えてみましょう（Key Word：健全な心身の発達）。

2. 食育の内容と計画および評価

【学習のねらい】
・保育所保育指針に示された食育の方向性を理解する。
・食育実践のプロセスとPDCA（計画・実践・評価・改善）サイクルについて理解する。

1 保育所の食育実践の課題

　現在，食育はさまざまな形で保育所において実践されている。しかし，職員間の意識の差が大きく，「なぜこの実践が必要か」「次にどう結びつけるのか」という理論や計画性がないまま行われているケースがある。その結果，「楽しかった」で終わり，食育の目的である食を営む力の育成につながっていないことが多い。また，それには保護者支援の視点が欠けていることも一因といえよう。

保育所における食育が，食を営む力を育む基礎となり，将来につながっていくためには，食育を計画的かつ継続的に一貫性をもって行っていく必要がある。また，保育所職員全員が共通意識を持ち食育に取り組むことも，食育内容向上のためには重要である。

そのためには「アセスメント*に基づく食育計画」が必要であり，その計画に基づいて毎日の生活と遊びのなかに食育をとりいれ，子どもが食に関心を持ち，自ら意欲をもって食にかかわる豊かな体験を積むことが求められる（表4−2）。

*ここでのアセスメントは「事前評価」を指し，対象となる子ども，保護者などの情報収集を指す。

表4・2　食育の計画を立てるメリット

◆ 職員間に食育に取り組むことへの共通意識が生まれ，全園あげて食育に取り組むという姿勢が生まれる。
◆ 各職員の専門性を計画に反映することにより，食育内容が向上する。
◆ 今行っている実践が何をねらいとしているかが明確で，食育がイベント的に陥らない。
◆ ねらいと目的と実際の子どもの姿との間にズレが生じた場合，計画に照らし合わせ修正していくことができる。
◆ 記録が子どもの保育要録に記載され，食育が小学校にも引き継がれていく。
◆ 保護者に対しても，食育の計画を示すことで理解を得やすくなる。

---

② 新「保育所保育指針」── 保育所における食育に関する指針と食育の計画

(1)「保育所保育指針」に位置づけられた食育

2017（平成29）年改定の「保育所保育指針」では，「乳幼児期にふさわしい食生活が展開され，適切な援助が行われるよう，食事の提供を含む食育の計画を全体的な計画に基づいて作成し，その評価及び改善に努めること」と明記されている。すなわち，保育の計画（全体的な計画課程・指導計画）のなかに食育の計画を位置づけ，食育が計画的に実践されることが求められている。

また，「その評価及び改善に努めること」とされ，食育実践がアセスメント→計画→実践→評価→改善（PDCA）という循環プロセスをふむことも示された。計画を立てることにより食育実践が子どもの毎日の生活のなかに定着し，計画および実践を評価することで，さらに上の段階にステップアップしていくことにつながっていく。

(2) 保育所の計画 ── 全体的な計画・指導計画と食育の計画

「保育所保育指針」には，子どもが入所したときから修了するまでの保育全体を通して，その保育所に入所している子どもたちや地域の特性を考慮し，「目指す子ども像」を達成するために所長，あるいは園長を中心として全体的な計画を作成するように記されている。さらにこの全体的な計画に基づき，保育者が中心になって，子どもの発達段階・特性を考慮した年齢別，あるいはクラス別の具体

的な指導計画を作成するよう述べられている。

全体的な計画は，その保育所が地域の実態なども考慮に入れて作成する目標であることから，毎年大きく変更するものではない。

一方，指導計画は，全体的な計画を具体化・具現化するため（実際に保育のなかで展開する），子どもの実態にあわせて「年間計画」「期間計画」「月間計画」「週案」「日案」を立てていく。その際，各計画は全体的な計画を反映するかたちで「ねらい」「内容」を立て，整合性を持たせるようにする（章末参考資料4－1～3参照）。

そして食を営む力の育成のための食育の計画も，この全体的な計画および指導計画のなかにしっかりと位置づける必要がある。すなわち，食育の計画をほかの日常の保育と切り離して考えるのではなく，食育の視点を全体的な計画と指導計画に組み込むことで，保育の一環として生活と遊びのなかで計画的に展開していくことが可能となる。

(3)「保育所における食育に関する指針」

①食育の目標

厚生労働省は2008（平成20）年の「保育所保育指針」の改定に先立ち，食育の重要性が増している状況を反映して，2004（平成16）年に「楽しく食べる子どもに～保育所における食育に関する指針～」を策定した。そのなかで，保育所における食育の目標を，食を営む力の育成ための基礎を培うこととし，「5つの子ども像」の実現を目指している（図4－4，表4－3）。

②食育のねらいと内容

この「保育所における食育に関する指針」では，保育生活のなかで達成したいとする食育のねらい，すなわち具体的な目標を，子どもが身につけることが望まれる「心情」「意欲」「態度」と定めている。そして，このねらいを達成するために援助すべき5つの事項（食と健康，食と人間関係，食と文化，いのちの育ちと食，料理と食）を「内容」として示している。

ほかの保育内容と同様，食に関する体験を通して，子どもの心情面の発達を保育者が支え，次に子どもの主体的に「やってみよう」「かかわってみよう」という意欲を育て，最終的には自ら実践する態度をはぐくんでいくことが重要となる。またそれらを計画を立てて実践していくことで，子どもの食を営む力の育成に向け，系統的かつ一貫性のある有意義な活動を展開していくことが可能となる。

3 食育実践の実際

(1) 食育実践の流れ

食育実践は，まず目の前にいる子どもの実態把握からスタートしなければなら

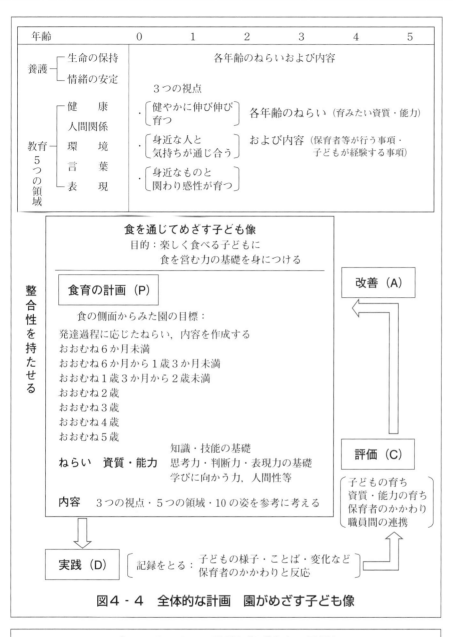

年齢	0	1	2	3	4	5

養護 ― 生命の保持
　　　― 情緒の安定

各年齢のねらいおよび内容

3つの視点

・〔健やかに伸び伸び育つ〕　各年齢のねらい（育みたい資質・能力）

・〔身近な人と気持ちが通じ合う〕　および内容（保育者等が行う事項・子どもが経験する事項）

・〔身近なものと関わり感性が育つ〕

教育　5つの領域 ― 健　康
　　　　　　　　　人間関係
　　　　　　　　　環　境
　　　　　　　　　言　葉
　　　　　　　　　表　現

整合性を持たせる

食を通じてめざす子ども像
目的：楽しく食べる子どもに
食を営む力の基礎を身につける

食育の計画（P）

食の側面からみた園の目標：

発達過程に応じたねらい，内容を作成する
おおむね6か月未満
おおむね6か月から1歳3か月未満
おおむね1歳3か月から2歳未満
おおむね2歳
おおむね3歳
おおむね4歳
おおむね5歳

ねらい　資質・能力　知識・技能の基礎
思考力・判断力・表現力の基礎
学びに向かう力，人間性等

内容　3つの視点・5つの領域・10の姿を参考に考える

改善（A）

評価（C）

子どもの育ち
資質・能力の育ち
保育者のかかわり
職員間の連携

実践（D）　〔記録をとる：子どもの様子・ことば・変化など
保育者のかかわりと反応〕

図4‐4　全体的な計画　園がめざす子ども像

表4‐3　5つの子ども像「食育の目標」

「お腹がすくリズムのもてる子ども」
「食べたいもの，好きなものが増える子ども」
「一緒に食べたい人がいる子ども」
「食事作り，準備に関わる子ども」
「食べ物を話題にする子ども」

　　　厚生労働省「楽しく食べる子どもに～保育所における食育に関する指針～」2004

ない。さまざまな食育の実践事例があるが，それらはあくまでも参考事例に過ぎない。保育所の子どもたち一人ひとりを，各人の発達，心情，地域の実情，および家庭背景をふまえつつ，食育の視点から観察・理解した上で，子どもたちの食に関する課題を把握し，「保育所保育指針」を反映させながら食育の計画を作成することが重要である。そして，計画（Plan）→実施（Do）→評価，反省（Check）→改善（Act）のプロセスにしたがって実施していく（図4－4，図4－5）。

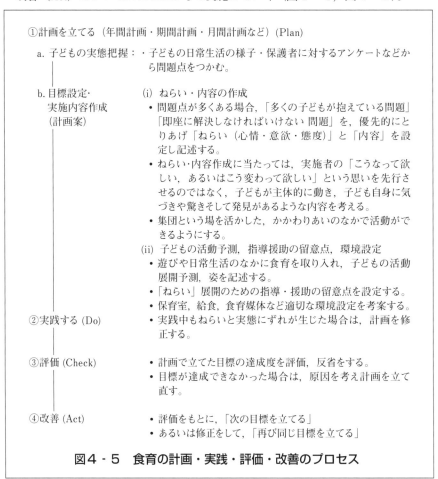

①計画を立てる（年間計画・期間計画・月間計画など）(Plan)

　　a. 子どもの実態把握：・子どもの日常生活の様子・保護者に対するアンケートなどから問題点をつかむ。

　　b.目標設定・　　　(i) ねらい・内容の作成
　　　実施内容作成　　・問題点が多くある場合，「多くの子どもが抱えている問題」
　　　（計画案）　　　　「即座に解決しなければいけない 問題」を，優先的にとりあげ「ねらい（心情・意欲・態度）」と「内容」を設定し記述する。
　　　　　　　　　　　・ねらい・内容作成に当たっては，実施者の「こうなって欲しい，あるいはこう変わって欲しい」という思いを先行させるのではなく，子どもが主体的に動き，子ども自身に気づきや驚きそして発見があるような内容を考える。
　　　　　　　　　　　・集団という場を活かした，かかわりあいのなかで活動ができるようにする。
　　　　　　　　　　　(ii) 子どもの活動予測，指導援助の留意点，環境設定
　　　　　　　　　　　・遊びや日常生活のなかに食育を取り入れ，子どもの活動展開予測，姿を記述する。
　　　　　　　　　　　・「ねらい」展開のための指導・援助の留意点を設定する。
　　　　　　　　　　　・保育室，給食，食育媒体など適切な環境設定を考案する。
②実践する (Do)　　　・実践中もねらいと実態にずれが生じた場合は，計画を修正する。

③評価 (Check)　　　・計画で立てた目標の達成度を評価，反省をする。
　　　　　　　　　　・目標が達成できなかった場合は，原因を考え計画を立て直す。

④改善 (Act)　　　　・評価をもとに，「次の目標を立てる」
　　　　　　　　　　・あるいは修正をして，「再び同じ目標を立てる」

図4‐5　食育の計画・実践・評価・改善のプロセス

（2）食育計画時の留意点

　食育計画は，食育の目標を具体化したねらいと，保育者のかかわりである内容から構成される。ねらいと内容を作成する際には，次のような点に注意する。

①かかわる人や時期によって内容が異ならないよう，一貫性を持たせる

　ねらいと内容を通し，子どもが何を感じ，何を学び，どのような力を身につけさせるのか，またそれが将来の子どもの姿にどうつながっていくのか，が明確となる。これらを明らかにすることで，どの職員がかかわっても活動の意味が明確

化され，一貫性ある食育の実践が可能となる。同時に評価の視点も明らかになる。

②**職員が互いに連携をとり，情報交換を密にして計画を立てる**

　保育者，栄養士，給食職員など保育所の職員が相互に，子どもたちやその家庭の問題点，あるいは目指す子ども像（何を育てたいか）について意見交換を行うようにする。そして全体的な計画と指導計画のなかに食育計画を位置づけた上で計画を立案し，園全体として食育に取り組んでいくという共通認識を図る。

③**目の前にいる子どもたちの問題点や，実態にあわせる**

　子どもの関心や実態から離れたねらいだと，子どもが関心を示さない。そのため目の前の子どもたちの問題点，実態を把握した上で計画を策定する必要がある。

④**発達段階，成長を考慮して，到達できる課題を用意する**

　食育においても子どもの達成感，また意欲（やる気）を引き出すことが重要である。そのためには，一人ひとりの子どもの個人差を考慮し，発達段階，理解力やからだの機能に無理がない内容，環境を設定する必要がある。

⑤**短い内容で，くり返し働きかけをする**

　とくに幼児期前半は集中力が持続しないので，短時間で行える内容を考える。また理解力，記憶力が未発達であるため，一貫性のある態度と内容で，何回もくり返して働きかけることにより，好ましい食習慣が形成されるよう計画する。

⑥**知識の伝達ではなく，食体験を重視する**

　食育は，栄養教育やしつけ教育ではない。自ら「食べてみよう」「やってみよう」「考えてみよう」とする意欲・態度を育てる内容で計画を策定することが大切である。こうした豊かな食体験を積み重ねる過程を通して，子どもに気づきが生まれ，望ましい食習慣が身につくようにする。

⑦**保護者と連携を図る**

　乳幼児期においては，家庭の食生活が直接子どもの食生活に反映される。したがって，食育の情報を家庭に向けて発信したり，保護者が食育実践に参加する機会を設けることで，保護者が食育に関心を持ち，家庭内で保育所の実践が反映されるようにする。

（3）食育実践時の留意点

　食育実践の際には，以下の事項に注意する必要がある。

①**主体は子どもであり，保育者の願望を強要しない**

　保育者の「子どもがこうなって欲しい」という思いや内容が強要されると，子どもの興味が継続しなくなる。子どもの自主体的な活動や思いを重視するようにする。

②**くり返しかかわる**

　「計画の留意点」でも示したが，幼児期前半は理解力・記憶力が未発達なため，

給食の時間などを利用しくり返し働きかけを行い，知識が行動として定着するように援助する。

③実施者は子どもの気づきや変化を評価し支援する

達成できたことについては評価しその都度ほめる。子どもは，評価してもらうことで，安心感を得て次の活動に取り組むことができる。また，評価されることにより，望ましいこと，望ましくないことの価値判断ができていく。

④記録をつける

子どもの様子，行動・意識の変化は，保育日誌などの記録に残すことを習慣づけ，評価や次の計画に生かす。

⑤実践を評価する

記録をもとに計画と比較し，食育実践の評価を行う。評価の視点およびポイントを表4－4，表4－5に示す。評価は子どもの育ちだけでなく，保育者とのか

表4-4 評価の視点

視点の対象	評 価 の 内 容
子 ど も	食育の計画のねらいと子どもたち一人ひとりの変化・成長が合致していたかを見る「子どもの側の評価」
保 育 者	保育者のかかわりがねらい達成のために適切であったかを反省・評価する「保育者の側の評価」
量 的	子どもの成長を評価する「量的な評価」（身長，体重の伸び）
質 的	子ども一人ひとりの育ち（心情・意欲・態度）を評価する「質的評価」（ことばや情緒，他者とのかかわり方） （ここではかかわりを持つ前の子ども姿，これからの姿についても評価する）

表4-5 評価のポイント

評価の対象	評 価 の ポ イ ン ト
子どもの側	・年齢や発達段階に応じた成長，発達が見られたか。 ・欲求が十分受けとめられ，満たされたか。 ・主体的に関心・興味をもってかかわっていたか。 ・ほかの子どもや職員と主体的なかかわりができたか。 ・次に結びつく充実した活動が展開できたか。
保育者の側	・子ども理解は十分であったか。 ・食を通じた発達を促す「ねらい」「内容」であったか。 ・一人ひとりの発達に応じた「内容」「環境設定」だったか。 ・日常の保育を生かす「内容」「環境設定」だったか。 ・一人ひとりの子どもの欲求に適切に対応していたか。 ・集団を生かした活動が展開できていたか。 ・発達段階に応じた援助ができていたか。 ・自分の思いが先行していなかったか。 ・保護者への働きかけは適切であったか。 ・次につながる活動であったか（イベント的ではなかったか）。 ・時間，活動場所は適切であったか。 ・ほかの職員との連携をうまく生かせていたか。

かわりについても行う。その際，保育者，栄養士，調理担当員，看護師などすべての職員がお互いの専門性を活かし，意見を出し合い，改善につなげる（評価の詳細は「（4）評価のポイント」を参照）。

⑥計画の修正

当初のねらい，あるいは予測した子どもの姿と実践成果にズレが生じた場合は，計画の途中でもその原因を分析して，再度計画を立案し直す。

（4）評価のポイント

食育を継続的に実践していくためには，計画の評価は不可欠である。ここでは食育計画の評価の際の留意点を示す。

①評価の視点・ポイント

評価の視点には表4-4に示したように4点がある。また，具体的な評価のポイントには表4-5のようなものがある。

②何をもとに評価するか

評価は，日々の保育では，指導計画（月案・週案・日案）に基づく食育計画のねらいに照らし合わせて行う。一方，長期的評価では，全体的な計画に位置づけた食育計画のねらいに照らし合わせて行う。そのなかで，「ねらいが達成できたか」「活動に意味があったか」「子どもが主体的に動いていたか」を検証していく。

なお，かかわった期間だけを見て「できた，できなかった」という評価は避ける。「今後さらにどのような経験を積むことで，『食を営む力』を伸ばす援助・活動を展開していくか」につながるかを評価する。

③評価の参加者

評価を行う際には保育者だけではなく，栄養士，看護師など，ほかの職種も専門的立場から子どもの変化や成長を多面的に評価していき，次の計画につなげていく。

（5）再計画

評価においてねらいがおおむね達成できたら，次の計画にステップアップしていく。あまり達成できていないと評価された場合，現在の計画のどこに課題があったかについて検討し，修正した計画に基づいて再度実践に取り組む。

4 食育実践の具体的内容

食育のスタートは，子どもが"食に関心を持つ"ことである。幼児期には学童期以降とは異なる心身の特徴があるので，それをふまえた計画・実践を行う。

（1）食育の具体的内容

①食育教材

子どもが食に関心を持つためのきっかけ，栄養素や食事の働き，マナーを教える手段として用いるツールを食育教材という。食育教材は，毎日の保育時間のな

かで手軽に用いることができ，0歳児にも食の楽しさを伝えることができる。た
とえば「なぜ食べるのか」「食べものの働き」「3色食品群」「朝食の働き」「食材
の名前」「食べるときの決まり」などのテーマで子どもの発達段階に対応した食
育教材を考え，くり返し教えたりゲームをして楽しむ（章末資料4－6参照）。

こうした食育教材をうまく活用することで，子どもたちの食に対する関心を高
めることができる（表4－6）。

食育教材を用いるときの重要なポイントとしては，以下の点がある。

（ⅰ）子どもの発達段階を考慮する。

（ⅱ）ほかの保育から切り離すのではなく，保育活動のなかに組み込む。

（ⅲ）くり返し働きかけを行う，あるいはひとつのテーマにさまざまな教材を結
　　びつけて，くり返しそのテーマについての活動をする（たとえば赤・黄・
　　緑群など）。

表4-6　食育教材例

◇ 絵本・紙芝居（食材やマナー，食にちなんだ行事についての本などが多数出ている）
◇ 歌（いつでもどこでもくり返し耳から覚えられる。食材が登場する歌がある）
◇ ペープサート（対象にあわせた内容で，手軽に作ることができる）
◇ エプロンシアター®（1人で演じることができる）
◇ 食育カルタ（遊びを通じて食育実践ができる。子ども自身に絵を描かせるのもよい）
◇ 食材カード（さまざまな食品の名前を覚えたり，3色食品群の食材分けゲームをする）
◇ 3色板（給食の食材を3つの色に分けるための板）
◇ ランチョンマット（食器の置き方，給食の3色食品群の食材分けなどに活用する）
◇ ごっこ遊び（ままごと，お買い物ごっこ）

---

②菜園活動をともなった食育

「だいこんに葉があることを知らない」「種をまけばすぐに食べられると思って
いる」「いもが地中で育つことを知らない」「枝豆が大豆になることを知らない」
など，食べものの育ちを知らない子どもが多くみられる。

野菜や果物を作る菜園活動は，食べものが育っていく姿や変化がみえ，食への
興味を喚起する。また，ピーマンやなすなど食べものの好き嫌いがあっても，自
分で作ったものは頑張って食べることができ，好き嫌いをなくすきっかけとな
る。さらに，自分で育てることで植物が生長していく様子をみて，「育てる責任
感」や「自分が育てた自信」が育まれる。

菜園は畑でもよいが，各保育室の前でプランターを使い栽培すると，身近に作
物が育ち日々成長・成熟する様子がみえ，世話をする意欲や感動が高まる。

③クッキング保育（調理保育）

現在，子どもの生活のなかで家庭における調理の機会は少ない。そこで，「作っ
て食べる」というクッキング保育に子どもはとても強い関心を示す。

（ⅰ）子どもクッキング

　　クッキングは子どもの五感を育てるよい環境である。たとえばご飯を炊く場合に「米をとぐ音」「糠（ぬか）の匂い」「ご飯が炊ける匂い」「音」「蒸気が立つ様子」「炊きたてでアツアツのご飯」「つやつやの色」など，さまざまな感覚に働きかける。保育所で実践しやすいクッキング保育のサンプルを表4－7に掲載する（章末資料4－4参照）。

（ⅱ）親子クッキング

　　保護者とともに調理を楽しむ「親子クッキング」は，保護者に子どもでも可能な調理技術を知らせる機会となり，実際に家庭で調理をするきっかけとなる。また，親子で互いを思いやる気持ちを育くむことができる。

（ⅲ）保護者クッキング

　　保護者クッキングで保護者が調理している様子を見ると，「だしのとりかたを知らない」「蒸し器に水を張ることを知らない」など調理の基本を知らないことや家庭で調理をあまりしていないこと，さらに「マニュアル通りでないと不安になる」など保護者のありのままの姿がわかり，保護者に対してどのような働きかけをしたらよいのかがみえてくる。

表4‐7　クッキング保育のサンプル

○ 子どもの創造力を活かして楽しめる遊びの要素が大きいもの：
　　クッキー，パン，白玉団子など
○ 調理の最終段階で加熱して衛生的に行えるもの：
　　カレー，豚汁，クッキー，ピザ，パン，白玉団子 など
○ 季節感があるもの：
　　そうめん，ゼリー，月見団子，もちつきなど
○ 行事にちなんだもの：
　　ちらし寿司，月見団子，ブッシュドノエル，七草がゆなど
○ バイキングの要素（自分で食材を選ぶ）を含んだもの：
　　カナッペ，ピザに具をのせるなど
○ 家では経験しにくい体験をする：
　　包丁を使う，火を使うなど
○ 収穫物を調理する：
　　さつまいも（スイートポテト，茶巾絞り），じゃがいも（じゃがもち，ホイル焼き）など
○ 夏野菜：
　　サラダパーティー，カレーライスなど

表4‐8　クッキング保育の利点

◎ 子どもの五感を育てる。
◎ 調理前の食材の姿をみて触れることができ，食に関心を持つ大きなきっかけとなる。
◎ クッキング保育と栄養の話などを組みあわせることで「知識と実践」が結びつき，学んだ知識をより確実に身につけることができる。
◎ 自分たちで調理ができるということに対して，「充実感や達成感」が得られる。
◎ 大人と同じことができるという「有能感」を得ることができる。
◎ 包丁を使うこと，創造力を働かせてクッキーやハンバーグなどの形を作ることができる。
◎ バイキングの要素を取り入れ自分たちで食材を選ぶことなど，普段の保育では経験できない体験に子どもはとても喜ぶ。
◎ 「生地が焼くことにより茶色くなる」ことや，「生地がふくらむ様子」など，大人からみれば当たり前のことが子どもにとっては感動的体験となる。

このようにクッキング保育は，食育の第一歩として大きな役割を果たす（表4－8）。

（ⅳ）クッキング保育の課題

　O－157*の問題が発生して以来，クッキング保育や子どもが収穫したものの調理を制限する自治体も出てきている。しかし，食中毒**の危険があるとの理由で，子どもをクッキングから遠ざけるのではなく，衛生や安全な体験を積み重ねることにより，その方法を幼児期に学んでいくことが重要である。また，子どもにはそれを身につけるだけの能力が充分にある。

（ⅴ）クッキング保育実現のために

　食材の衛生的な取り扱い方，衛生的な環境作りについて，栄養士，調理員も含めた職員全員で十分研修し，クッキング保育を保育計画に位置づける（表4－9）。

*腸管出血性大腸菌の1つ。ベロ毒素を出し感染後2,3日で腸管から出血，ときに溶血性尿毒症症候群を示す。1996（平成8）年に，学校給食集団食中毒の原因菌としてその名が広がる。ただし熱に弱く摂氏75度1分間の加熱で死滅する。

**食事を介して起きる感染症。従来はサルモネラ菌などの細菌が原因のケースが多かったが，近年ではノロウイルス，カンピロバクターによるものも増えている。集団で発生し，抵抗力が弱い乳幼児は命にかかわる。食材の十分な加熱，手指消毒，食器などの消毒が重要。

表4-9　クッキング保育の注意点

食品衛生	服装を整える，衛生的に食材を扱う，手を洗うなど。
安　全	必要時以外に刃物にさわらない，火に近づかないなど。
マナー	あいさつをする，食器の名前，ならべ方などを学べるようにする。
職員間の連携	さまざまな職員の専門的立場から意見を出しあい，よりよい食育実践がなされるようにする。
子どもが主体	実施者が子どもを動かすのではなく，子どもが主体的に動くように配慮をする。調理もできるだけ手伝わず，子ども自身が行うように見守る。

5 子どもの食卓に求められていること

（1）食事とは

　食事とは「生きることの源」であり，単に空腹を満たすだけではなく人と一緒に食べることにより（共食），「人間的な信頼関係の基礎を作る営み」とされる。つまり食は，人がこころもからだもそして社会的にも，健康に生活していくための源であり，乳幼児期は，生涯にわたる健康を維持するための基礎を築く重要な時期である。

　以下に食事・食卓に求められている内容，そしてその理由・根拠を説明する。保育者として子どもや保護者へどのように伝えたらよいか，具体的な保育内容，食育媒体を考えてみる。

（2）食事のとり方

①主食，主菜，副菜がそろった朝食を毎日とる

　脳の唯一の栄養素は，ブドウ糖である。そのため，長い睡眠時間を経て消費されたブドウ糖を朝食で補うことにより，脳が活性化されて集中力が出て，知的活

動ができるようになる。実際，毎朝，朝食をとる子どもは，学力が高い傾向にあるとの調査報告もある[*]。

　また，朝食をとると，身体の体温が上昇する。とくに主菜であるたんぱく質に富む食品は，特異動的作用[**]による熱産生が多く，かぜなどの病気にかかりにくい身体にする。免疫抗体[***]の原料はたんぱく質であるため，感染症予防のためには良質なたんぱく質に富んだ主菜は重要である。さらにたんぱく質を摂取すると，エネルギー源が供給され体温が上がることで，筋肉もスムーズに動くようになる。

　副菜である野菜や果物に多く含まれるビタミン類は，3大栄養素が代謝されるときに必要で，不足するとエネルギーがうまく作られず，疲れやすいなどからだに不調が生じる。また，ビタミンAやCは粘膜や細胞を強くし，細菌やウイルスの侵襲から身体を守る働きがある。なかでもストレスを感じたときに働く，副腎髄質ホルモン[****]の分泌に必要なのがビタミンCである。感染症予防，ストレスに負けないためにも，朝食での野菜・果物摂取は重要である。

　なお，朝起きてから約30分間は体温・血圧が低く，からだが完全に目覚めず食欲が出ない。夜早く寝ることが早起きにつながるので，早寝早起きして登園までに朝食をとることができるようにする。そのためにも「早寝早起き朝ごはん」が重要である。

　また，保護者が朝食欠食だと子どもも朝食を抜く傾向がある[*****]ので，保護者に対して朝食の意味を伝え，親子で朝食をとる生活リズムをつけるようにすることも大切である。

②食事を中心にした生活のリズムを大切にする

　私たちの身体は本来，24時間より少し長い時間周期[******]である。それを24時間で活動するように身体をリセットする役割が，朝食と朝の光である。朝食をとらないと時差ぼけ状態で元気が出ない。

　また人のからだの体温，血圧，ホルモン分泌，自律神経などには日内変動[*******]があり，日中は身体が活動するように，夜間は身体が休養するように働く。したがって，朝食をとることで，体温を上げ，脳にブドウ糖を送り，各組織にエネルギーを送って，活動モードにすることが重要である。

　一方，夜は身体が休息する時間なので，夕食は少なくとも寝る2時間前までに済ませる。睡眠時の深い眠りのときに成長ホルモンがもっとも分泌される[********]。成長ホルモンは，からだの成長に加え組織を修復する働きがある。十分に睡眠をとらないと，組織が傷害を受けることにつながる。

③空腹にする

　食事をおいしくさせるのは，何よりも"空腹"である。お腹がすけば目の前に

[*] 文部科学省・国立教育政策研究所の全国学力・学習状況調査によると，小学6年生・中学3年生とも朝食摂取頻度が下がるにしたがい，国語・算数・数学すべてで平均正答率が下がっている。ほかの調査報告でもその傾向が顕著で，食事と成績には非常に関連があると考えられる。

[**] 食物を摂取した際に生じるエネルギー。からだが暖まるなどの熱生産が発生する。たんぱく質の場合，摂取熱量の30%におよぶ過剰熱量が発生。炭水化物，脂質にも同じ作用はあるが，6%，4%と低い。

[***] 体内に抗原（細菌やウイルスなど）が侵入すると，リンパ球の1種であるB細胞が入ってきた抗原を認識して特異的な抗体を作る。そして2度目に同じ抗原が侵入しその抗原が抗体に結合すると，大量に抗体を作り抗原を攻撃，あるいは無毒化する。なお抗体はIgG，IgA，IgM，IgD，IgEの5種類に分類される。

[****] 副腎髄質から出るホルモンで，アドレナリン，ノルアドレナリン，ドーパミンがある。ストレスがかかるとアドレナリンを多量に分泌し，脈拍を高め，血圧や血糖値を上昇させ，体がストレスに対抗できる体制をつくる。このホルモンの合成（分泌）にビタミンCが必要となる。

ある食事が"ごちそう"になる。しかし幼児期は，胃の容量が小さく消化吸収能力が低いため，食事の前に菓子やジュースを口にすると食事が入らない。離乳期以降は，身体を十分使う活動を行い，食事の時間までは十分お腹をすかせておくことが大切である。

また「空腹を我慢する」ことは，将来何事に対しても耐えることができる姿勢につながる重要な要素である。「お腹がすけばすぐ何かを食べる」ということは，子どもに耐えることを学ぶ機会を失わせ，何事においても常に満たされていないと我慢ができない非常にわがままで，社会性のない人間にしてしまう。したがって食事までの間は，空腹を我慢させることが重要である。

6 子どもに求められる食事・食品

（1）3つの色（赤・黄・緑群）の食品

栄養素は，相互作用によりその働きを発揮する。したがって毎食，主食（黄群：エネルギーの源となる），主菜（主に赤群：元気なからだを作る），副菜（主に緑群：からだの調子を整える）をとることが，健康を守り身体を成長させるために欠かせない（第2章 p.40 参照）。

なかでも緑群の野菜は，成人で1日350g，子どもでは300g摂取しなければならないとされているが，現在の日本人の多くがその値を下回っており，野菜摂取量が非常に少ない*。食事は主食のみ，あるいは主菜が非常に多い食事をとっているため，結果としてエネルギー量の過多，食物繊維の不足という事態になっている（ちなみにピーマン6個分に含まれる食物繊維は約5g）。野菜を毎食十分とるためには，保護者に「具だくさんのみそ汁」を作ることなど，具体的に提案していく必要がある。

（2）ご飯中心の食事

主食がご飯中心の食事の場合には，副食（主菜・副菜）の取りあわせの幅が広がり，栄養素バランスのよい食事となる。日本型食生活**といわれる「主食，主菜，副菜，汁物」がそろった食事は，さまざまな食材，栄養素がとれ，食物繊維が豊富でPFCバランスもよいため，生活習慣病予防につながる理想的な食事である。主食をご飯にしている子どもは副菜も豊富だが，パン，とくに菓子パン，総菜パンを主食にしている子どもは副菜をとっていない。

また，白米のご飯は加工食品ではない。市販のパンには，さまざまな食品添加物が含まれるものが多い。また，パンやめん類など小麦製品の摂取過剰がアレルギー性疾患（喘息・アトピー性皮膚炎・花粉症など）の罹患と関連があるともいわれている***。

*****「平成27年度乳幼児栄養調査」によると2～6歳で毎日必ず朝食を食べる割合は93.3%となっている。また保護者が欠食の場合，子どもの欠食者の割合が高くなる傾向にある（p.143）。

*****私たちのからだのリズムは，本来地球が自転して一周する時間よりも少し長い。したがって日光をまったく感じない部屋で生活すると，生活時間が少しずつ遅くなっていく（p.143）。

*******早朝体温が最も低いが，アドレナリンが分泌されることで体温が上がり始め，血圧も上昇し活動態勢となる。また交感神経が優位となり，からだが覚醒する。逆に夜間は副交感神経優位となり，体温が下がり始め血圧も低くなり休養態勢となる。そして，深い睡眠中は成長ホルモンやメラトニンなど，からだを作ったり修復するホルモンが多量に分泌される。このように，私たちのからだは覚醒・睡眠を軸に活動・休養するように変動している（p.143）。

********成長ホルモンと睡眠サイクルを調整するメラトニンは夜深い眠りのときに出る（p.143）。

*平成30年国民健康・栄養調査によると，野菜摂取量は7～14歳の子どもで231.49g，成人で281.4gと，いずれも目標値の350gを下回っている。

（3）いろいろな味に親しむ

　味＝味覚（5つの味：甘い・塩からい・旨い・苦い・酸っぱい）は舌で感じる感覚で，離乳食以後，さまざまな味（食べもの）に少しずつ挑戦して，何回も食べる経験を積むことで嗜好が発達していく。そして，嗜好は5歳くらいまでに発達し，その発達にともない子どもがおいしいと感じる食品の種類が増える。

　本能的に人がおいしいと感じる味は，甘い，塩からい，旨いで，それぞれ，エネルギーの味，ミネラルの味，アミノ酸・核酸の味といわれ，生命を維持するために重要である。しかし，苦い（自然界では毒物）や酸っぱい（腐った食品）は，脳が苦手と判断し最初は受けつけない（子どもに野菜嫌いが多いのは，野菜の味を「苦い」と感じるため）。したがって，離乳期から豊かな嗜好を育てるには，素材から料理を作り，調理方法に変化をもたせ，さまざまな食材を食べる経験を積むこと（味覚体験）が大切である。

　逆に子どもが好む味つけや食材ばかりを食べさせていると，おいしいと感じる嗜好の幅が広がらず，さまざまな食材を食べることができなくなり，栄養的にかたよった食生活になる可能性がある。

（4）肥満対策

　子どものときに肥満になると脂肪細胞[*]の数が増え，その数は生涯減ることがないといわれている。

　2歳頃までは，多少肥満傾向にあっても，その後の日常の身体活動の発達にともない解消されることが多い。しかし，3，4歳頃から急激に太ることを悪性肥満といい，約8割が成人の肥満に移行し，結果として生活習慣病にかかるリスクが高まる。とくに，親が肥満の子どもは食習慣が似ているため肥満傾向となりやすいので，食生活全般の指導（揚げものを控える，食事を規則正しくとる，野菜を多くとる，間食をしないなど）が必要である。

（5）調理加工品とリン

　調理加工食品は，栄養素が脂質と炭水化物に偏り，味付け（塩分）も濃く，肥満や高血圧の原因とされている。さらに調理加工食品には，発ガン性の疑いが指摘される食品添加物も多く使用されており，長期間摂取した場合の影響が懸念される。

　「リン酸塩」はほとんどの加工食品に食品添加物として用いられている。リンの過剰摂取は，リンとカルシウムの平衡を崩して，カルシウムが身体から排泄される可能性がある[**]。カルシウムは骨を形成するだけでなく，神経伝達物質にもかかわっている。そのためリンの過剰摂取にともなうカルシウム不足により，幼児がちょっとしたことでイライラしやすくなる「神経過敏」となる危険性もある。そこで，できるだけ加工調理食品は使用しないよう，保護者に伝えることも

[**]米飯を主食とし，魚や大豆製品などを中心とした主菜，野菜や海草を豊富に用いた副菜，味噌汁を基本パターンとした食事。PFC比がよく，良質のたんぱく質や不飽和脂肪酸に富み，食物繊維も豊富である。ただし，塩分が過剰となりやすいので，塩分を控えれば生活習慣病予防の理想的な食事となる（p.144）。

[***]小麦の残留農薬や食品添加物の一部が，アレルギー反応を促進する物質（アジュバント）になるといわれている。また，日本人はずっと米を主食としてきたが，戦後急激に小麦製品をとるようになったため，小麦グルテンを体が異物として認識し，小麦製品のとりすぎがアレルギーの増加につながっているともいわれる（p.144）。

[*]細胞のなかに中性脂肪（トリグリセリド）を貯え，エネルギーを貯蓄している細胞。脂肪細胞には全身に広く分布している白色脂肪細胞と，脂肪細胞のうちわずかに1％しかない褐色脂肪細胞がある。脂肪細胞とは一般的に前者を指し，一度増えるとほとんど減らない。過食・運動不足などで脂肪細胞が増えすぎると過剰な皮下脂肪，内臓脂肪になり，動脈硬化などの生活習慣病につながっていく。

必要であろう。

(6) 菓子（菓子パンも含む），ジュースの過剰摂取

子どもたちの好きな菓子の上位に，あめやチョコレート，スナック菓子などがあげられる。

スナック菓子の栄養素は，脂質と炭水化物がほとんどであり，栄養素含有量に偏りがある。また食品添加物が非常に多く用いられている。味覚的には甘味・塩味・旨味（旨味調味料）が強く，幼児が間食として摂ることが望ましいエネルギー量を軽く超えてしまう傾向がある（スナック菓子1袋約60gのエネルギー量は約400kcal）。

またジュース類には糖類が多く含まれており（約50〜60g/500ml，3gのペットシュガー約18〜20本），幼児の1日の砂糖の摂取量（15〜20g）[*]をはるかに超えている。砂糖のとりすぎは齲歯（虫歯）の誘因となるだけではなく，ビタミンB$_1$を大量に消費するため疲れやすくもなる。また，菓子や飲料から砂糖などの糖質を急激に摂取すると，血糖値が急上昇し，それを抑制するために膵臓からインシュリン[**]が多量に分泌され，正常値以下の低血糖となることも起こりうる。その結果，非常にイライラするなど情緒が不安定になる。この状態がくり返されると，膵臓が疲弊して，2型糖尿病[***]になるおそれがある。

菓子や甘味飲料は大人が管理して，時刻と量を決め子どもに与えるようにしなければならない。また菓子類を好き勝手に食べさせないことも，子どもに我慢を学ばせることにつながる。

(7) 行事食，記念日食

行事食や記念日食は，四季を感じさせ，子どもの生活に節目やメリハリをつけ，こころを豊かにする。また，家族や地域の集団との絆を感じさせる。行事のいわれ（由来）などを子どもたちと話しあいながら，日常生活にはない楽しいひとときを過ごすことは，子どもの情緒を育てる大切な手段である（章末資料4−5参照）。

７ 食卓の風景

(1) 大人が見本を見せる

乳幼児は家族や周囲の人の行動を模倣しながら，生活習慣を身につけていく。周囲の大人が「三食きちんととる」「何でも食べる」「食事中はテレビを見ない」「よく噛んで食べる」「間食をだらだらと食べない」「食べものを大切にする，残さず食べる」などの姿を見せることは，子どもの正しい食生活の習得の上で非常に重要である。

とくに子どもは保護者の鏡であり，保護者の生活習慣がそのまま子どもに反映されるということを忘れてはならない。

**カルシウムとリンの摂取割合が1:1の場合，カルシウムの吸収がよく，骨に吸収される。しかし，リンの摂取割合がこれを越えると血液中のカルシウムや骨に貯えられたカルシウムが体外に排出されてしまう（p.145）。

---

*WHOは，成人および子どもも1日の糖分の摂取量を総摂取エネルギー10%未満に減じるよう勧告している。さらに将来の生活習慣病予防のため5%未満とすることが勧められている。3−5歳児（男）の場合では1,300kcal × 0.05 ＝ 65kcal。砂糖摂取量は65÷4≒17gとなる。

**血糖値（血液中のブドウ糖量）を一定に保つために膵臓から出るホルモン。血糖値を上げるホルモンはいくつかあるが，下げるホルモンはこれのみ。炭水化物（糖質），脂質過多の高カロリー食により血糖値が高い状態が続くと，インシュリンの働きが徐々に悪化し，結果組織が"糖に漬けられた状態"となり，臓器が傷害される。

***糖尿病には，膵臓の機能低下によりインシュリンが出ない1型糖尿病（自己免疫疾患）と，過食などで血液中の糖の量が過剰になりすぎ，インシュリンの量が間にあわず高血糖状態が続く2型糖尿病（生活習慣病）がある。子どもの糖尿病ほとんどは1型だが，2型糖尿病も増えている。

---

(2) 「いただきます」「ごちそうさま」がいえる食卓

　食事は，すべて人間以外の生物の命からできている。「（命を）いただきます」とこころをこめて食べ始め，生産者や作り手など多くの人々の努力の結果，食事が食卓に上ったことへの感謝の気持ちをこめ「ごちそうさま」で食べ終えるようにすることが大切である。こうした食事のマナーが食を大切にする気持ちを育て，ひいては思いやりのこころへとむすびついていく。

演習問題

1．「保育の計画」と「食育の計画」はどのようにかかわるのか考えてみましょう（Key Word：保育所保育指針）。

2．「食育の計画」における作成時，実践時，評価の留意点について列挙してみましょう（Key Word：子どもの発達，反応，理解，成長，保育者の対応）。

3．自分たちで食育実践内容を考え，その展開方法について日案を立ててみましょう（Key Word：養護，教育）。

4．朝食を食べないと，心身にどのような影響があるのか。また，早寝早起きが，なぜ朝食摂取につながるのか，考えてみましょう（Key Word：ブドウ糖，免疫，身体の目覚め）。

5．食事と，生活のリズムの関係を考えてみましょう（Key Word：朝食摂取，日内変動）。

6．空腹の意義とは。子どもの将来の育ちとの関連性を考えてみましょう（Key Word：食欲，我慢）。

7．3色食品群の働き，主な食品は何か。また，1食に3色食品群をそろえる工夫を考えてみましょう（Key Word：主食，主菜，副菜）。

8．ご飯を主食にする日本型食生活にはどのような利点があるのか考えてみましょう（Key Word：PFC比，生活習慣病）。

9．家庭の食事内容も含めた味覚の発達を促す食生活のあり方について考えてみましょう（Key Word：5つの味）。

10．なぜ子どもに野菜嫌いが多いのか味覚の観点から考えてみましょう。さらに野菜嫌いを克服する働きかけについて発達に応じて考えてみましょう（Key Word：苦手な味，味覚体験）。

11．肥満傾向にある子どもの保護者へは，どのように働きかけたらよいか考えてみましょう（Key Word：食習慣，生活習慣）。

12．加工食品に依存した食生活が，子どもの健康状態にどのような影響を及ぼすのか考えてみましょう。また菓子やジュース類の摂取過剰が健康に及ぼす影響について考えてみましょう（Key Word：食品添加物，砂糖の影響）。

13. 日常の食とは異なる行事食，記念日食の持つ意味を考えてみましょう。またどのような行事食が季節ごとにあるか考えてみましょう（Key Word：四季，五節句，日本の伝統）。

3. 食育のための環境

【学習のねらい】
・食育にかかわる環境にはどのようなものがあるか理解する。
・個々の環境（人的，物的）が果たす役割について理解する。

1 食育にかかわる環境

　2017（平成29）年改定の「保育所保育指針」第1章総則の「保育の環境」には，「人，物，場などの環境が相互に関連しあい，子どもの生活が豊かなものとなるよう（中略），計画的に環境を構成し，工夫して保育しなければならない」と記載されている。また第3章2の「食育の推進」では，「子ども自らの感覚や体験を通して，自然の恵みとしての食材や調理する人への感謝の気持ちが育つ

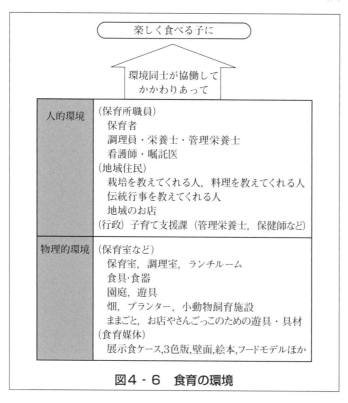

図4-6　食育の環境

ように，子どもと調理員の関わりや，調理室など食に関わる保育環境に配慮することと明記されている。つまり，子どもの五感を刺激し，食を通じた体験を通して「目指す子ども像」を達成するためには，子どもにとって有意義な活動を展開できるような時間的，空間的，意図的な環境設定が必要であり，それを保育の計画として位置づけている。

保育・食育の環境には，大きくわけて人的環境と物的環境がある。しかし，それらは別々に存在するのではなく，「目指す子ども像」の達成を目的に，子どもの発達段階，興味や関心を考慮した上で意図的に再構成しなければならない。その際，保育所等の職員はお互いに意見交換し，物的環境やほかの人的環境を有効に活かしていけるよう話しあう環境を整えておくことが，子どもにとって意義ある環境設定のためには重要である（図4－6）。

2 各環境が果たす役割

(1) 人的環境

①保育者

保育者は子どもにとって一番身近な存在である。そのため保育者として求められる資質は，子どもの思いや願いを敏感に読み取り，それをまるごと受けとめ，常に子どもの気持ちによりそった援助や声がけができることである。それにより子どもと保育者の間に基本的信頼感が生まれ，子どもは安定した関係を土台として主体的にほかの環境へとかかわり，新たな能力を獲得していく。なかでも食事は，基本的信頼感を築く上で，最も基盤となる環境である。

さらに保育者には，保育の専門家として子どもの心身の発達への深い理解と適切な援助を常に考える姿勢，さらには保育をふり返り，評価し，次につなげていく姿勢も重要である。保育者の食育に求められる資質，知識について，次ページの表4－10にまとめた。

②調理員

調理員は，子どもの年齢によって食事形態（固さ，大きさ，量など）の異なる給食および間食を作ったり，ときにアレルギー児対応食などを調製するため，1日中調理室で調理に携わらなければならない実態がある。しかし，食材や調理の専門家である調理員から，料理になる前の「食材の姿」を見せてもらったり，「食材について」「食べものの働き」「調理の方法」などの話を聞くことは子どもたちの食への関心を喚起し，その話はこころに残る。

したがって，食育計画のなかに，調理員が直接子どもにかかわる機会をできるだけ設けることが望まれる。また子どもの食事中の様子について保育者と情報を交換しながら，さまざまな情報を献立作成担当の栄養士に伝えていくことが大切

表4-10 保育者の資質・知識

【養護・5領域】 ・子どもへの深い愛情　子どもの欲求を的確に受けとめる感性と応答的対応 ・子どもの発達の理解 ・笑顔　ほめる　強制しない接し方　メリハリのある声	**【食材の知識】** ・食材の名前　作物の育ち ・旬の食材　旬の食材の利点
	【野菜の働き】 ・野菜と健康の関係　摂取量の目標 ・野菜嫌いの克服方法
【食と健康】 ・生活リズムと食の関係 ・毎朝の排便習慣の意味	**【行事】** ・行事の意味 ・関連する食の知識
【食とこころ】 ・空腹が持つ意味　空腹を感じる援助 ・"こしょく"とこころの発達 ・"会話のごちそう"とこころの発達	**【調理の仕方】** ・食材の扱い方　食品衛生 ・調理方法　調理器具の扱い方
【味】 ・5原味 ・味覚の発達時期　味覚体験の意義	**【食物アレルギーに関する知識】** ・起こる仕組み　症状 ・アレルギー児への対応 ・緊急時の対応
【咀嚼】 ・咀嚼力の発達と援助 ・よく噛むことの利点	**【食育媒体】** ・発達に応じた食育媒体
【食のマナー】 ・あいさつ　食器の置き方　食具の使い方 ・してはいけないマナー（忌み箸など）	**【困った行動への対応】** ・小食　食べ過ぎ　遊び食べ　のろ食べ ・散らかし食べ　好き嫌い　たち歩き ・噛まない　飲み込まない
【衛生】 ・清潔を保つ意味　かかわる時期 ・手洗い　歯磨きの方法	**【保護者支援】** ・生活全体の環境を整える ・早寝早起き朝ごはん
【栄養の知識】 ・赤群，黄群，緑群の働きと食材 ・各栄養素の働き　一食の整え方	**【そのほか】** ・地域との資源の生かし方など

である。

③栄養士・管理栄養士

　公立の保育所の栄養士，管理栄養士の多くは，市町の保育課職員として献立作成に当たり，各保育所に配置されることは少ない。

　しかし，栄養士や管理栄養士は，栄養，食品，調理の専門家であり，各園の食育に携わることで，より「理論」に裏打ちされた食育実践が行える。したがって，とくに保育の計画作成や評価のときには積極的に話しあいに加わるようにしたい。

　また献立作成にあたっては，給食が食育に生かされるように，季節の食材や地域の食材，行事食を取り入れ，保育所や保護者に伝わりやすい献立表を作ること，栄養素充足に加え，子どもの実態を見聞きして，残食を少なくする工夫，待ち遠しく思う献立，給食のことを話題にする献立，などを考える姿勢が必要である。今後は，子どもたち一人ひとりの栄養ケアマネージメント*を行うことが期

*栄養士・管理栄養士が個々人の栄養アセスメント（食事内容・食事摂取量・体重など発育状態・ときに血液データなど）を行い，課題を把握して，最適な栄養ケアにより栄養状態を改善してQOLを向上させること。

待されている。

④医師

　子どもの成長発達（からだ・精神）を健診時に観察し，一人ひとりの栄養状態を把握し，健康増進にかかわるのが医師の役割である。アレルギーのある子どもや，発達に遅れが見られる子どもなど特別な配慮が必要な子どもについては，保育所と連絡を密に取りあいながら保護者も含め，その子の発達のために最良の環境についてアドバイスを行う。

⑤看護師

　看護師も医師とともに，発育・発達のアドバイスや，感染症予防のアドバイス，疾患のある子どものケアを行う。保育所に看護師が配置されていない地域も多いが，医師と同様に巡回があり，その際に子どもの栄養状態を把握し，健康増進にかかわる。

⑥菜園のプロ

　保育者が保育所内で菜園を行おうとしても，慣れていないと作物が上手に育たない。とくに，野菜や果物をたくさんおいしく育てるには，熟練した知識とカンが必要となる。苗の選び方，土作り，苗や種を植える時期，肥料のやり方，水のやり方，受粉作業，摘果などについて日常的にアドバイスや管理を援助する人がいると，子どもたちの収穫の際の喜びも大きくなる。そのため，地域で農業に携わってきた経験のあるお年寄りにボランティアとして園に来てもらい，子どもたちに菜園指導をしてもらうようにするのもよい考えである。

　また菜園を通した子どもとのかかわりは，地域高齢者にとって精神的安らぎ，張りあいともなり，人の交流を通して保育所と地域との一体感も生まれる。

⑦地域の食材を売るお店の人

　食材を売っている地域のスーパーや店の人とのふれあいは，食材のもとの姿，食材の旬*などを知るよい機会となる。また，売り方の工夫，食材の取り扱い方を教えてもらうことにより，お店の人の思いや食材を大切にすることを学ぶ機会となる。地域の店に協力をしてもらい，散歩の時間などに食材を見せてもらう機会を季節ごとに設けるようにしたい。

(2) 物理的環境

①保育室

　保育室が食事の場となることが多いので，部屋や玩具などの清掃や消毒，汚物の適切な処理など，清潔な環境を作ることがまず重要である。屋外やトイレの手洗い場と食事の手洗い場とは別にし，できれば保育室内に設ける。食事テーブルや子どもが共通して使う玩具は，アルコールや消毒液で消毒し清潔にしておく。

　そして，明るい雰囲気にするために十分な採光をとることが重要である。また

*野菜，果物，魚介類の出盛り期。現在はハウスで野菜・果物を育て季節感が薄くなっているが，露地で作られる旬の食材は，価格が安いだけではなく，ビタミン類などの含有量も多い。旬の食材を知らせることは，子どもに季節を感じさせ，情緒を育てることができる。

子どもは気温に対する適応力が低く，暑すぎたり寒すぎたりすると食欲が顕著に落ちるので，適切な温度・湿度を保つ空調が必要である。

そして，食事のときには正しい姿勢で食事を食べることができるよう，子どものからだの成長や発達に応じたテーブル，椅子を設置する。さらに食事に集中させるため，玩具，絵本などを見えないように収納できる空間が必要である。

さらに，食事にいろどりをそえる明るく楽しい壁面構成，子どもでもわかりやすい大きな字や絵で示した献立表，食事の前や後に遊びの感覚で食材わけができる3色版なども，保育者のアイディアで作成する。

食事以外の日常の保育においては，家庭的な雰囲気が出せるように，保育室の一角にキッチンコーナーや居間など「家庭の空間」を模した場所を作る。するとそこでごっこ遊びが展開でき，食材や調理に関心をもつきっかけとなる。

② 調理室

食事を楽しくする要素に，食事を作る際の音やにおいがある。これらは食事を待ち遠しく感じる子どもの姿につながる。したがって，調理室は自園内にあることが望ましい。給食センター＊から運ばれてくる食事では，調理時のにおいを感じることができず，給食が担う食育の役割の一部分が，もぎとられたことになろう。また食事を作ってくれる調理員の姿がガラス越しに見えることは，食事に対する期待感や調理する人への感謝につながる。できあがった食事を受け渡すスペースなどで，子どもたちと調理員が声を交わすことができる環境は，人間関係を育む上でも望ましい。

③ ランチルーム

衛生面だけでなく，生活にけじめをつける「寝食分離」＊＊の観点から，ランチルームあるいは食事専用の小スペースの設置が望まれる。また，ランチルームで園児がそろって食事をすると異年齢児の交流がその場で行われ，年齢の大きい子は小さい子の手伝いをしたり，また小さな子どもは大きい子どもの姿を見て頑張って食べるようになるなど，お互いを思いやる効果が期待できる。

④ 園庭・屋外遊具

子どもが空腹を覚えるようにするためには，十分な外遊びが必要である。子どもたちが自主的にからだを十分に動かすことのできる園庭や築山，また発達に応じた遊具の設置が望まれる。また，子どもが外遊びを楽しみ，年齢に応じた遊びを可能にするような，保育者とのかかわりも重要である。ただし，安全管理の面からは，異年齢の子どもの動きを把握する保育者の充分な数の配置，食物アレルギー児がいる場合の自己予防などの配慮が求められる。

⑤ 菜園・プランター

作物の育ちを知ること（どのように大きくなるのか，どこに作物が実るのか），

＊給食の提供方法には，自園内の調理室で素材から給食を作る自園方式と，給食センターで一括して調理し各園に配送して提供するセンター方式がある。センター方式を採用する主な理由は，材料の一括購入，一括調理によるコスト削減で，給食業者に委託されることが多い。

＊＊寝る場所（部屋）と，食べる場所を分けることにより，生活にけじめをつけ，気分転換を図る。衛生的観点からも本来は寝食分離とすることが望ましいが，場所の関係から保育所では保育室を食事と午睡の両方で使用しているところがほとんどである。

作る苦労を知ること，収穫の楽しみを知ること，命をいただくことを知ること，など菜園はさまざまな感動を子どもに与える。また，自分で作った作物であれば，苦手な食べものでも食べることができる。菜園やプランターは，子どもたちが積極的に食にかかわるための，非常に有効な環境である。

　その際，保育者が一生懸命植物や動物を育てる姿を見せることは，子どもにも命を大切に育てていこうという気持ちや態度をはぐくむことになる。

⑥小動物飼育

　小動物を抱いたときに感じる命のぬくもり，死んだときに感じる悲しみ，痛みは，命の重さを子どもに教える。また小動物を飼育することは年の大きい子どもには，牛や豚，鶏も同じ命を持っているということを教えるための重要な機会となる。また，鶏が産んだ卵などを使ってお菓子を作ると，本来は雛になる命を私たちがいただいているということを気づかせる生きた教材になる。ただし小動物飼育時には，子どものアレルギーや感染症対策など衛生環境管理に十分配慮しなければならない[*]。

*厚生労働省「保育所におけるアレルギー対応ガイドライン (2019年改訂版)」p.46 参照

⑦玩具

　ごっこ遊びのなかに食に関するものを取り入れることで，子どもたちは，食材への興味，調理することへの興味を高めることができる。保育室の一角に，ままごと用のキッチンや食卓をおき，「小さな家庭」を作ると，子どもたちが自分の家での食卓風景を再現することもあり，家庭での食の様子の一端を知るための教具ともなる。

⑧展示食

　その日の給食の内容を展示することは，保護者に子どもたちが「どのくらいの量を食べるのか」「このようなものまで食べている」などさまざまな食のヒントを知らせることができる。また展示食を介して，保育者や調理員と食についての会話が生まれるきっかけともなる。さらに，お迎えのときに親子で，「今日の給食は何を食べたのか」「家でも作って欲しい」という給食を話題にした会話が展示食ケースの前で交わされることもある。このように，展示食は給食を単に給食提供で終わらせず，家庭と保育所，そして親子をつなぐ生きた教材となる。

　なお展示する際には，みんなが見やすい場所に展示する，大きくひらがなで書いた献立表を近くに掲示する，3色に分けた食材を展示する，などの工夫をするとより食育の効果が発揮される。

⑨食育教材

　幼児期は，教えられた内容がストレートにこころに響き，残る。そのため，日常の保育のなかに食育教材を有効的に取り入れ，くり返しかかわっていくことが大切である。

乳児期には「楽しい食の歌を歌う」「簡単な絵でかかれた食材の絵本やカードを見せ食材への関心を喚起する」，また幼児期には，「グリーンマントのピーマンマン」など食と健康にかかわる話しをして，苦手な食材でも食べることの大切さを伝えることが大事である。こうした子どもへの働きかけと同時に，各家庭に対しても「園ではこんな話しをしました，おうちでも子どもたちに働きかけてください」と伝えることが重要である。

⑩給食

　給食，あるいは給食の時間は，食材，料理，食具，ともに食べる人，食べる部屋などで構成された「生きた食育環境」である。給食のときに，食材の名前を覚えたり，いろいろな味に親しむ，ともに食べる喜びを味わう，食器のならべ方や食具の使い方を学ぶ，配膳・片付けの手伝いをするなどを通して，子どもは自然に食への関心を高め，積極的に食べ，どのようなものをどのように食べていったらよいかについて学んでいく。

　さらに毎日提供される給食を食べる時間は，幼児の教育という面でも非常に重要な環境である。給食の時間をほかの保育時間と切り離すのではなく，歌や食育教材を通して学んだ知識や，あるいは作った作物を使うなど，日常の保育の流れのなかで活用したい。そのためには，保育者だけでなく，栄養士，調理担当職員が，給食を通して育みたい子ども像を目指し，PDCA サイクルに基づいたかかわりができるようにする。ただし給食の時間が厳しいしつけの場となってしまっては，楽しく食べることができない。楽しく食べることを最重要視して，給食の活用方法を考えるようにしたい。

⑪食器・食具

　発達に応じた食器・食具は，子どもの食べる楽しみを大きくさせる。したがって，安全なものを選択することが重要である。先がとがっていないスプーン・フォーク，割れにくい食器を選ぶ。

　次に子どもが使いやすい食器・食具を選ぶ。たとえばスプーン・フォークの使い始めのときは，子どもが上から握りやすいものを，箸は子どもの手の大きさにあわせたものを使う。食器は，縁が立ち上がっていると子どもが食器にそって料理をすくうときこぼれにくい。またワンプレートは，一目で食べる量が分かるため便利であるが，子どもが「食器のならべ方」*を学ぶためには，主食・主菜・副菜・汁物別に分けた食器を用いることが望ましい。

　食器の材質は，壊れにくく扱いやすいプラスチック製が多く用いられているが，陶器の方が熱を保つため料理が冷めにくく，器自体にも暖かみがある。また，「落とすと壊れる。だから丁寧に扱わなければいけない」ことを教えることが可能であり，さまざまなことを理解してくる4歳，5歳児には陶器を使う方が

*ご飯は左側，汁椀は右側，副食はその奥に配置することが日本料理の並べ方の基本。ご飯を左手に持ち，副食を食べるためには合理的な置き方。

望ましい。

3 食育の5つの子ども像を実現するための環境

　ここでは「保育所における食育の指針」の「5つの子ども像」実現を目指した環境のあり方，保育者の援助について考えていく。

（1）お腹がすくリズムを持てる子ども

　空腹は食事を「待ち遠しく，おいしく」させ，食べたい意欲につながっていく。そのためには「食べる→活動する→空腹になる→食べる」というリズムが成立する環境を作ることが大切である。

　また，保護者に対しては生活全体の環境を整え，「早寝早起き朝ごはん」を実践していくことが，お腹がすくリズムのために大切であることを伝える。

（2）食べたいもの，好きなものが増える子ども

　緊張状態だと，交感神経*が優位となり食欲がわかない。「食べる意欲」を引き出す環境を作り出すためには，子どもが周囲に受けとめてもらえると感じることができ，安定した環境を保障すること，すなわち養護的側面を満たすことが重要である。その上で，子どもの発達に応じた固さ・大きさのさまざまな季節の食材を使った給食を食べること，食材の名前を知ること，素材の姿を見ること，素材の味を知ること，作物を作ること，調理する体験を積むこと，など食材と積極的にかかわる環境構成を考え，食べたいと思うものを増やしていくようにする。

（3）いっしょに食べたい人がいる子ども

　乳児期は特定の信頼関係がある人と，また幼児期には保育者を仲立ちにした日々の友だちとのかかわりのなかで，みんなと会話を楽しみながらともに食べることの楽しさがわかる環境を作る。

（4）食事作り，準備にかかわる子ども

　普段の生活のなかで，「ほめられることの心地よさ」を知らせ，手伝うということが人の役に立つことであるという，自己有能感を子どものこころのなかに育てることが大切である。そして給食のときに，子ども自らが手伝おうとする気持ちにさせる声かけを保育者が行うこと，さらには子どもが手伝いやすいような物的環境を整えることが重要である。

　また，調理員が調理をしている姿を見ることやクッキング保育などの体験を積み重ね，子ども自ら食事作りや準備をやってみようと思える環境を整えるようにする。

（5）食べものを話題にする子ども

　食べものとかかわるとき，「楽しい思い」があると子どもはそれを保育者や家族に話し，食への関心を高める。したがって，楽しい雰囲気のなかでおいしく食

*自律神経のひとつで副交感神経と可逆的に働く。環境に不安があったり，叱られると交感神経が優位になり，消化管の動きが抑制され，食欲がなくなる。ゆったりとした気分で食事の時間を迎えると，副交感神経が働き消化管が動き，なんでも食べる意欲が喚起される。

事をとる，食材の話を聞く，日常とは違う行事食や地方食をいただく，食材を栽培して料理に用いる，自分たちで調理するなど，豊かな食の体験が食べものを話題にする子どもにつながる。

　図4−7では便宜上項目をわけたが，実際はいずれの環境も相互に関連しているものであり，子どもの日々の生活，遊びを通した保育のなかに組み入れていくものである。特別な食の体験が食育の環境なのではなく，普段の子どもたちの生活に位置づけられるべきものである。また，家庭生活も含めた「子どもの生活全般」をまたぐものである。

　子どもたちは生活環境が広がるにしたがって，食を営む力が広がっていく。それは，哺乳→介助で食べる→自立食べ（自分で食べる）→自律食べ（健康を考えて食べる，他人のことを考えて食べる）→社会食べと成長していくものである。

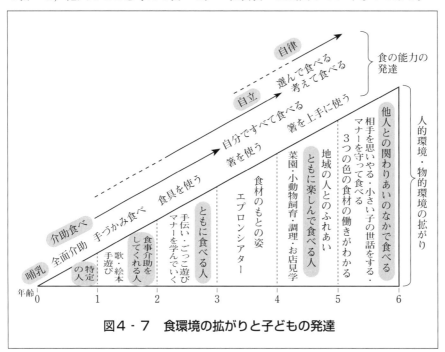

図4・7　食環境の拡がりと子どもの発達

演習問題

1．保育における環境は，子どもの育ちにとってどのような意味があるか考えてみましょう（Key Word：発達段階）。

2．「いろいろなものを食べる」をテーマに，「3色食品群」を用いた環境設定を考えてみましょう（Key Word：赤の食べ物，黄の食べ物，緑の食べ物）。

3．「楽しく食べる子ども」をテーマとして幼児クラスの環境設定を「養護」「5領域」両面から考えてみましょう（Key Word：子どもが主体）。

4. 地域の関連機関や職員間の連携

【学習のねらい】

・食を通じた子どもと自然・地域とのつながりを学ぶ。

・食を通じた伝承・文化の理解について学ぶ。

・異なる職種との協働について学ぶ。

■ 幼稚園・保育所・認定こども園が子どもの生活の中心に

　乳幼児期の子どもたちは，家庭を基盤としながら，子どもたち同士あるいは世代を超えたさまざまな人たちとの交流によって育っていく。日本では，3歳未満の低年齢児の子どもの約60%は，保育所，認定こども園などへ行かず家庭で育っているが，3歳以上の就学前の子どもになると，90%以上の子どもが幼稚園，保育所，認定こども園などの幼児教育施設を利用するようになる[*]。また3歳未満の低年齢児の保育所，認定こども園などの利用数は，子どもの出生数が減少しているにも関わらず，ここ近年の女性の就業率の増加に対応し，毎年増加傾向にある[**]。

　第2次世界大戦後の社会状況の変化によって，子どもたちの生活は，かつてのガキ大将を中心にした幅広い年齢層の人間関係から，保育・教育施設における年齢の近い友だちを中心とした関係へと変わった。また家族構成も，従来の三世代

[*] 2019（平成31）年に保育所，認定こども等を利用している3歳未満の乳幼児は 109 万 6,250 人で，これは3歳未満児の37.8%となる（3歳未満児総数 290 万 3,000 人）。また同年に幼稚園，保育所，認定こども園等を使用している3歳以上の就学前の子どもは 272 万 8,977 人で同年齢層の子どもの92.6%となっている（3歳以上児総数 2947,000 人）。（資料：厚生労働省「保育所等関連状況取りまとめ」，文部科学省「学校基本調査」）

[**] 2019 年の3歳未満児の保育所等の利用数は，2018年に比べ2万5,000人増の 109 万 6,250 人となっている。（資料：厚生労働省「保育所等関連状況取りまとめ」）

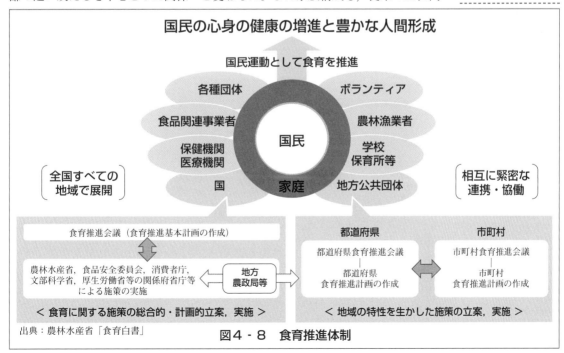

出典：農林水産省「食育白書」

図4-8　食育推進体制

同居から核家族化が進み，文化や生活様式にかかわるさまざまな伝統の世代間の伝承が困難となってきている。こうした状況から，食育推進基本計画の作成と推進の事務を担当する農林水産省では，図4-8に示す食育推進体制を提示している。全国すべての地域で，相互に緊密な連携・協働を求めており，保育所等もその役割が期待されている。

本節では，食育における地域の関連機関および職員間での連携について説明する。

② 地域の関連機関との連携

（1）幼児教育施設と地域とのつながり

子どもは，家庭のみならず地域のさまざまな環境を通じて成長していく。ここでの地域の環境とは，日常的な遊び場である公園や児童館などの物理的な空間だけではない。日常的に目にする畑，田んぼや川や海などの自然，またそうした自然の中で働く人々や町中の商店の人や近所のお年寄りなどさまざまな職業，幅広い年齢層の人々など，子どもたちを取り巻くすべてを指す。

保育所保育指針の「（3）家庭及び地域社会との連携」では，子どもと自然，高齢者を含むさまざまな年齢層とのふれあい，地域の行事や施設とのつながりが子どもの健全な成長に重要であることを記している[*]。

現在の子どもたちは，ともすれば家庭と幼稚園，保育所，認定こども園などの幼児教育施設との間を行き来するだけの生活に終始しがちである。しかし，家庭と保育所等だけに限定された環境からでは，子どもの生き生きとした成長を導き出すことは不可能である。

2017（平成29）年の3法令の改訂（定）により明記された「幼児期の終わりまでに育ってほしい10の姿」のうち，5番目の「社会との関わり」では以下のように記されている。

> 家族を大切にしようとする気持ちをもつとともに，地域の身近な人と触れ合う中で，人との様々な関わり方に気付き，相手の気持ちを考えて関わり，自分が役に立つ喜びを感じ，地域に親しみをもつようになる。また，保育所内外の様々な環境に関わる中で，遊びや生活に必要な情報を取り入れ，情報に基づき判断したり，情報を伝え合ったり，活用したりするなど，情報を役立てながら活動するようになるとともに，公共の施設を大切に利用するなどして，社会とのつながりなどを意識するようになる。
>
> 保育所保育指針（厚生労働省，2017）

また同じく「10の姿」のうち「自然との関わり・生命尊重」では自然とのか

*「子どもの生活の連続性を踏まえ，家庭及び地域社会と連携して保育が展開されるよう配慮すること。その際，家庭や地域の機関及び団体の協力を得て，地域の自然，高齢者や異年齢の子ども等を含む人材，行事，施設等の地域の資源を積極的に活用し，豊かな生活体験をはじめ保育内容の充実が図られるよう配慮すること。」（保育所保育指針第1章4.保育の実施に関して留意すべき事項）

かわりから得られる命あるものを尊ぶ姿勢が示されている。

> 　自然に触れて感動する体験を通して，自然の変化などを感じ取り，好奇心や探究心をもって考え言葉などで表現しながら，身近な事象への関心が高まるとともに，自然への愛情や畏敬の念をもつようになる。また，身近な動植物に心を動かされる中で，生命の不思議さや尊さに気付き，身近な動植物への接し方を考え，命あるものとしていたわり，大切にする気持ちをもって関わるようになる。
>
> 　　　　　　　　　　　　　　　　保育所保育指針（厚生労働省，2017）

　つまり子どもたちは，家庭と保育所等といった日常的に慣れ親しんだ環境以外のもの（地域社会，自然）とも触れることで，自分とは異なるものとの関係に気づき，その関係の中から新しい自分を成長させていく。

　なかでも保育所等における食育では，食べることを楽しむと同時に，動植物との触れあい，植物の栽培・収穫（農業）などを通して，食と自然，自分と他の人との関係への気付きを促し，幅広い観点から子どもの興味・関心を育てる機会を作ることができる（図4－9，10）。

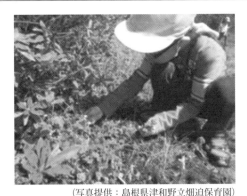

（写真提供：島根県津和野町立畑迫保育園）

図4-9　お茶になる葉探し

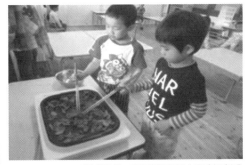

（写真提供：島根県津和野町立畑迫保育園）

図4-10　探してきた葉っぱでお茶づくり

　また，地域の子どもから高齢者までの幅広い世代と交流する機会を作ることや，近隣の農家の人との交流，授業の一環として中学生・高校生に来てもらい，子どもたちとの交流の場を設ける，スーパーでの遠足のおやつの買い物体験，地域のふれあい農園に参加するなど，さまざまな食育活動が考えられる。

　文部科学省の調査でも，子どもたちの農林漁業体験の期間が長いほど，「やさしさや思いやりの気持ちが深まった」割合が高いことが示されており，農業体験等の自然や生産者とふれあうことで食育以外にもさまざまな効果が期待できる（図4－11）。

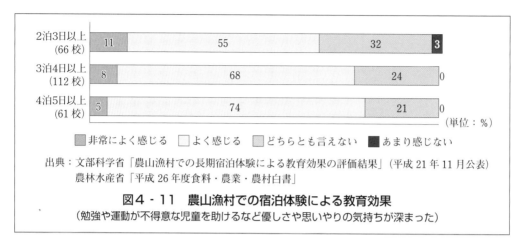

	非常によく感じる	よく感じる	どちらとも言えない	あまり感じない
2泊3日以上 (66校)	11	55	32	3
3泊4日以上 (112校)	8	68	24	0
4泊5日以上 (61校)	5	74	21	0

(単位：%)

■ 非常によく感じる　□ よく感じる　■ どちらとも言えない　■ あまり感じない

出典：文部科学省「農山漁村での長期宿泊体験による教育効果の評価結果」（平成21年11月公表）
農林水産省「平成26年度食料・農業・農村白書」

図4‐11　農山漁村での宿泊体験による教育効果
（勉強や運動が不得意な児童を助けるなど優しさや思いやりの気持ちが深まった）

(2) 自然や近隣の人とのつながりを通した食育

　多くの保育所，幼稚園，認定こども園などでは，食育の一環として秋の遠足に芋ほりを実施している。

　この芋ほり体験をさらに深めるものとして，園のスペースに余裕がある場合には小農園を，スペースがない場合にはプランターを置いたり，あるいは近隣の農園を借り，トマト，きゅうり，バジルなどの野菜を育て，収穫するという体験につなげている。そして，収穫した野菜は，給食の材料として子どもたちも調理に加わり，食べるまでの一貫した取り組みとなっている。

　ただし，この場合，野菜が必ずしも順調に成長するわけではない。害虫に葉を食べられたり，天候不順で思い通りに実が育たない，あるいはようやく実ってもカラスに食べられてしまった，などのアクシデントがあるだろう。だが，それもまた自然の摂理であることを子どもたちは知り，どうやったら害虫を駆除できるのか，カラスに食べられないようにするにはどうしたらいいかなど，子どもたちが考えるよい機会ともなる。

　また小農園やプランターなどで栽培を始める際には，近隣の農家や小・中・高等学校の園芸クラブ，地元の園芸サークルなどにボランティアとして畑づくりや収穫の指導をお願いしているケースもある。近隣の農家の方にお願いし，害虫の駆除の仕方，天候不順の際の農作物の手当て，カラスなどからどう守るのかを教えてもらうことで，子どもたちは食べ物が自分たちの口に入るまでに，どれだけの人の手が加わっているのか実感することができる。また，小・中・高等学校のお兄さん，お姉さん，園芸サークルのおじさん，おばさん，あるいは高齢者など，異年齢の人たちとの共同作業を通じて，子どもたちは将来の自分の姿を思い描くことができる。

　またこうして自分たちで栽培し収穫した野菜を食べた経験のあとで，子どもた

ちの野菜嫌いの割合が有意に低下したとの報告もある[*]。

*名村靖子，奥村豊子「収穫した野菜のクッキングによる食育効果と保護者の食育意識，園児の食関心との関連」『大阪教育大学紀要Ⅱ人文科学・社会科学 58 (1)』2009

> *column*
>
> ### ジャガイモによる食中毒
>
> 　ジャガイモは，育てやすくおいしいので，食育教材として菜園で栽培されることが多い。だが，炭水化物やビタミンCなどの栄養素が含まれる一方で，微量の天然毒素が含まれていることは，あまり知られていない。毒素を含んだジャガイモを食すると，嘔吐，腹痛などの中毒症状が出ることがある。ジャガイモの安全な取り扱いについて，保育者も知識をもち，子どもたちにも伝えるようにしたい。
>
> 　ジャガイモに含まれる天然毒素は，ソラニンやチャコリンなどのアルカロイドで，加熱調理をしても減ることはなく，芽とその周辺部分，皮が緑色や小さい未成熟のものに多く含まれる。皮が緑色になるのは，土寄せが不十分で日光に当たったことで発生する。菜園で栽培・収穫したジャガイモを食する際は，皮をできるだけ剥いて，芽取りをしっかり行い，苦味やえぐ味のあるジャガイモは食べないようにする。また，未成熟で小さいものも食べない方がよい。
>
> 　しかし子どもたちは，自分たちが育てたジャガイモを，皮がむけないほど小さいものでも大事に掘り出して，食べようとする。その場合には，皮つきのまま蒸すなどしてから，皮をはがすようにして剥き，ほんの少しだけ食べ，食べてエグいようなら残すように教える。自然界では，ほかの生き物に食べられないように，毒を自分の体に持つことで生き残ろうとする生き物が多くいることを説明し，子どもたちの自然に対する視野を広げるきっかけとしたい。

（3）伝統文化・さまざまな文化を知る

①伝統的な食文化の継承

　核家族化が進むことで，食の分野で問題となっていることとして“伝統的な食文化の喪失”があげられる。特に食の欧米化や簡便化がすすみ，季節の旬の食材がわからない，食材そのものから調理する機会がすくない，などの理由から各地方に伝わる伝統的な食事が伝わりにくくなっている。

　このため地域の栄養士会と保育所，老人会が連携し，その地域の生産者が作った食材を使い伝統的な郷土料理を，高齢者に教わりながら子どもたちが調理するというイベントが行われている。こうした催しを通して，子どもたちは，高齢者と交流しながら，地域でどのような食材が作られているのか（地産地消），旬の食材にどのようなものがあるのか，地域に根ざした伝統的な食事について知ることができるようになる。また，高齢者にとっても，子どもたちに郷土の料理，食文化を伝えることで，自分たちの生きがいを実感できる場となっている。

②さまざまな食文化を学ぶ

　2017（平成29）年改定の保育所保育指針から，外国籍家庭への保護者支援が明記されるようになった。現在，海外にルーツを持つ子どもたちが入所している保育所がある自治体は日本全国で70％以上に上る[**]。海外にルーツを持つ子どもが

＊＊「保育所等における外国籍等の子ども・保護者への対応に関する調査研究事業報告書」（三菱UFJリサーチ＆コンサルティング）（2020年3月）

保育所等に在園する場合，ことばの違いをはじめ，さまざまな解決しなければならない課題があるが，そのひとつに食文化の違いがあげられる。

　なかでもイスラム圏にルーツを持つ子どもの場合，豚肉を食べられない，ハラル食*とよばれるイスラム教で規定された食材を使った料理以外口にできない，などの規制がある。また，日本の味付け，食材になじめない，といったケースもある。こうした場合に，給食の際の食材を変える，弁当を持参してもらうなど各園でさまざまな取り組みが行われている。

　こうした課題をひとつひとつ解決していくのは容易ではないが，別の視点から見れば，子どもたちが世界にはその地域に根ざしたさまざまな文化（食文化）があることを学ぶよい機会ともいえる。たとえば海外にルーツのある子どもの保護者や地域の海外交流機関のスタッフ，専門学校・大学の留学生などに来てもらい，その国の食事，食文化，日常のしきたりについて話してもらうことで，子どもたちが文化の多様性について学ぶ機会を設けることができる。

*ハラル (halal)。イスラム教で食べてよいと定められている食品。一般には豚肉とアルコールを含む食材は食べてはいけないとされる。またしょうゆ，みそなど微量でもアルコールが含まれている食材は使用できない。近年，日本でもハラル認証を受けた食品が増えている。

（4）専門機関との連携

　食育連携が考えられる主な関係機関を表4－11に示す。

表4‐11　子どもの食育に関連する施設

機　関	施　設
行政	児童福祉課・健康増進課，保健所・保健センター，児童館，地域交流センター，給食センター
医療	嘱託医，病院，診療所（小児科，アレルギー科，歯科，眼科，耳鼻咽喉科，外科など）
教育	小学校，中学校，高校，専門学校，大学
食品・流通	農家，JA（農業協同組合），農産物水産物畜産物の加工品工場，商店
栄養関連	栄養士会，栄養ケア・ステーション，食生活改善推進委員会，子ども食堂

　このうち，保健所・保健センターには，地域住民の栄養管理，サポートを行う行政栄養士が常勤している。また小学校，中学校では栄養教諭が勤務している学校が増えており，子どもたちの給食管理だけでなく，栄養指導・相談を行っている。給食施設を持たない保育所等の場合，栄養士が配置されていない場合もあるが，そのようなときにはこうした地域の専門機関に食育指導を依頼することもできる。また，現在，日本栄養士会では，管理栄養士・栄養士による各地域での栄養ケアの支援・指導活動の推進を目的に，栄養ケア・ステーションの拡充を進めており，食育支援のためのスタッフ派遣を行っている。

　また，保育の過程で，子どもの貧困問題に気づくこともある。そうしたケースでは，地域の子ども食堂などの支援機関との連携を通じて，解決の糸口を見つけ

ていくことも重要である。

　そのほかにも保護者の子育てに関する悩み解決には，児童相談所，障害児相談支援事業所，子育てサークル，民生児童委員，ファミリーサポートセンターなどとの連携も必要な場合がある。子育てに関する悩みのなかには，食に関係した悩み事が含まれることも，保育者は念頭に置きながら行動してほしい。

3　職員間での連携

（1）チーム保育

　保育所等における保育は，当然のことながら保育者だけでなく，看護師，調理員，栄養士など園に勤務するさまざまな職種との連携「チーム保育」によって成り立っている。食育においてもこの原則に変わりはなく，食事の提供を担う調理員や栄養士のみで行うのではなく，保育所全体でそれぞれの専門性を活かし，職員全員が参加することが重要となる。

①調理員の役割

　給食施設をもつ保育所や認定こども園では，調理員が配置されている。保育所等での調理員の業務は，それぞれの子どもに応じた食事を栄養士と協働して提供することにある。その仕事は，子どもたちの成長に直結していながら，調理室に限定されがちである。しかし保育者と連携し，調理員が子どもたちと一緒に食事に加わるなど，子どもたちと接する時間を持つことで，子どもたちは日々，食事を作ってくれる人への感謝の思いを抱くようになる。また，調理の前に，子どもたちに今日，どのような食材がどのような料理になるのかを栄養士とともに見せることで，子どもたちは調理や食材に興味・関心をもつようなる。

②看護師の役割

　保育所や認定こども園における看護師の業務は，日常的な子どもたちの健康管理を中心に，緊急時のけがや病気の手当てをはじめ，子どもや保育者，保護者への健康指導などが挙げられる。園全体の健康管理がその業務の中心であるが，健康と食事という観点から看護師と保育者との連携は不可欠である。食物アレルギーによるアナフィラキシーへの対応など看護学的な見地からの調理員，栄養士と連携した食育への参加が重要となる。

③栄養士の役割

　保育所等に配置されている栄養士の業務は，食事・間食の献立作成と，調理員への指導と協働による調乳や離乳食・幼児食の調理，食物アレルギー児への代替食調整，給食便りの作成と発行，年間の食育計画作成と食育行事の企画・運営，園外の人々との食育経験に関する連絡・連携など多岐にわたっている。園内では給食委員会を定期的に開いて，園長・保育者・看護師らからの意見を受け取り，

また栄養士としての意見を伝え，共同で検討し，より良い給食づくりを目指している。また栄養士は，子どもたちの食事場面に立ち会える時ばかりではない。そのため，子どもたちの食事時の情報を，保育者が栄養士に適宜伝えることで，給食や食育の内容を充実させることができる。

（2）食育計画の策定の際の連携

　保育所，認定こども園等における食育で重要なことは，子どもたちの発達や成長の特徴を理解し，その月齢，年齢にあった計画を作成することである。その際，園の保育方針を包括的に表した「全体的な計画」に基づき，指導計画の中に位置づくかたちで作成すること，また園全体の保育・教育方針を理解したうえで保育者，調理員，栄養士，看護師という保育にかかわる職員全員が，それぞれの専門性を理解した上で，ひとつの目標に対して密接な相互連携を形成し，チーム活動を進めるインターディシプリナリーアプローチ（interdisciplinary approach）*が基本である。チームが共通の理解を進め，目標を共有するには，定期的なチームミーティングが有効である。

　異なる職種間での連携・ミーティングに際しては以下の点を忘れないようにしたい。

・子どもや状況の変化に関する情報をしっかり共有する。
・互いに助け合うよう心がけ，思い込みで相手を判断しない。
・相手の専門性や人間性を尊重し，相手の話に耳を傾ける。
・笑顔とユーモアを忘れず，子どもたちが常に大人を見て真似ることを心に留めておく。

　このような配慮によって，異なる職種との協働作業においても，ストレスを感じることなく，互いに専門性を活かし，協力しながら，家庭および地域社会と結びついた食育を実現することが可能となる。

*専門家がチームを作り，ディスカッションを行い，ひとつの目標に向かって対応していく手法。

演習問題

1. 自分が保育所，幼稚園に通園していた頃をふり返り，どのような行事や園外活動があったか思い出してみましょう。そして，それらは何を学び，何を体験するために計画されたものだったか考えてみましょう（Key Word：食育，地域への興味・関心，伝統文化の継承)。

5. 食生活指導および食を通した保護者への支援

【学習のねらい】
・保育所，認定こども園等における食育推進の基本方針と食育推進体制について理解する。
・保育所，認定こども園等の保育指針と食育指針との関連を理解する。
・地域における保育所，認定こども園等の食育に関する役割を理解する。

■ 保育所，認定こども園等と家庭・地域と連携した食育推進

　保育所等では，生後8週間以降の子どもが原則8時間過ごすため，食を通したかかわりの意義は大きく，長期的な食育が可能である。また，保護者が毎日送り迎えをするので保護者と会う機会も多く，家庭を巻き込んだ食育が展開可能となる。また，地域の行政機関や企業，食の専門家など食育に関する教育力を活用し，地域とも連携した食育を推進することが重要である。保育所等が子育てや食育発信の支援センターになることが期待されている。

（1）目標と目指す子ども像（家庭からの情報提供の内容を考慮する）

　保育所等における食育の目標は，「保育所における食育の指針」で述べられているとおり「食を営む力」の育成にむけ，その基礎を培うこととし，具体的には5つの子ども像の実現を目指すこととしている（p.135，表4−3参照）。食育は保育と同様に，食に関する活動を通して展開されるものである。そのため子どもの食育活動は，ひとつの項目だけに限られ展開するものではなく，項目間で相互に関連を持ちながら総合的に展開していくものである（図4−12）。

　朝夕の対話や連絡帳を通して子どもの実態を伝えるとともに家庭での情報も提供してもらいながら目指す児童像を設定することが大切である。

（2）保育所における食育の計画（ホームページや園便りにより発信）

　6年間の発達過程を見通し，保育の目標と内容の系統化を図り，保育目標と食にかかわる体験とのつながりを重視した立案が食育の計画には大切である。

①実態把握をする（家庭へのアンケート実施）
・子どもを取り巻く環境や発達状況を把握するため，情報の収集と現代社会特有の食をめぐる実態を把握するとともに情報を分析し，問題を明らかにする（食事に関するアンケート調査の実施とその分析）。
・自園の子どもたちの実態調査の結果を生かした保育目標を設定する。

②保育目標に食育の視点を組み込んだ基本方針を立てる（家庭とともに取り組む）
・「食育における5つの子ども像」を組み込む（理想的な人間像を念頭に置き，終了時点で期待しえる姿は何かを考え，具体的な子ども像を設定していく）。

保 育 所

☆食文化との出会いを通して
○ 旬の食材から季節感を感じる
○ 郷土料理に触れ，伝統的な日本特有の食事を体験する
○ 外国の人々など，さまざまな食文化に興味や関心を持つ
○ 伝統的な食品加工に出会い，味わう
○ 気持ちよく食事をするマナーを身につける

☆遊ぶことを通して
子どもの主体的な活動を大切にし，乳幼児期にふさわしい体験が得られるように，遊びを通した総合的な保育

「食育」の視点を含めた指導計画の作成，及び評価・改善を踏まえて

☆食べることを通して
○ 好きな食べ物をおいしく食べる
○ 様々な食べ物を進んで食べる
○ 慣れない食べ物や嫌いな食べ物にも挑戦する
○ 自分の健康に関心を持ち，必要な食品をとろうとする
○ 健康と食物の関係について関心をもつ

☆人とのかかわり
○ 友だちと一緒に食べる
○ 保育士と一緒に食べる
○ 栄養士や調理員など食事をつくる人と一緒に食べる
○ 地域のお年寄りなどさまざまな人と食べる
○ 身近な大人と食事の話題を共有する

☆料理づくりへのかかわり
○ 料理を作る人に関心を持つ
○ 食事を催促したり，要望を伝える
○ 食事の準備や後片付けに参加する
○ 自分で料理を選んだり，盛りつけたりする
○ 見て，嗅いで，音を聞いて，触って，味見して，料理をつくる

☆自然とのかかわり
○ 身近な動植物と触れあう
○ 自分たちで飼育する
○ 野菜などの栽培や収穫をする
○ 子どもが栽培・収穫した食材，旬のものや季節感のある食材や料理を食べる

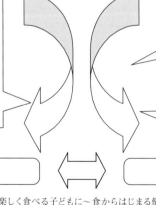

・ 家庭とを結ぶ連絡帳
・ 「食事だより」などによる保育所の食事に関する情報提供，給食の実物の展示
・ 保護者参観での試食会や親子クッキング
・ 子どもの食に関する相談・講座

・ 地域での農業や食品の製造業従事者によるお話や，実演
・ 地域の人々との行事食・郷土食などでの触れ合い

・ 未就園の地域の子育て家庭への支援を目的とした離乳食などの食に関する相談・講座

家 庭 ⇔ 地 域

引用：厚生労働省『楽しく食べる子どもに〜食からはじまる健やかガイド〜』
「食を通じた子どもの健全育成（「いわゆる「食育」」のあり方に関する検討会）報告書 p.23, 2004

図４-12 保育所における具体的な実践例

・保育目標として揚げたいくつかの姿と関連性を考慮する。

③6年間の発育過程を見通し，ねらいと内容の系統化を図る（園便りを活用し，家庭との共通理解を図る）

・「園で生活していく子どもは，6年間どのような発達過程を経て育っていくのか」ということを整理し，全体的な計画にねらいとして示す。

・各期の「ねらい」や「内容」に沿った「指導法の留意点」や「環境構成」などのポイントを，子どもたちのさまざまな「食」の問題に対応し，「心身ともに健康な子ども」を育てるために，すべての職員が話し合いを重ねて園全体の連携をとりながら，計画的に食育に取り組み，評価し，さらに練り直すことにより，食に関する指導の質の向上を図りながら設定する。

(3) 計画の評価・改善と職員の協力体制
（評価結果を知らせるとともに改善点については家庭へ協力求める）

①記録

・計画通り実践が行われたか，変更点等を記録する。

・実践における子どもの様子や育ちの記録をする。

・音声や映像による記録をとる。

②評価

・子どもの育ちについて量的評価と質的評価をする。

　「量的評価」：数値によって表せる評価（身長・体重など）

　「質的評価」：数値によって表せない評価（意欲や取り組みの姿勢など）

・指導・援助のあり方を評価する。

・設定した活動の妥当性を評価する。

③職員間の連携・チームワーク

・計画や評価も全職員が協力して取り組む。

・職員のそれぞれの専門性を活かす中で互いの役割を理解，尊重し，支え合う。

(4) 食育指導のための保育所内の体制（組織）の整備

　食に関する指導を保育所等の園全体で取り組んでいくためには，その推進体制を整備することが重要である。園長のリーダーシップの下で食育推進委員会を立ち上げ，職員の専門性を活かし，職員全員の共通理解を図り，保育所・家庭・地

表4-12　食育推進のための保育所内の体制の例

担当組織	構成員	活動内容
食育推進委員	所長，リーダ，主任など	保育所全体の食育目標設定，食育全体計画作成，運営，地域との連絡
食育部会	年齢別，テーマ別，職種別の職員	部会ごとの食育計画作成，実施，評価に関する家庭との連携
職員会議	所長をはじめ保育所内の職員	保育所内での食育の方針，活動内容の把握，共通理解を図る

域が連携し，食育を推進することが求められている。表4－12に食育推進組織の1例を示す。

（5）保育所，認定こども園における家庭と連携した食生活指導内容

①園児の実態を把握すること

入所前の保護者からは家庭調査票を提出してもらう。また，在園児の保護者には定期的に健康カード，食事調査票の提出を依頼し，子どもたちの生活環境や家族状況，健康状態，食事の状況を把握する。こうした食事調査から，朝食欠食や偏った食事，生活リズムの乱れ等子どもを取り巻く環境や発育状況，食をめぐる実態の把握ができ，子どもたちの課題が明らかとなる。

②計画の基本方針

楽しく食べる体験を通して，食への関心を育む。さらに「食を営む力」の基礎を培うための方向性を定め，給食を中核とした園全体での食に関する指導を展開していく。また，食事を通して共食の大切さを伝えるとともに，家庭，地域と連携した食育の推進を図る。

③目標と目指す園児像を明確にすること

保育所，認定こども園における修了時点での具体的な子ども像を設定する。「保育所における食育の計画づくりガイド」などの参考資料を参照しながら，保育目標としてあげているいくつかの姿と食育との関連性を考え，入所時から卒所時までの5年間で目指すべき項目（幼児像）を策定する（表4－13）。そして，毎年評価をしながら目標達成向けて園全体で共通理解を図りながら取り組む。

表4‐13　保育所・認定こども園の修了時までに達成したい食育項目

・「早寝・早起き」で朝ごはん ・・・・・・・ 十分な睡眠と空腹を感じる生活リズムを身につけましょう
　　　　　　　　　　　　　　　　　　・ 朝ご飯を食べましょう
・バランスよく，よく噛んで ・・・・・・・・ いろいろなものをよく噛んで味わって食べましょう
　　　　　　　　　　　　　　　　　　好き嫌いせずに食べましょう
・みんなで食事をする ・・・・・・・・・・ 身近な人と食べる楽しさを味わいましょう
・食の恵みを知り，感謝の気持ちを持つ ・・・「いただきます」「ごちそうさま」のあいさつが言えるようにしましょう
・食事のマナーを身につける ・・・・・・・ 食べ物を大切にし，残さず食べましょう
　　　　　　　　　　　　　　　　　　食具の使い方や行儀作法を身につけましょう

---

④日常の保育との関連

保育所，認定こども園の月目標が「好き嫌いなく何でも食べよう」であれば，日常の保育活動の中で，なぜ苦手な食べ物に挑戦しなくてはいけないのかといった内容の紙芝居を見せたり，栄養士や調理員に栄養や調理の話をしてもらうなどの食育指導を行う。また，「食の営み」は生活の一部であるため，保育所だけで食育を実施するのではなく，園における食育のテーマが家庭の食生活の見直しの目安にもなるよう，「給食だより」（p.171参照）などを使った食育計画を立てることが重要となる。このほか各市区町村で策定している「子育て支援計画」や

「母子保健計画」などとの整合性を図ることも重要である。

⑤特別活動の活用

　特別活動の一例として，地域の農家の方の協力を得た栽培体験活動（サツマイモ等の苗植え，子どもたちの水やり，除草，親子で芋ほり）等がある（図4－13）。そして，この行事に合わせて，まず給食の献立にスイートポテトを組み入れ，園で保育者と子どもたちが一緒に楽しく食べる。その後にスイートポテトレシピを掲載した給食だよりを持ち帰り，親子で収穫したサツマイモでおやつ作りをする。家族みんなで味わいながら「給食で出たスイートポテトと同じだ。」「おいしいね。」などと会話を弾ませ楽しい時間を過ごす。

　これらの体験を通して親子での食への興味・関心を高め，親子の絆を構築する。また一連の栽培体験を通して自然や食べ物への恩恵の心を育む。このほかにも食育支援の特別活動には「親子料理教室」「歯磨き講習会」「お餅つき」など親子で参加するさまざまな企画がある。また「離乳食教室」「子育て講習会」など保育所・認定こども園と地域，家庭と連携した食育推進の活動も行われている。

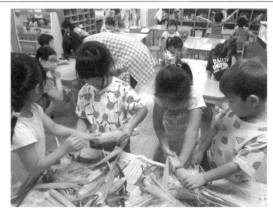

図4-13　自分たちで育てたトウモロコシの皮むき体験

⑥個別支援

　個別支援には，園内での子どもの問題行動や身体上の心配事，さらには家族関係にまで及ぶこともあり，多様である。保護者から申し出がある場合や，また子どもの送り迎えの声かけ時に，保育者が日常の保育のなかで気がついた子どもの健康・生育などについて，保護者への個別的な相談・援助等の申し出（アドバイス）が必要な場合もある。そのためには，保育者は，保護者との信頼関係の下で，常に保護者が気軽に相談しやすい雰囲気づくりに心がけることが大切である。食に関する相談内容では，極度な偏食，肥満，痩身，疾病や食物アレルギーなど日ごろのケアが必要なケースの場合もあり，継続的に個別支援，相談，援助を行う。特に専門性の高い事項については，専門家と連携を取りながら支援を行うようにする。なお，これら個別支援については，プライバシーの保護および守秘義務を厳守することが重要である。

② 食を通した保護者への支援

　2017（平成29）年3月告示の「保育所保育指針」では「第4章子育て支援　2

保育所を利用している保護者に対する子育て支援」の中で,「保護者との相互理解」「保護者の状況に配慮した個別の支援」「不適切な養育等が疑われる家庭への支援」について明記されている。食に関する園における支援としては,各家庭の生活状況を理解し,保護者の気持ちを受け止め,相互の信頼関係を基本とする。その上で,保護者の生活全般に視点を置きながら食生活におけるアドバイスに心がけ,あくまでも保護者の自己決定を尊重することが重要である。

　保護者のなかには,家庭での食生活については,遊び食いなどで時間がかかる,何をどのように食べさせたらよいかわからないなど,食に関する多くの不安を感じている人が多い。そのため,保育者は「子どもの成長や食を通した心の発達」の状況を保護者と共有することで,1日3回の食事と間食という望ましい食習慣の家庭での定着を目標に,保護者に働き掛けていくことが大切である。それには,園内での子どもの食事の様子や園が食に関する指導をどのように取り組んでいるかを伝え,家庭での食育の関心を高めることが重要となる。さらに保育所,認定こども園においても,親子が触れ合う時間や機会をもち,子どもの心の安らぎや親子の絆づくりに努める。また,保護者同士が日常会話などを通して,子育ての状況や楽しさを共有することにより,抱えている不安や悩みの解消につながるよう援助する。

　保育所・認定こども園等における,家庭と連携した食育の具体的な取り組み例を以下に記す。

(1) 食育における取り組み

①食育だより

　食育だより(給食だより)では,給食を中核とした園での食に関する指導内容や伝統的な行事食の紹介,旬の食材やその効能など,食育に関するさまざまな視点から,家庭で役立つ情報を発信することができる(図4－14)。

　具体的には,下記のような内容を記載し,園と連携した家庭における食生活の改善を図る取り組みが行われている。

・給食の献立と給食を中核とした食育(毎月の献立のテーマ,食事の際のあいさつ,食具・食器の使い方など)
・食についての正しい知識や情報の提供。正しい情報を選択する力
・食を通じたコミュニケーションの楽しみ方
・自然の恩恵や食に関わる人々への感謝(日々口にする食材がどのように育ち,どうやって食卓まで運ばれてくるのか)
・環境への配慮(食品ロス,エコバッグ,リサイクル)
・健康と食(3大栄養素,ビタミン,ミネラルの働き)
・食文化の伝承(おせち料理,郷土料理,旬の食材)

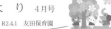

食 育 だ よ り　4月号

R2.4.1　友田保育園

入園・進級おめでとうございます

　進級したお子さんも，入園したばかりのお子さんも，4月は緊張や不安があると思います。安全でおいしい食事づくりを心がけ，楽しい食事の時間になるように，食への興味が持てるように，給食室一同努めます。本年度もよろしくお願いします。

　新しい環境になると，緊張や不安から疲れが出やすくなります。保育園では午前中から楽しい遊びや活動がはじまります。楽しく元気に過ごせるよう夜は早く寝て，疲れをとるなど生活リズムを整え，朝ご飯を食べてからの登園をお願いします。

　保育園では食事に慣れるまで，最初は量を調整して様子を見ていきます。

☆友田保育園の栄養給与目標（令和2年度）

	エネルギー（kcal）	たんぱく質（g）	脂 肪（g）	塩 分（g）
3歳未満児	487kcal	18.3g	15.2g	1.6g
3歳以上児	549kcal	20.6g	17.1g	1.9g

　食育だよりでは，「食」の情報やレシピ，
　　　　　保育園での食育の様子などを毎月伝えていきます。

☆今月の食育

たけのこの観察
たけのこの皮むき

☆保育園の食事について

1) 和食を中心に，洋風，中華風の料理をとり入れています。
2) 安全な食材，季節の旬の食材を使用しています。
3) 調味料は，にがりを含んだ天塩，精製されていないきび砂糖，天然醸造国産大豆の味噌など安全なものを使用しています。
4) 味つけは食材の持ち味を生かし，薄味にしています。
5) だしは昆布，鰹節，煮干しなどの自然の旨味を生かします。
6) 咀嚼力を育てるため，よく噛んで食べるものをとり入れています。

☆保育園のおやつにいて

1) 保育園のおやつの時間は，乳児は午前と午後に一回ずつ，幼児は午後一回となります。
2) 午前は牛乳や豆乳，果汁など飲み物です。午後は軽食です。おやつは子どもの食事とトータルに考えており，午後のおやつは手作りを心がけています。

☆保育園の食事の配分

	時間	乳児（%）		幼児（%）	
午前のおやつ	9時半ごろ	5%	46kcal	なし	
昼食	11時〜12時	30%	270kcal	28%	357kcal
午後のおやつ	14時45分	18%	165kcal	15%	192kcal

☆食器・食具について

1) 安全な強化磁器（陶器）のもので，年齢に合わせた形や大きさのものを使用しています。また発達段階に合わせ，食具のサイズも変えています。
2) 箸を持つ時期については，3歳児クラス後半で，箸を持つためにトングで練習をはじめ，4歳児クラスで遊びの中に箸の練習を取り入れています。4歳児クラスの夏頃からビーズや豆を移し替える練習をはじめ，合格後に給食で箸を使用するようにしています。

☆衛生管理について

保育所の指導のもと，毎日，設備・従事者の衛生面の点検，チェックに取り組んでいます。

図4-14　食育だより（4月号）

　保育所・認定こども園等における食育だよりの目的は，園の食育方針や食育の目標，考え方を具体的にわかりやすい文章で保護者に伝えることにある。また，給食の献立のねらいとそれに関連した食育の取り組みや子どもたちの活動や成長の様子を知らせ，園と家庭が食事作りや子育ての喜びを共有できるようにする。その際，保育所，認定こども園の側からの一方的な情報提供にとどまらず，保護者の声も取り入れる工夫が必要である。なぜなら食育だよりは，給食室と家庭との連携を強めるための役割も果たしているからである。

　そのため，食育だよりは，献立表とは別に発行し，その基本的な内容としては，食べることの重要性，季節に合わせた旬の食物や日本の食文化の伝承に関する行事食，郷土料理などや食物の栄養素なども取り上げ，夏バテ・食中毒・寒さ対策のメニューやそのレシピについても掲載するなど，家庭での食生活の改善化・有効化も促す役割もある。さらに，家庭での日常の食生活の作法等食に関するマナーや健康管理の参考にもなるようにする。

　「食育だより」を有効に活用し，園，家庭，地域

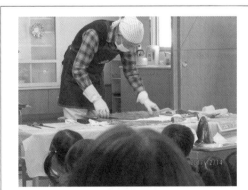

図4-15　いのちを学ぶ体験学習　魚の教室

との連携を図りの食育推進に寄与することが重要である。

②保護者参加の食育イベント

保護者参加型の食育イベントでは，「親子でカレー作り」「離乳食づくり教室」など在園児の保護者を対象としたものがある。また「いのちを学ぶ体験学習，魚の教室」などの保護者や地域の関係者の協力によるイベントを通じて，園が地域の食育のコミニティーとしての役割も果たしている（図4－15）。このほか前述したような特別活動（栽培活動）を活用した家庭における食育の促進も有効である。

（2）給食を活用した取り組み

①給食の意義

保育所や認定こども園等での給食は単なる食事提供の場ではなく，給食を通して子どもたちの発育・発達や食習慣の形成にどのようにかかわっていくのかを園全体で検討する上で重要な役割を果たしている。また，給食の献立が食育の教材になるよう発達段階に応じて計画的に実施されている。子どもたちにとって給食は，1回の食事で楽しく食べながら学ぶことのできる場である。そこには，手洗いの方法，食べる姿勢，箸の使い方，器の持ち方，よく噛むこと，好き嫌いせずに残さず食べること，食文化などの内容が含まれている。こうしたことは給食の時間だけで身につくものではなく，家庭と一体となって指導する必要がある。そこで次のような取り組みを実践していくことも有効である。

②家庭への喫食状況の報告（連絡帳）

家庭への連絡に際しては，発達年齢に応じた対応が求められる。

0歳児の場合には，健康面での連絡が中心となる。1日の授乳回数や排便の時間帯や回数，睡眠の様子を記録し，乳汁や食事を与えた際，嘔吐，下痢，発熱などからだの状態の変化がないかどうか常に観察し，異常がみられたときには，安易な食事制限などは行わず，保護者や嘱託医などと相談し，食事について必要な対応を行う。

1歳児～2歳児では，食事内容・排便の有無・昼寝など，子どもの全体的な健康状態と発育を把握する内容を伝える。

3歳児から5歳児にかけては，体の成長にともない体調が安定しはじめ，意思表示もしっかりできるようになってくるので食事や排便についての内容が比較的すくなくなる。その一方で，自己主張も始まり，食の好き嫌いもはっきりしてくるため，園における喫食状況を保護者に知らせるとともに，家庭における食事の様子なども保護者から連絡してもらうなど，家庭との連携が大切になる。

③保護者アンケート・相談

給食参観や給食・おやつ・離乳食の試食会などを通じて，保護者に対するアン

ケートを実践し，保護者からの園への要望や家庭での食に関する悩みの相談を受けるようにする。アンケートの結果をもとに，園での給食の改善を図るとともに，家庭での食生活の向上にもつなげたい。

3　保護者への食生活支援の評価

　各園では，保護者に向けたさまざまな食に関する支援活動を行っている。講習会のようなイベントを開催する場合には，計画目標に沿って実施期間・回数・教材・講演者などが詳細に企画されている。こうしたイベントを実施した後に，企画，実施，結果のそれぞれの段階において評価することが重要となる。

　なお評価を行う際には，ひとつの方向から見るのではなくさまざまなポイントから評価することが重要である。

　以下に，保護者への支援に関する評価のポイントを示す。

・一人ひとりの家庭での食事の状況を把握しているか
・乳幼児期の「食」の大切さを保護者に伝えているか
・保育所で配慮していることを，試食会やサンプルを通して伝え，関心を促しているか
・レシピや調理方法を知らせるなど，保護者が家庭でもできるような具体的な情報提供を行っているか
・保護者の不安を解消し，相談に対応できる体制が整っているか

　こうした基準に基づいた評価をベースに，PDCAサイクル（Plan（計画）→ Do（実行）→ Check（評価）→ Act（改善））の4段階を繰り返すことによって，食育を継続的に改善することが可能となる。

　（資料・写真提供：社会福祉法人　友田保育園（東京都青梅市））

演習問題

1．保護者への支援について具体的な内容を考えてみましょう。また，評価のポイントを参考に具体的な評価の測定方法を考えてみましょう（Key Word：家庭での食事，アンケート，情報提供，相談）。

【第4章参考文献・資料】

第1〜3節
　1）厚生労働省『保育所保育指針解説書』2018
　2）藤澤良知『子どもの欠食・孤食と生活リズム　子どもの食事を検証する』
　　 pp.96-98，第一出版，2009

3）厚生労働省『保育所における食事提供のガイドライン』2012

4）厚生労働省『児童福祉施設における食事の提供ガイド』2010

5）駒田聡子「保育士アンケートから見た食育の現状と課題」『食生活研究』，Vol.29（3），pp.29-41，2009

6）厚生労働省，保育所における食育のあり方に関する研究班『楽しく食べる子どもに～保育所における食育に関する指針～』2004

7）石毛直道『食文化入門』pp. 1 - 4，講談社，2007

8）財団法人子ども未来財団『保育所における食育の計画作りガイド　子どもが「食を営む力」を培うために』，2007

9）菅野廣一『食と心』学建書院，2002

10）日本小児科学会緊急提言「乳幼児のテレビ・ビデオ長時間視聴は危険です」2004

第4節

1）厚生労働省「保育所保育指針」2017

2）内閣府・文部科学省・厚生労働省「幼保連携型認定こども園教育・保育要領」2017

3）厚生労働省「保育所保育指針解説」2018

4）内閣府・文部科学省・厚生労働省「幼保連携型認定こども園教育・保育要領解説」2017

5）厚生労働省「保育所における食事の提供ガイドライン」2012

6）農林水産省「平成26年度食料・農業・農村白書」（2015）

7）厚生労働省「保育所等関連状況取りまとめ2019（平成31年4月1日)」

8）文部科学省「令和元年度学校基本調査」2019

9）名村靖子，奥村豊子「収穫した野菜のクッキングによる食育効果と保護者の食育意識，園児の食関心との関連」『大阪教育大学紀要Ⅱ人文科学・社会科学58（1)』2009

10）三菱UFJリサーチ＆コンサルティング「保育所等における外国籍等の子ども・保護者への対応に関する調査研究事業報告書」2020

第5節

1）厚生労働省「保育所保育指針」2017

2）保育所における食育のあり方に関する研究班「楽しく食べる子どもに～保育所における食育に関する指針」2004

3）保育所における食育計画に関する研究班「保育所における食育の計画づくりガイド」2007

4）丸山千寿子，足立淑子，武見ゆかり『栄養教育論』2016

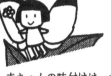

離乳食の会のしおり　　　資料4‐1　「離乳食の会のしおり」

〜食事で健やかなこころとからだをつくろう〜

・離乳食作りは、大人と共用できるメニュー選びをすれば、とても気楽になります。
お父さんやお母さんと同じメニューを一緒に食べて、スキンシップを深めてみては
いかがでしょうか。（参考例）肉じゃが：保育園の子供達が大好きなメニューです。

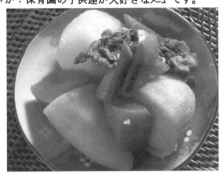

赤ちゃんの味付けは、大人の半分以下です。

＜薄味を心掛けてください＞

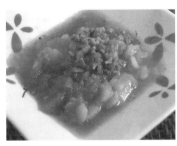

＜中期：7〜8か月＞舌でつぶせる固さ
・包丁で細かく刻んだり、
スプーンの背などでつぶし、
ベタベタ状になったものをあげます

口もとをチェック!!　お口が真一文字に閉じてますか？

＜後期：9〜11か月＞歯ぐきでつぶせる固さ
・サイコロ状に切る。肉は出来るだけ細かく刻む。

口もとをチェック!!　片方のほっぺや唇が動いていますか？

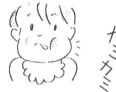

カミカミ

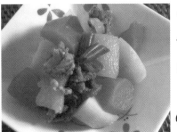

＜完了・移行期＞前歯で噛み切れる固さ
・一口大に切る。喉に詰まりやすいものは
つぶしておく。

口もとをチェック!!　あごが上下に動いていますか？

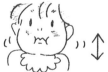

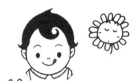

資料4・2　保育所での離乳食の紹介のパンフレット

○○○○保育園

食事で健やかなこころとからだをつくろう

～保育園で実施している離乳食の一例をご紹介します。（完了期編）～

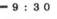

9:30

ミルク	果物

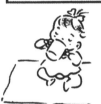

コップで飲めるよう練習しています。
（焦らずゆっくり進めています。）

肉じゃが：みんなだーいすきなおかずです。
＜材料＞鶏挽肉 20g、じゃがいも 30g、人参 10g、玉葱 10g 砂糖、醤油少々
じゃがいも、人参、玉葱はサイコロ大（□）に切る。かぶるくらいのだし汁で煮る。
別鍋に鶏挽肉をほぐしながら煮、火が通ったらザルにあけ、
プロセッサーにかけます。（ここで**細かく刻む**ことで乳児でも食べ易くなります。）
野菜が柔らかくなったら、挽肉を加えて砂糖と醤油で味付けをします。
（味付けは**薄く**しています。）
＊お肉が飲み込みにくいお子さんの場合は片栗粉でとろみをつけています。

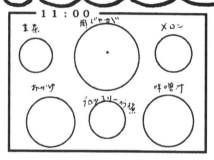

11:00

みそ汁
だしは煮干しでとっています。
風味がよいのでご家庭でも
是非お試し下さい。

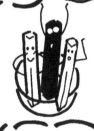

果物や野菜は手で
持ちやすい様に、
別皿に盛りつけたり、
形もスティック状
に切っています。

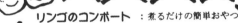

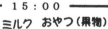

リンゴのコンポート：煮るだけの簡単おやつ

りんごを 2cm ぐらいに切り
砂糖（蜂蜜）・水・（あればレモン汁）加え
紙蓋をして柔らかくなるまでゆっくり煮る。

15:00

ミルク	おやつ（果物）

手作りおやつ
・フルーツポンチ
・果汁ゼリー
・ビスケット
・蒸しパン　e.t.c

いつでも気軽にお声をかけて下さい。

離乳食担当
　　　　△△△△

様式例③

月 指 導 計 画

歳　　　　　　　　組

	所(園)長		主任		担当	

子どもの姿		ねらい	

養護・教育の内容		職員間の共通理解	

環　境　構　成	予想される子どもの活動	保 育 者 の 援 助 と 配 慮

評価・反省		家庭・地域との連携	

簡単，料理・お菓子作り

保育所で子どもたちも簡単に作ること
ができ，3つの色の食材が揃うように
考えたお菓子・料理です。

白玉団子

白玉粉　100g
水あるいは
　絹ごし豆腐　100g

①白玉粉に水か絹ごし豆腐を少しずつ加え，なめらかな耳たぶの硬さにする（水を入れすぎないこと）。
②①を直径2cmほどに小さくまとめ，真ん中をくぼませる。
③沸騰したお湯に②の団子を入れ，一度沈んだ団子が浮いてきてから1，2分待ち，別に用意しておいた冷水に穴じゃくしなどですくい入れる。
④適宜，餡，きなこ，砂糖しょうゆ，フルーツの缶詰などであえる。ぜんざいや汁粉に入れてもおいしい。

五平餅

炊いたご飯適宜
みそ　100g
砂糖　70g
水　50ml
ごま，ゆず，クルミなどを
好みで

①みそ・砂糖・水を小鍋であわせて火にかけ，約半分の分量になるまで煮詰める（焦げやすいので気をつける）。
②好みで①にごま，ゆず，刻んだクルミなどを入れる。
③ご飯は温かいうちにつぶし，小判型に平たく丸める。
③にみそを塗り，こがさないようにホットプレートなどで焼く。あるいは180℃に熱したオーブンで焼く。焼いている途中でみそを塗ってもよい。

鬼まんじゅう

さつまいも　200g
薄力粉　150g
ベーキングパウダー　2g
砂糖　60g
塩　少量
水か牛乳　80ml

①さつまいもは皮をむき，7〜8mmの角切りにし，水にさらす。
②①を塩を少し入れた水で，少し固めにゆでる。
③ボールに，砂糖・塩・水を入れて混ぜあわせ，さつまいも，ふるってあわせておいた薄力粉とベーキングパウダーを入れ，さっくりと混ぜる。
④蒸し器に布巾を敷き，③を乗せ，強火で8分ほど蒸す。

じゃがもち

じゃがいも　400g
かたくり粉　大さじ4
塩　小さじ1/2
しょうゆ　適宜
サラダ油・バター適宜

①じゃがいもは皮をむき，適当な大きさに切り，水からゆでる。
②いもが柔らかくなったらざるで水を切り，一度鍋に戻し粉を吹かせる。
③熱いうちにいもをつぶし，かたくり粉・塩を加えてさらにつぶし，生地をラップでまいて，直径5cmほどの筒型にする。
④あら熱を取った生地を冷蔵庫で冷やす。
⑤生地をとりだし，ラップにとり1cmほどの厚さに切る。
⑥温めたホットプレートもしくはフライパンに，サラダ油・バターをひき，③の両面を焼く（こがさないように注意）。
⑦両面に焼き色がついたら，フライパンに，バターもしくはマーガリンを入れ，フライパンの縁から少量しょうゆを回し入れ，さらに少し焼く。または，焼けた生地に砂糖しょうゆをつける。

こまつなとじゃこのお焼き

ご飯茶碗　1杯
ゆでたこまつな　1/4わ
じゃこ　10g
ピザ用チーズ　30g
卵　1個
しょうゆ　小さじ2
サラダオイル

①こまつなは色よくゆで，1cmほどに切る。
②ご飯，こまつな，じゃこ，チーズ，卵，しょうゆをボールで混ぜあわせる。
③油を薄く引いたホットプレートかフライパンに，①をお玉ですくい小判型の大きさに生地を落とし，平らになるようにお玉の底で生地を伸ばす。
④（ホットケーキを焼く要領で）表面がカリカリになるように，両面を焼く。

牛乳羹

牛乳　300ml
粉寒天　3g
砂糖　50g
水
エッセンス

①粉寒天と砂糖を小鍋に入れ，木じゃくしでよく混ぜる。
②①に水を加え加熱をする。沸騰したら，火を弱め透明感が出るまで1，2分煮詰める。
③②に牛乳・エッセンス少々を加え，かき混ぜ冷やして固める。

資料4‑5　行事食・地方食

　日本には，四季を通じてさまざまな行事食がある。

　現在，日常の食事は，動物性たんぱく質や脂質に富み，一昔前のごちそう食が毎日提供されている状態である。行事食は，このようにメリハリがとぼしい現在の（食）生活の中に節目を作るものである。また，さまざまな行事について知りそれを体験することは，子どもの心に印象深く残り，豊かな情緒を育てる。健康面からも，季節にあわせた行事食を食べることは非常に意味がある。

　また，地域の祭りや文化にちなんださまざまなその地方独特の伝承食を伝えることも，子どもの豊かな心を育てる。保育所や家庭，地域で行事について調べ，実際に調理し食べる経験を大切にしたい。

1) 主な行事と行事食

月　　日	呼び名：料理名
1月 1日	元旦：屠蘇酒，雑煮，おせち
7日	七草粥
11日	鏡開き：雑煮，汁粉
15日	小正月：小豆粥
20日	星正月：ぶりのあら汁
2月 3日	節分：豆まき，イワシ，巻きずし
8日	事始め：いとこ煮
3月 3日	上巳の節句，桃の節句：白酒，菱餅，ちらし寿司，潮汁，草餅
21日	春分の日：ぼたもち
4月 8日	灌仏会，花まつり：甘茶
5月 5日	端午の節句，子どもの日：ちまき，柏餅，菖蒲酒
6月 1日	氷室の節句：あられ，かきもち
16日	嘉祥：嘉祥菓子
7月 7日	七夕の節句：そうめん
下旬	土用の丑：ウナギ
8月 1日	八朔：八朔粥
9月 9日	重陽の節句，菊の節句：菊花酒，菊飯
9月中旬～10月上旬	中秋の名月，十五夜，芋名月：月見団子，さといも
23日	秋分の日：おはぎ
10月 8日	亥の日：亥の子餅
10月中旬～下旬	十三夜，豆名月：月見団子，枝豆，くり
11月 15日	七五三：千歳飴
23日	大師講：大師餅
12月 23日	冬至：かぼちゃ，小豆粥
25日	クリスマス：七面鳥，ケーキなど
31日	大晦日：年越しそば

3) 二十四節気

二十四節気：1年を24等分して，冬至から始めて約15日ごとに季節にちなんだ名称をつけたもの

1月6（7）日 小寒，	20（21）日 大寒	
2月4（5）日 立春，	19（20）日 雨水	
3月5（6）日 啓蟄，	21（22）日 春分	
4月5（6）日 晴明，	20（21）日 穀雨	
5月5（6）日 立夏，	21（22）日 小満	
6月6（7）日 芒種，	21（22）日 夏至	
7月7（8）日 小暑，	23（24）日 大暑	
8月8（9）日 立秋，	23（24）日 処暑	
9月8（9）日 白露，	23（24）日 秋分	
10月8（9）日 寒露，	23（24）日 霜降	
11月7（8）日 立冬，	22（23）日 小雪	
12月7（8）日 大雪，	22（23）日 冬至	

2) 主な行事の由来

元旦：1月1日の朝のこと。鏡餅は昔の鏡をかたどり，そなえるシダは茎が白く潔白を表し，コンブは喜ぶ，イセエビは腰がかがむまでの長寿，ダイダイ（代々）は子々孫々まで栄える，串柿は串が貫いていることより望みが一貫するから由来する。

おせち：正式には4段。一の重は祝い肴（数の子，黒豆，ごまめ，コンブ巻きなど），二の重は口取り（かまぼこ，きんとき，だて巻など）三の重は海の幸（えび，あわび，鯛など），四の重は山の幸（しいたけ，たけのこ，さといもなど）を入れる。黒豆はまめに暮らせる，数の子は子孫繁栄，ごまめは五穀豊穣，コンブ巻きは喜ぶなどそれぞれ意味がある。

雑煮：室町時代より始まる。地方によりすまし仕立てか味噌仕立て，また入れるもちは丸もち，角もち，もちなど，具材の種類も地方により異なる。

七草：春は人日（じんじつ）の節句で，神様におそなえをし，幸せを願った。せり，なずな，ごぎょう，はこべら，ほとけのざ，すずな，すずしろの七草を入れたかゆを食べる。秋は，くず，ききょう，ふじばかま，おみなえし，なでしこ，はぎ，おばな（すすき）を七草という。なお，秋の七草は観賞用。

節分：天武天皇のころ，疫病がはやり農作物の不作が続いたのは鬼の仕業として追儺式を始めた。炒り豆をまいて鬼を払い，歳の数だけ炒り豆を食べて厄落としをする。地方によっては，巻き寿司をその年の恵方の方角に向いて丸かじりをする。

桃の節句：もとは上巳の節句。中国では川で身を清め不浄を払い，邪気を払う力があるとされた桃花酒を飲んだ。日本では，自分のけがれをひとがた（人形）に託して川や海に流した。この二つが結びついたのが今日のひな祭り。女児の成長を祝い，ひな壇を飾り，桃の花，白酒，ひなあられ，菱餅などをそなえる。ひなあられ，草もち，散らし寿司，ハマグリの潮汁などをいただく。

花祭り：お釈迦様の誕生日。釈迦誕生の像に甘茶をかけて祝う。

春分の日，秋分の日：昼と夜の長さが同じになる日。この日を中心にした一週間を彼岸といい先祖をしのぶ日。春は「ぼたもち」，秋は「おはぎ」というが同じもの（春はこしあん，秋は粒あんを用いる地域もある）。

子どもの日：男児の成長を祝いこいのぼりを上げ，武者人形を飾る。ちまきは毒蛇をあらわし，毒蛇を食べることにより災いを除き病気に強い体になる，柏は新芽が出るまで古い葉が落ちないことから，子々孫々栄えるという願いがある。

七夕：天の川をはさみ，牽牛星と織姫星が年に一度だけ逢える日。短冊に願いごとを書きそえるとその願いがかなうとされ，笹の枝に短冊を結んで飾る。織姫の織糸になぞらえ，そうめんをそなえる。

土用の丑：立春，立夏，立秋，立夏の前の18日間を土用といい，今は立秋の前を一般的に指す。土用の期間の丑の日を土用の丑というが，猛暑対策としてうなぎを食べる。

月見（中秋の名月＝十五夜，十三夜）：月を鑑賞する風習。十五夜には15個の十三夜には13個の月見団子を飾る。ほかに，くり，かき，きぬかつぎ（さといも），枝豆などをお盆に飾ってそなえる。

七五三：もとは武士の儀礼で，3歳（髪置：髪を伸ばし始める）5歳（袴儀：袴をつける）7歳（帯解：付紐を取り縫帯を用い，小袖を着る）男児は3歳と5歳，女児は3歳と7歳に神様にお参りをして成長を祝う。赤飯，尾頭付きの鯛，千歳飴（江戸時代に始まった長生きの願いを込めたあめ）をいただく。

冬至：1年で最も昼間の時間が短い日。かぼちゃを食べたり，小豆粥を食べる。

大晦日：晦日は30日のことで1年の最後の日を大晦日という。そばは，そばのように細長く幸せに生きられますようにとの願いから食べる。

資料4‐6

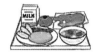

食育媒体例

♫ えいようの歌 （作者不詳）

"ごんべいさんのあかちゃん"の曲で歌います。
食事の時間に歌ったり，歌に登場する食材をパネルシアターやペープサートにして楽しく演出をし，子どもたちが「栄養」や「食材」に親しむお手伝いをしてください。くり返しの働きかけがとても大切です。

🎼♪ いちばん （赤群の食べ物）

からだをつくるのなんでしょう
そーれはあーかのたべものよ
おにくにさかなに
まめたまご
ぎゅうにゅうこざかな
のりわかめ

🎼♪ にばん （黄群の食べ物）

ねつやちからになるものは
それはきいろのたべものよ
ごはんにうどんに
いもさとう
あぶらやバターが
エネルギー

🎼♪ さんばん （緑群の食べ物）

ちょうしをだすものなんでしょう
それはみどりのたべものよ
きゃべつにきゅうりに
ねぎだいこん
にんじんかぼちゃに
ほうれんそう

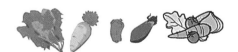

🎼♪ よんばん

あかきみどりをとりそろえ
きちんとたべればじょうぶな子
うんどうあそびに
おてつだい
もりもりかつやく
げんきな子

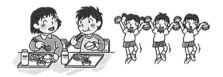

第5章

家庭や児童福祉施設における食事と栄養

1. 家庭における食事と栄養

【学習のねらい】
・家庭における食事の役割について理解し，時代背景や社会情勢，家族形態の変化とともに生じてきた家庭の食事に関するさまざまな問題点を理解する。そしてそれらの問題点の改善が，子どもたちの将来の健康にいかに重要であるかを理解する。
・家庭で実践できる食育の内容を学び，幼児の食に関する相談への対応や情報提供に努める。地域の関係機関等と連携しつつ，施設を拠点とした積極的な食育の推進が重要であることを理解する。さらにその対策について学ぶ姿勢を養う。

■ 家庭における食事の役割

　家庭における食事が果たす役割の第一義は，家族が栄養素をバランスよく適切に摂取することで，子どもの心身の健全な成長・発達を促すことである。それには，乳幼児期から早寝早起きなどの基本的な生活習慣を身につけ，朝昼晩の1日3回の食事をしっかりと摂ること，また適切な PFC バランスを保った食事を可能な限り毎回摂ることの大切さを日々の食事から学ぶことが重要となる。それが結果的には，成人してからの生活習慣病の予防に役立ち，生涯を通じて心身の健康を保つことにつながる。

　1950年代後半以降，高度経済成長による都市部への人口集中によって，核家族化が進んだ。さらに，女性の社会進出が進むと同時に，バブル経済崩壊後の1990年代後半からの景気低迷，2008年のリーマンショック，また雇用形態の変化によって非正規雇用者が全雇用者の40％近く占めるなど世帯間の経済格差が広がり，母親の就労が増加している。

　また，離婚等によるひとり親家庭の増加，さらには20歳代後半から40歳代の子育て世帯の食に関する意識の低下などさまざまな要因から，家庭における食環境は，自宅で食事をつくり家族がそろって食卓を囲むという内食から，外食や中食，あるいは，冷凍食品などの食の外部化に依存する割合が増えてきている。このため家庭における食育が十分行われていないのではと危惧されている。

そこで食育基本法で提示されているように，家庭はもとより，幼稚園，保育所，幼保連携型認定こども園などの幼児教育施設が地域と連携しながら食育を推進することが強く求められている。

② 家庭における食事，栄養の問題点

　核家族世帯の増加やライフスタイルの多様化などにより，家族そろって食事をする機会が減少してきた。その結果「朝食欠食」「孤食」「個食」などの食行動をとる子どもが増加し問題になっている。これらの食行動により，カルシウムをはじめとする微量栄養素（ビタミン，ミネラル）の摂取不足や摂取エネルギー量の過多など栄養素摂取のアンバランスが生じ，さまざまな健康障害を引き起こす要因となっている。

（1）朝食欠食

　厚生労働省の調査では，朝食を「毎日食べる」子どもは，2000（平成12）年の約87％に比べ，2010（平成22）年はどの年齢でも90％を超えており，平均すると約93％と増加している。これは，全国各地で取り組まれている「早寝早起き朝ごはん」運動の成果であるとも考えられる。しかし，2019（令和元）年度文部科学省「全国学力・学習状況調査」による子どもの朝食欠食の割合は，小学生では2010（平成22）年以降わずかずつ増加し，2018（平成30）年では5.5％となった。また中学生は2010年以降ほぼ横ばいであったが，2018年には8.0％と増加した（図5－1）。また2017（平成29）年の国民健康・栄養調査結

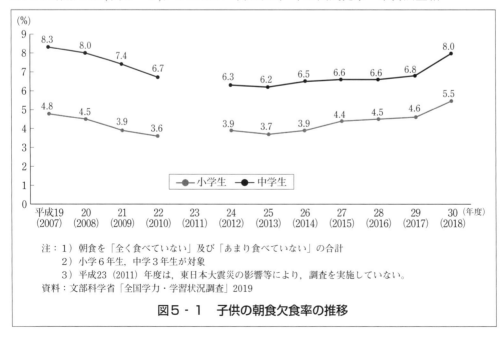

注：1）朝食を「全く食べていない」及び「あまり食べていない」の合計
　　2）小学6年生，中学3年生が対象
　　3）平成23（2011）年度は，東日本大震災の影響等により，調査を実施していない。
資料：文部科学省「全国学力・学習状況調査」2019

図5‐1　子供の朝食欠食率の推移

果では，大人の朝食の欠食率は，子育て世代の 20 ～ 29 歳の男性 30.6 ％，女性 23.6 ％，30 ～ 39 歳の男性 23.3 ％，女性 15.1 ％，40 ～ 49 歳の男性 25.8 ％，女性 15.3 ％といずれも高い（図 5 － 2 ）。

2015（平成 27）年度乳幼児栄養調査では，2 ～ 6 歳児の保護者が朝食を「ほぼ毎日食べる」と子どもも「ほぼ毎日食べる」が 95.4 ％と高い。しかし，保護者が「ほとんど食べない」と子どもの「ほぼ毎日食べる」割合は 78.9 ％に減少する（図 5 － 3 ）。

これらの結果から，乳幼児の食生活は，保護者の食生活の影響が大きいと考えられ，保護者の食に対する意識の改善が，朝食欠食を減らすために重要である。

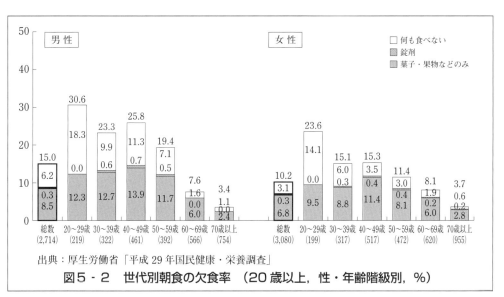

出典：厚生労働省「平成 29 年国民健康・栄養調査」

図5 - 2　世代別朝食の欠食率　（20 歳以上，性・年齢階級別，%）

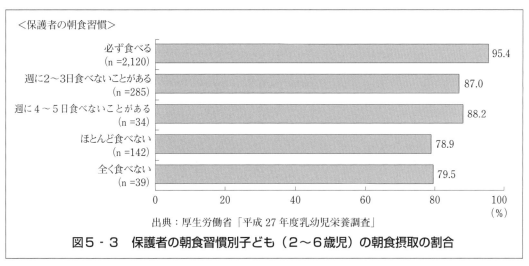

出典：厚生労働省「平成 27 年度乳幼児栄養調査」

図5 - 3　保護者の朝食習慣別子ども（2～6歳児）の朝食摂取の割合

（2）さまざまな「こ食」

　家族で食卓を囲み，心ふれあう団らんの場をもつことは，心身の健康の保持・
増進に重要な役割をもつ。しかし，近年は労働環境の変化，家族の生活時間帯の
夜型化，食事に対する価値観の多様化などにより，家族や友人など誰かと食事を
共にする（共食）機会は低い割合のまま推移している（表5－1）。

表5・1　一週間のうち，家族そろって一緒に食事（朝食および夕食）をする日数

食事（朝食及び夕食）		総　数	毎　日	4日以上	2～3日	1日だけ	ほとんどない	不　詳
平 成 21 年	朝　食	100.0%	25.8	9.2	21.4	10.2	32.0	1.5
	夕　食	100.0%	26.2	18.6	36.2	10.1	7.0	1.9
平 成 26 年	朝　食	1,237（世帯） （100.0%）	295 （23.8）	130 （10.5）	260 （21.0）	131 （10.6）	412 （33.3）	9 （0.7）
	夕　食	1,237（世帯） （100.0%）	326 （26.4）	237 （19.2）	437 （35.3）	145 （11.7）	80 （6.5）	12 （1.0）

出典：厚生労働省「平成26年度全国家庭児童調査結果」

　また，家族と一緒に暮らしているにもかかわらず一人で食事を摂る「孤食」が
増加している。さらに，複数で食卓を囲んでいても食べている物がそれぞれ違う
「個食」。子どもだけで食べる「子食」。ダイエットのために必要以上に食事量を
制限する「小食」。同じ物ばかり食べる「固食」。濃い味付けの物ばかり食べる
「濃食」。パン，麺類など粉から作られた物ばかり食べる「粉食」なども問題と
なっている。

　これらのさまざまな「こ食」は，栄養素バランスがとりにくい，食嗜好が偏り
がちになる，コミュニケーション能力が育ちにくい，食事のマナーが伝わりにく
いなど，食に関する問題点が指摘されている。このような問題点を改善するため
には，家族で食卓を囲み食事をする機会を積極的にとるように努力し，主食，主
菜，副菜がそろった食事づくりに心がけ，楽しく食事をしながら食物の栄養素と
健康とのかかわりなどを親子で学ぶことが極めて重要である。さらに幼稚園や保
育所，認定こども園の「食育だより」などによる食に関するさまざまな情報（給
食レシピ・栄養一口メモ・行事食）等を活用し，時には親子で簡単な調理をする
家庭の食事の改善に努めることも重要である。

（3）共食

　家族・地域の人々や友人と食事をする「共食」の重要性が提唱されている。

　家族で食卓を囲み，団らんの場を持つことは，心身の健康の保持・増進に効果
を及ぼし，食事の簡便化や栄養素の偏りを防ぎ栄養素バランスのよい食事が摂り
やすいという利点がある。

　しかし，未婚率の増加（2015年：男性23.4%，女性14.1%，2000年：男性
12.5%，女性5.82%）や母親の就労率の増加，さらにはひとり親家庭の増加など

　社会環境の変化により家庭生活も夜型に変化してきている。たとえば塾通いの小・中学生がコンビニで夕食を購入して食べている姿を目にすることも少なくない。また，食事を用意してもらえない子どもたちが，コンビニやスーパーなどで昼食や夕食の弁当などを購入して，ひとりだけで食事を済ませてしまう機会も多い。自分ひとりだけで好きなものを好きな時刻に好きなだけ食べられる状況下で，食事の簡便化を重視するあまり，食事の価値観も変化し，共食の機会が減少している。

　特に家族との共食は，子どもの心身の成長・発達を観察したり，食事のマナーや食文化を教え，コミュニケーションを図る重要な機会である（図5－4）。

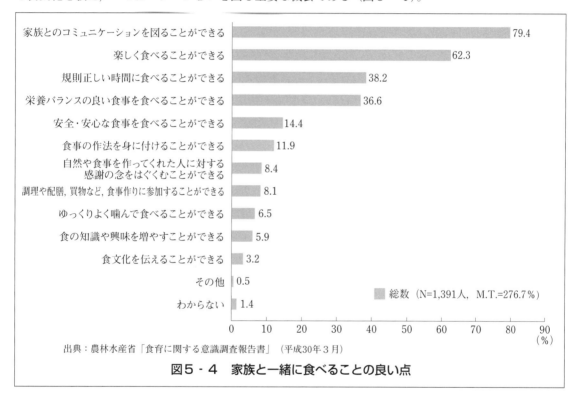

出典：農林水産省「食育に関する意識調査報告書」（平成30年3月）

図5・4　家族と一緒に食べることの良い点

　家庭で子どもと一緒に食事を準備し楽しく食卓を囲む頻度が高いほど，果物や野菜，穀類，カルシウムの豊富な食品の摂取量が多く，ソフトドリンクの飲用量は少なく，栄養素の摂取状況が良好であるという報告がある。

　家族と一緒に食事をすることの努力が重要である。

（4）「中食」「外食」

　社会環境の変化に伴い女性の社会進出が多くなっており，その結果，限られた時間の中で調理を行わなければならないため，食事の外部化が進んでいる。そのため調理の簡便化を目的に，家庭で調理した料理を食べる「内食」が減少し，調

理済み食品を購入して家庭で食べる「中食」や外へ出向いて食べる「外食」の頻度が増加している。「中食」や「外食」は，料理の選択の仕方によっては，栄養素バランスのとれた食事にすることはできるが，常時「中食」や「外食」にすると食塩，脂質の過剰摂取などが懸念される。

多忙な生活の中でも冷凍食品や調理済み食品を合理的に活用しながら，わが家の味にアレンジして調理を行い栄養素バランスのよい内食の充実を図ることも大切である。

（5）間食

幼児にとって間食（おやつ）は，3度の食事では補いきれない「エネルギー，各種栄養素，水分の補給」として重要である。また，間食を食べる時はほかの食事と比べ，精神的にリラックスし，家族や友だちと和やかにコミュニケーションを図ることができる。その結果，子どもに精神的な安定感をもたらし，子どもの社会性を育くむ「心理的な楽しみの機会」でもある。さらに，間食を摂る楽しみから子どもの食に対する興味や関心を高めたり，親子で間食を手作りすることにより，料理を身近に体験し，食品に関する知識を深めることもできる「食育の機会」でもある。子どもに好む菓子を袋ごと不規則に与え，常に食べられるようにする環境は，う歯や肥満を引き起こす要因となる。保護者が間食の重要性を理解し，子どもに与える際の量，時刻，品質を考慮し，子どもが適切な食べ方を身につけられるような食育が重要となる。

③ 家庭で問題となる食行動

（1）遊び食い，むら食い

乳児は生後6〜10か月から食事中にスプーンで食器をたたいたり，料理の手づかみ食べが始まる。また食べ物を握る，落とす，投げるなどの遊び食いをするようになる。これらの行為は2歳頃にもっとも激しくなる。このことは子どもの精神的発達が進み，いろいろな「もの」や「こと」，に好奇心を持つようになった証拠でもある。自分で食べ物を確認し学習している行動なのである。したがって食べる意欲を見守るためにも禁止してはならない。床が汚れても構わないように可愛いビニールシートや新聞紙を敷くなどの工夫をするとよい。

また，食べる時間がかかることやむら食いすることへの対策として，食事時間を30分程度で区切ることを心がけ，食事前は空腹か，食べている内容や調理形態が妥当か否かを検討する必要がある。

（2）偏食

偏食の定義は明確ではないが，一般には「一定の食べ物を嫌がって食べなく，ある特定の食べ物ばかり食べる」ことと考えられている。保護者が食べるべきと

思っているものを食べないことや食卓に用意したものを食べないと，保護者が「偏食」ととらえているようである。長期にわたり，特定の食品や料理を食べ続けていると，健康障害を招く恐れがある。子どもの食べ物の好き嫌いは，「自我」の発達が関係しているともいわれている。幼児の自我意識の発達により，食物についても好き嫌いの感情が出現する。偏食は，それまでに経験したことのない食品や好みに合わない食品に対する自己防衛の表現のひとつでもある[*]。

＊発達障害に伴う偏食については「第6章3. 障害のある子どもへの対応」（p.227）を参照。

　ただし，最近問題になっている魚離れや噛みごたえのある食べ物を嫌い，ハンバーガーのようなファストフード的なものを好む傾向に対しては，適切な対処が必要である。偏食を直すためには，食事中に厳しく叱りすぎて，食卓での食べる楽しみを失わせないように配慮することが望まれる。一方，子どもの好みを優先し，好きなもののみを食卓に提供したり，菓子ばかり食べさせて，食事の時刻に食欲がなかったりすることは偏食を助長するもととなる。

　離乳期から幼児期にかけてさまざまな食べ物を食することで，苦い，酸っぱいと感じ不快感を覚える食べ物を嫌悪し（味覚嫌悪学習），逆に甘い，おいしいと感じ食べることに心地よさを覚える食べ物への嗜好を増していく（味覚嗜好学習）。しかし，食べ物に対する嗜好は，成長とともに変化することが知られている。たとえば，幼児期に嫌いな食べ物でもほかの同年齢の子どもたちが食べていたのを真似て食べられるようになった，中高校生になって食べてみたら食べられるようになった，などの例が挙げられる。そのため幼児期に偏ることなくさまざまな食べ物を経験することは，たとえ幼児期に食べられなくとも，その後の成長過程で受け入れるための素地をつくる上で重要といえる。

（3）咀嚼力の低下

　現代の子どもは，柔らかい料理を好む傾向にある。噛み応えのある食物を「噛まない」「噛めない」「噛もうとしない」「飲もうとしても上手に飲めない」など咀嚼機能が低下している子どもが散見される。

　「噛めない」場合には，子どもの口腔内に異常がある場合，たとえば，う歯がある，不正咬合があるなど，噛めない事情が明確なことが多い。また，授乳期の哺乳様式にも関係があることも考えられる。一般に母乳栄養法をとられた子ども，ならびに離乳食がスムーズに進められた子どもは，あごの筋肉やアゴ関節が鍛えられ，奥歯を使用して噛むことが訓練されている。したがって「噛めない」問題を抱えている例は，少ない。

　一方，「噛まない」「噛もうとしない」場合には，子どもの意思や思考が関係していることがある。また日常，家庭で食べている食物や料理がハンバーグ，カレーなどの軟食傾向にあり，また外食時には，ファストフード店などで比較的手軽に食べられる料理を飲食する機会が多くなってきたなどの食環境も関係あると

考えられる。家庭で噛みごたえのあるものを食べさせ，噛む習慣をつける必要がある。

4 家庭で実践可能な食育

（1）食事の団らんを大切にする

　家族と一緒に食べる楽しい団らんの場を積極的に設けることは，会話を楽しみながら会食のマナーを身につけ，さらにコミュニケーション能力を養い，心の安定感や幸福感を生み出し自己肯定力を育てる。

（2）家庭の味

　保護者が多忙でも子どものために心をこめておいしい食事を作ることは，子どもの生育過程において極めて重要なことであり，生涯の財産になる。「ケの日」（日常）の食の料理においては，時には冷凍食品や下処理済の食材を活用して調理することがあっても，「ハレの日」（非日常，特別な日，誕生日，節句，正月など）の料理は，季節を感じられる特別な食材を用いて家庭の味を提供することが望ましい。このことは，子どもの心を豊かに育み家族の絆を深め，子どもがやがて保護者となり，またその子どもへと伝える日本の食文化の伝承にもなる。

（3）栄養素バランスのとれた食事

　栄養素バランスのよい食事は，子どもの心身の健全な成長・発達を促すための第一条件である。献立は，主食，主菜，副菜が揃ったもので，食欲をそそる彩り，食べやすい切り方や調理法などを工夫し，おいしい料理を用意することが望まれる。子どもは，食べることと健康の関係を自らの体験を通して育んでいく。

（4）朝食は必ず食べ，生活のリズムをつける

　朝食は，決まった時刻に規則正しく食べることにより生活のリズムをつけ，午前中のエネルギーを確保するなどの役割を担っている。朝は多忙なため，前日の夕食作りの際に朝食の準備をして簡単に主食，主菜，副菜など栄養素バランスがとれたもので，かつ片付けも簡単にできる料理を工夫するとよい。

（5）手伝い

①買い物

　子どもと一緒に買い物に行き，カゴの中に食品の名前を言いながら入れ，食品の名前を覚えさせる。小学生になると食べ物の産地を覚えたり，食の安全に関する商品表示を確認したり，金銭感覚など，さまざまな知識が身につくようになる（エコバックを持参してエコについても意識させる）。

②食事の準備・あと片付け

　食卓に食器を正しく並べたり，あと片付けを行う。食器の適切な取り扱い方や料理に適した正しい並べ方を身につけることができる。

③調理の手伝い

発達段階に応じて３歳くらいから野菜を洗う，レタスをちぎる，クッキーの生地をこねる，生地の型抜きをするなど簡単な調理にかかわらせることにより，食に興味・関心を持ち調理に関する知識や技術を身につけ，食への自立心を育む。

（6）食べ残しや食べず嫌い

子どもが食事を食べ残す理由には，体調が悪い，お腹が空いていない，好きな料理ではない，などが考えられる。また，食べず嫌い，わがまま，親の気を引くためなどの理由から食べ残すことも考えられる。健康管理上からも保護者は子どもが食べ残すその様子を観察することは大切である。どのような食品，料理でも食べられるようにしつけることは，今後，子どもが小学校生活，中学校生活を楽しく元気に送るうえでも必須な行為である。

（7）家族一緒の食事

家族と一緒に食事をすることは，楽しさや嬉しさなどを共有し，食事のマナーや食に関する情報の交換やコミュニケーション能力を身につける意味でも極めて重要な機会である。また，家族と共食すると図５−５で示すように主食・主菜・副菜が揃った食事をする頻度も多くなり，栄養素摂取状態も良好となる。共食は特に幼児期の心身の健康維持・増進に影響を与えるため，心がけたいものである。

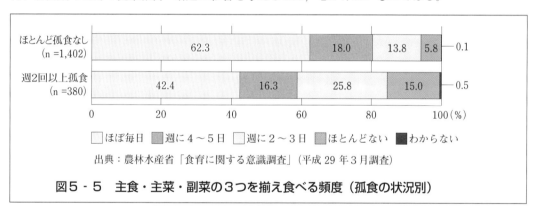

出典：農林水産省「食育に関する意識調査」（平成29年3月調査）

図5・5　主食・主菜・副菜の3つを揃え食べる頻度（孤食の状況別）

5 家庭・地域と連携した食生活支援

乳幼児を育てる20歳代,30歳代の朝食欠食率は他世代に比較して高い（p.183,図５−２参照）。またこの世代は，主食，主菜，副菜を組み合わせた食事を1日2回以上ほぼ毎日食べている割合も低く，食に関する意識が非常に低いことが問題とされている[*]。

このような状況下において子どもたちの栄養素摂取状況を見ると脂質の過剰摂取や，鉄，カルシウムの摂取不足などが指摘されている。「第４次食育推進基本計画」でも，引き続き幼稚園，保育所，幼保連携型認定こども園などの幼児教育

＊2018（平成30）年国民健康・栄養調査によれば「主食・主菜・副菜を組み合わせた食事の頻度」が「ほとんど毎日」の割合は，20歳代で男性38.6%，女性38.9%，30歳代で男性34.7%，女性40.9%といずれも他世代に比べて低い。

施設における食育の推進が求められている（第3章，p103参照）。保育者は，食育の実践に当たっては，社会環境の変化やさまざまな生活様式など，食をめぐる状況の変化に伴い，家庭において健全な食生活を送ることが難しい子どもの存在に十分配慮することが求められる。その上で乳幼児の健康な生活の基本としての食を営む力の育成に努めることが望まれる。

　楽しく食事をする体験を推進するとともに，施設の人的・物的資源を活かし，在籍する子どもおよび保護者のみならず，地域とも連携し家庭からの乳幼児の食に関する相談への対応や情報提供に努めるほか，地域の関係機関などと連携しつつ，施設を拠点とした積極的な食育の推進が重要となる。

演習問題

1. 現在の保育園児の家庭における栄養，食生活上の問題点を調べてみましょう。また，それらの問題点を解決するための対策をまとめてみましょう（Key Word：朝食，こ食，間食，外食）。
2. 保育者の立場から，家庭において保護者に取り組んでほしい「食育」について考えてみましょう（Key Word：共食，家庭の味，朝食，手伝い）。
3. 保育所・認定こども園などと家庭・地域が連携した「食育」・「食生活支援」について実践例を調べてみましょう（Key Word：朝食，共食，ハレの日）。

2．児童福祉施設における食事と栄養

【学習のねらい】

- ・児童福祉施設の種類と施設の形態，および支援状況や役割について理解する。
- ・児童福祉施設における給食形態とその特徴を理解する。さらに子どもたちの食事の提供状況について理解し，子どもたちが退所後も好ましい食習慣が継続できるような食に関する指導のあり方を学ぶ。
- ・重複した障害を持つ子どもたちが，児童福祉施設でそれぞれの子どもに寄り添ったどのような支援を受けているかを学ぶ。またどのような課題があるのか，またその課題をどのように解決していくのか，自ら考える姿勢を修得する。

　児童福祉施設には，保育を必要とする就学までの子どもを養育する保育所，認定こども園のほかに，さまざまな理由で家庭環境に恵まれない子ども，また身体的および精神的な障害により，日常生活に支障をきたしている子どもが，養育や

自立支援，障害の治療を目的として入所（通所）する施設がある。入所（通所）している子どもには，体調不良や食物アレルギーの子ども，また身体や精神に支障のある子ども，虐待を受けた子どもなど特別な配慮を必要とする子どもが多い。そのため，一人ひとりに食事，食生活の支援を行い，心身の健全な発育を保障するため，望ましい食習慣を身につけ，食を通じて社会性を育くみ精神的な安定感や充足感を与えるという責務がある。

施設では，施設長をはじめとする他職種の職員全員が連携し，組織的，計画的に施設全体の活動の中で「食育」を推進していくことが重要とされている。

1 児童福祉施設の種類と給食形態

当該施設への入所または通所については，児童厚生施設や児童家庭支援センターを除き児童相談所，福祉事務所，市町村が決定する。

児童福祉施設における食事の提供および栄養管理は，施設によって状況は異なるが，基本的な考え方や留意点は共通している。児童福祉施設の栄養管理は，小学校の給食同様に，年齢に応じた食事摂取基準と食品構成に配慮する。献立は食に関する指導の「生きた教材」として活用し，給食（食事）を提供すること自体が食育につながるように活用することが求められている。

そして食事は，できるだけ一人ひとりの子どもの発育・発達にあった内容のものを提供できるように心がけることが必要である。それぞれの施設では保育者，栄養士，調理師が日ごろの子どもの咀嚼状況，手指の運動機能などの発達状況をよく観察し，食品の種類，大きさ，固さ（噛みごたえ），食物アレルギーに応じた調理方法を配慮すること，さらにハレの日の献立や行事食，郷土料理など子どもが食事を楽しめるように工夫することも求められる。嗜好を考慮することはいうまでもないが，季節感あふれる多様な食品の組みあわせを考慮することも重要である。

施設での食事は，一般に保健食と治療食に区分される（表5-2）。治療食は医療型児童発達支援センター，医療型障害児入所施設で提供される。

表5-2　給食形態と区分

通所施設	保健食 治療食	一食給食 （昼）	保育所，認定こども園 児童発達支援センター（福祉型・医療型）
入所施設	保健食	三食給食 （朝・昼・夜）	乳児院，児童養護施設，福祉型障害児入所施設 児童心理治療施設，児童自立支援施設
	治療食	三食給食 （朝・昼・夜）	医療型障害児入所施設

保健食：発育にあわせた健康の保持・増進のための食事
治療食：病気治療を目的とした食事

表5－3は，給食を実施している主な児童福祉施設である。代表的な施設の食事提供に関し，その特性ならびに留意点を以下に記述する。

表5‐3　食事を提供している主な児童福祉施設

	種類	給食の特性	栄養士配置に関する規定	給食形態	給食区分
入所施設	乳児院	乳児一人一人の発育状況に合わせた調乳や離乳食により個別に対応する。	必置，ただし10人未満であればおかなくてもよい。	保健食	三食給食（朝・昼・夜）1日の食事を施設で食べるので，食事内容，雰囲気を家庭的で楽しい食事になるようにする。
	児童養護施設	嗜好を配慮して栄養素バランスのとれた食事内容とし，家庭的な雰囲気で食事への関心を高める。	41人以上の入居の施設の場合，必置。		
	児童自立支援施設	日常生活での活動量が多いので入所児の食欲に応じた量とし，家庭的で栄養素バランスのとれた食事とする。	41人以上の入居の施設の場合，必置。		
	児童心理治療施設	心理的困難を抱え周囲への適応能力が低い子どもが多いため栄養素バランスはもとより望ましい食習慣を形成すると共に，食べることへの意欲や関心を高め，退所後の食生活（食の自立）を目指す。	必置。		
	福祉型障害児入所施設	知的障害，自閉症，盲ろうあ，肢体不自由児など，さまざまな障害に合わせた適切な給食の提供を行うとともに食器具などの工夫も必要である。	1人以上 ※40人以下の施設にあっては，置かないことができる。		
	医療型障害児入所施設	呼吸管理や，カテーテルなどを使った胃や腸に必要な栄養素を直接注入する経管栄養など，医療行為に相当する対応などがあり，医師の診断に応じた栄養素摂取が必要である。	必置。 療養型施設においては100床以上の場合は必置。	治療食	
通所施設	児童発達支援センター（福祉型・医療型）	病気の状態や障害の特性からそれぞれの子どもに対応した食事を提供。感覚過敏などから食器具の感触や食べ物の匂いが気になって食べられない子どももいる。きざみ食，流動食をはじめ，子どもの実態に対応した給食を提供しながら食環境を整えることにも配慮する。	1人以上 ※40人以下の施設にあっては，置かないことができる。	保健食治療食	
	保育所幼保連携型認定こども園	健康な乳幼児を対象としており，食習慣形成によって大切な時期であるため，食品の選択，調理法に留意し，発育・発達および健康の維持・増進を図る。	規定なし。	保健食	一食給食（昼）児童の食習慣形成に大切な時期であることから，食事の内容を配慮し，家庭との連携を取りながら実施する。

（1）乳児院

乳児院は，生後間もない乳児の入所から，生後数か月を経過した乳児，また家庭の事情により養育不可能な場合，あるいは保護者の虐待により幼児を保護せざるを得ず，入所し養育する場合もある。さらに退院した乳幼児について相談その他の支援を行う。

当該施設における個々の乳幼児の授乳状況，離乳食の状況，発育状況，アレル

ギーの有無などを考慮し，食事を提供する必要がある。可能な限り一人ひとりの摂取状況を把握し，きめ細やかな対応が求められる。そのためには日ごろから，施設内のほかの職種の職員，特に管理栄養士，栄養士，調理師などと連携をとり，お互いに情報交換する必要がある。食種別の基準を作成する際には，「授乳・離乳の支援ガイド」や「日本人の食事摂取基準」などに基づき，入所児の年齢層，入居理由など施設状況をも考慮して作成する。

（2）児童養護施設

　児童養護施設に入所する子どもの背景はさまざまであるが，保護者のいない子ども，保護者による虐待，不適切な養育環境などの問題を抱えた子どもが多い。これらの子どものなかには心身の成長に問題がある子どももいる。施設内ではできるだけ家庭と同様の環境に置くことが望ましい。

　本施設においてはできる限り，子どもが楽しく，おいしく食事が食べられるように配慮したい。その経験が今後の子どもの心身の健全な成長，ならびに人間形成に大きくかかわっていく。

　日常生活を通して家庭でしつける食事のマナーをはじめ，日常生活に必要な食に関する支援が望まれる。また，いずれ児童養護施設を退所し，社会的自立ができるように日常生活の基本的生活習慣やマナーを教育する必要がある。

　栄養管理については，食事摂取基準を参考に個々の子どもの食事時の様子，残食状況，嗜好，ならびに発育状態などを把握し，実施している。

（3）障害児入所施設

　障害児入所施設における食事の提供は，一人ひとりの子どもの障害や程度などの障害特性に合わせることが重要である。障害の内容により，食事の目的，食事形態や食具，食事に要する時間，食べさせ方は異なってくる。食事量についても健常児の食事摂取基準を参考に，できるだけ個々の子どもの状況を把握し，その子どもの栄養・健康状態の維持ならびに生活の質の向上が図れるよう考慮したい。そのためには施設長をはじめ，ほかの職種の専門家がお互いに連携を取り，食事計画を立てることが望ましい。

（4）児童自立支援施設

　児童自立支援施設は，犯罪などの不良行為を行ったか，または行う恐れのある子どもおよび家庭環境その他の環境上の理由により，生活指導を要する子どもが入所，または保護者の下から通わせ生活指導を行うと同時に子どもに学校教育を施し，自立するための支援を行う。

　入所している子どもの家庭での食生活は，あまり恵まれた状況になかった子どもが多い。そのため朝食欠食，外食を頻回行うなど，食生活上の問題を抱えていた子どもが多い。当該施設では，家庭的な環境のなかで，規則正しい食生活を送

らせること，質，量ともに十分に栄養管理された食事を提供することは，子ども
の情緒安定を図る上でも必要である。

（5）児童心理治療施設

　軽度の情緒障害のある子どもが短期間入所，または保護者の下から通い，情緒
障害を治すことを目的としている施設であり，2017（平成 29）年 4 月より「情
緒障害児短期治療施設から「児童心理治療施設」に名称が変更された。

　具体的には，家庭での虐待や学校におけるいじめなどの人間関係などが原因
で，感情や情緒に不調をきたした緘目（口を閉じて何も言わず，押し黙る）や不
登校，反抗，乱暴，窃盗，授業の妨害などの問題行動やチックやつめ噛み，夜
尿，拒食など神経性習避を有する子どもを対象とした施設である。医療的な観点
から生活支援を基盤とした心理治療を中心に，学校教育との緊密な連携による総
合的な治療・支援を行い，社会適応性を高めていく。施設によっては，総合的福
祉対策の一環として，カウンセリングや家族療法を行うこともある。近年では，
入所児童のうち被虐待児童が増加傾向にある。

　この施設では，情緒の安定が図れるような家庭的な雰囲気で楽しく食事を提供
することが重要である。施設での食事の目的は，子どもにとって健康の維持・増
進とさらに成長を支えるための栄養素を摂取するとともにハレの日の献立・行事
食など，食事を中核とした食育が極めて重要である。

　家庭的な温かい雰囲気の中で，手作りの食事を味わう経験の少なかった子ども
に「食事は楽しい」と感じさせられるような食事作りや食事環境づくりの配慮が
必要であり，退所後も支援を実施する。

（6）児童発達支援センター

　児童発達支援センターには，身体的な障害のある子ども，知的障害のある子ど
もや精神的に障害（発達障害を含む）のある子ども，また上肢，下肢または体幹
の機能の障害のある子どもが通所している。

　児童発達支援センターは，福祉型と医療型に大別されており，福祉型では，子
どもたちが障害に即した日常生活における基本的な動作や知識・技能に関する指
導，集団生活への適応訓練などが受けられる。また医療型では，上肢，下肢また
は体幹の機能の障害のある児童に対する発達支援および治療を提供している。

　食事（給食）に関しては，病気の状態や障害の特性に応じ，きざみ食，流動食
をはじめ，それぞれの子どもに対応した食事（給食）を提供している。また，感
覚過敏などの反応を示す子どもの場合，食器具の感触や食べ物の匂い，また白飯
は食べられるけれども，具が混っているご飯は一口も食べられないなど，強いこ
だわりがある子どももいる。

　そのため，子どもの一人ひとりの障害に配慮した食べ物の形態や食具，テーブ

ルや椅子の位置，配膳台の配置場所などが求められる。

（7）保育所，幼保連携型認定こども園

　保育所および認定こども園に通所する乳幼児は，原則的には保護者が就労している。保育所，認定こども園では基本的には，昼食と間食を提供する。しかし近年では，保護者の就業状況により，早朝から夕方遅くまで延長保育している施設もある。

　保育所，認定こども園での給食は，子どもの健やかな発育・発達をめざして提供されるものであり，子どもの食事・食生活を支援していくという視点で実施されている。また栄養管理については，食事摂取基準を参考に個々の子どもの食事の様子，残食状況，嗜好，ならびに発育状態などを把握し，多職種と連携して一人ひとりの子どもの発育・発達に対応している。そして，生涯にわたって健康で質の高い生活を送るための「食を営む力」の基礎を培うことがその目的となる。

　一方，家庭においても，必要な栄養素量が摂取可能な食事が提供されなければならない。そのためには働く保護者を支援することの必要性が，保育所保育指針，幼保連携型認定こども園教育・保育要領に盛り込まれている。

② 児童福祉施設における食事，栄養の問題

　児童福祉施設は保護者に代わり，入所・通所している子どもに食事を提供しているが，施設の種類により抱える栄養，食生活上の問題は異なってくる。ここでは施設共通の問題点を考える。

（1）入所・通所児童のアセスメントの実施

　成長期にある子どもの健全な発育・発達を促すためには，必要な栄養素摂取量を確保しなければならない。そのためには，適切な実態把握（アセスメント）が極めて重要である。アセスメントを行う際には，発育・発達状況や健康状態・栄養状態などの身体状況のみではなく，心理状態も含めた広い視点で生活全体を捉えた把握を行う。また，定期的に身長および体重を計測し，体格指数や成長曲線に照らし合わせるなど，個人の成長の状態を観察し，評価することが重要である。

（2）子どもの発育・発達の応じた食事の提供

　入所（通所）している子どもの性，年齢，身体活動状況，身体状況を考慮し，それぞれの子どもに適した食事摂取基準ならびに食品構成が適切に作成されなければならない。表5-3に示したように，施設の収容人数に関係なく栄養士が必置の施設（たとえば福祉型障害児入所施設，児童発達支援センター）もあるが，多くの施設は収容人数によっては，置かないことも許される状況にある。特に保育所や認定こども園の場合，現時点では，栄養士配置の規定はない。しかし，朝

食を欠食した状態で通所してくる子ども，または保育所，認定こども園で昼食，夕食，間食を喫食している子どもも多いことを考慮すると，できるだけ多くの保育所，認定こども園に栄養管理の専門家を配置することが急務と考える。

（3）食に関する不安を抱える保護者の増加

　健常児のいる家庭においても食品の取り扱い，調理の仕方などについてはマスメディアやインターネット上にさまざまな情報が飛び交い，その中から正確な情報を得ることが難しいことも起こり得る。その結果，不安を抱えている保護者も多い。特に今日のように各種加工品や調理済み食品を日常的に使用する機会も増えている状況で，身体的，精神的な問題を抱えている子どものいる家庭では，その悩みはさらに増加するものと思われる。施設側からも定期的に情報を配信するなどの支援があると，その不安は若干とも解消されよう。

（4）調理上の衛生管理

　安全な食事の提供が，大前提である。しかし，毎年，食中毒の発生が報告されている。特に乳幼児期は，食中毒に罹ると重症化しやすいことから児童福祉施設における食事の提供にあたっては，衛生管理を徹底し，食事の提供に関係する職員の健康診断および定期検便，食品の衛生的な取り扱いならびに消毒などの保健衛生に万全を期し，食中毒や感染症の発生防止に努めなければならない。集団給食施設における食中毒を予防するためにHACCP（ハサップ）*の概念に基づき，可能な限り大量調理マニュアルに従いあらかじめ危害を予想し，その危害を防止するため重要管理点を想定して，継続的に監視・記録する施設が増えている。そしてこうした施設では，異常が認められた場合には速やかに対策をとるシステムをとっている。

　しかし，収容人数がそれほど多くない施設では，経費の面からその環境が整備されていない所もある。子どもの食事を衛生的に管理するためには，今後，多くの施設でこのHACCPを導入することが望まれる。食事の提供に関係する職員の健康診断および定期検便，食品の衛生的取り扱いならびに消毒等保健衛生に万全を期し，食中毒や感染症の発生防止に努める。

（5）子どもの自立支援体制について

　児童養護施設などの場合には入所している限りでは，食事は三食とも提供されるため，自分で調理する必要はない。しかし，いずれ退所し，自立して，社会生活を送る時期を迎える。そのような時期が来たとき，できるだけ自分の食生活を自分で営めるように入所中から，生活リズムの大切さを伝え，望ましい食習慣を身につけることで，食事内容を自己管理できるように，日常の食事を通して食育を実施しておくことも必要である。

　また障害児入所施設，児童発達支援センターに入所・通所している子どもの場

*食品等事業者自らが，食中毒菌汚染や異物混入等の危害要因（ハザード）を把握した上で，原材料の入荷から製品の出荷に至る全工程の中で，それらの危害要因を除去または低減させるために特に重要な工程を管理し，製品の安全性を確保しようとする衛生管理の手法。国連の国連食糧農業機関（FAO）と世界保健機関（WHO）の合同機関である食品規格（コーデックス）委員会から発表され，各国にその採用を推奨している。日本においては2021年6月から小規模営業者を含むすべての食品等事業者（学校・病院等の営業以外の給食施設のうち1回の提供食数が20食程度未満の施設を除く）でHACCPの導入が義務づけられた。

合にも，将来の自立を目的とした望ましい食習慣の確立が重要となる。家族からの協力が可能な場合には，家庭での食事状況，食行動などの情報を提供してもらうとともに，家庭からの施設への要望も丁寧に把握する。そして，日々の給食時間やその他の場面をとらえ，それぞれの子どもに対応した食の指導を行うことが望まれる。また，施設内での食事状況，食行動についても丁寧に家庭に連絡することで，退所後も望ましい食習慣を継続できるようにすることが重要である。

3 児童福祉施設における食事の提供ガイド

　厚生労働省では，2010（平成22）年3月に，「児童福祉施設における食事の提供ガイド」をまとめた。さらに「日本人の食事摂取基準（2020年版）」の策定に合わせた「食事による栄養摂取量の基準」の改正に伴い，新しい「児童福祉施設における『食事摂取基準』を活用した食事計画について」が2020（令和2）年に告示された。その主たる内容は，以下のとおりである。

（1）栄養管理の考え方

　児童福祉施設における栄養管理は，子どもの健やかな発育・発達を促すことが第一義的目的である。さらには，子どもの生活の質の向上を目的として，子どもと保護者を支援することにある。障害や疾患を有するなど身体状況や生活状況などが個人によって著しく異なる場合には，一律の適用が困難であることから，個々人の発育・発達状況，栄養状態，生活状況等に基づいた食事計画を立てることが重要である。

　献立作成に当たり「食事摂取基準」を活用する場合には，集団特性を把握し，それに見合った食事計画を決定した上で，季節感や地域性等を考慮し，品質が良く，幅広い種類の食品を取り入れ品質管理を行った食事の提供を行う。

　一定期間ごとに摂取量調査や対象者特性の再調査を行い，得られた情報等を活かして食事計画の見直しに努めること。その際，管理栄養士による適切な活用がのぞましい。

　施設で提供される食事は，子どもたちが，食事の持つ味，色，臭い，舌ざわりなど五感器官をフルに活用し体験できるようにする。それにより子どもは食べる行為を獲得していくとともに，食べる楽しみを体験していく。栄養管理，食事計画をたてる場合には，栄養摂取基準はもとより，旬の食材，行事食，郷土料理などを計画的に盛り込み，栄養と健康の関係，食文化など食についての学びを日々の食事を通して体験できるようにすることも念頭に置く必要がある。

（2）一人ひとりの子どもの発育・発達への対応

　子どもの咀嚼や嚥下機能，食具使用の発達状況などを観察し，その発達を促すことができるよう，食品の種類や調理方法に配慮するとともに，子どもの食に関

する嗜好や体験が広がりかつ深まるよう，多様な食品や料理の組み合わせにも配慮する。小規模グループケアやグループホーム化を実施している児童養護施設や乳児院においては特に留意する。

（3）ほかの職種との連携（施設内での連携）

子どもの健全な発育・発達を目指し，子どもの身体活動等を含めた生活状況や，子どもの栄養状態，摂食量，残食量などの把握により，給与栄養量の目標の達成度を評価し，その後の食事計画の改善に努めることが重要である。

施設には，献立作成，調理，盛りつけ・配膳，喫食など各場面を通して関係する職員の職種が多岐にわたることから，定期的に施設長を含む関係職員による情報の共有を図り，食事の計画・評価を行うことが重要である。

（4）家庭と地域との連携

日々提供される食事（給食を含む）が子どもの心身の健全育成にとって重要である。このことから施設や子どもの特性に応じて，主食，主菜，副菜がそろった食事（給食）をさまざまな食材を使用しながら提供し，楽しい雰囲気の中で食べることにより，食行動に問題が見受けられる場合でも，徐々に改善を図ることができよう。また，食事（給食）時間において栄養と健康に関する指導をすることは，将来を見据えた食の自立支援にもつながる「食育」となることを認識しておきたい。

また入所している子どもの入所前の食事状況，嗜好などを，可能であれば保護者から（あるいは児童相談所から）提供してもらうことは，栄養管理上必要なことである。一方，通所している子どもは，1日3回の食事のうち2回は家庭で食べている。そして，土曜日，日曜日，祭日は，家庭で3回食事をとる。したがって施設側にとっては，家庭における食事についての情報を把握することは重要なことである。逆に，施設での食事内容についても保護者に随時提供していくことは，保護者に施設での日常的な食への取り組みについて関心を抱かせることになる。図5−6は，厚生労働省による「子どもの健やかな発育・発達をめざした食事・食生活支援」の概念図である。この図で重要なことは，子どもの健やかな発育・発達を促すためには，各施設における努力，支援も必要であるが，その基礎にあるのは，まず家庭における食事管理である。そして現代社会では，地域社会の恩恵をよい意味でも，悪い意味でも被っていることが多い。そこで地域社会との交流，連携は欠かせない条件であることを示している。

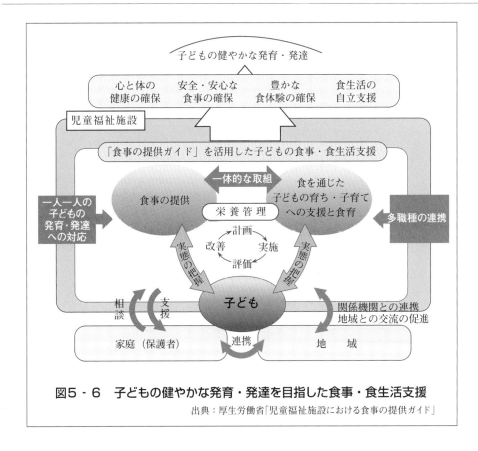

図5-6　子どもの健やかな発育・発達を目指した食事・食生活支援

出典：厚生労働省「児童福祉施設における食事の提供ガイド」

演習問題

1. あなたの住む地域にはどのような児童福祉施設があり，そこでは日々，どのような食事（給食）が提供されているか調べてみましょう（Key Word：通所，入所，保健食，治療食）。

2. あなたが勤務する施設で，食行動に問題のある子どもがいた時，保育者としてどのような対応をしたらよいのか，考えてみましょう（Key Word：養育環境，障害，嗜好，雰囲気，自立）。

【参考文献・資料】

1）岡崎光子『健康的な子どもを育むために』光生館，2016

2）谷田貝公昭・石橋哲成『子どもの食と栄養』一藝社，2018

3）丸山千寿・足立淑子・武見ゆかり『栄養教育論』南江堂，2016

4）厚生労働省「児童福祉施設における食事の提供ガイド」2010

5）農林水産省「食育に関する意識調査報告書」（平成29年3月）2017

6）厚生労働省「児童福祉施設における『食事摂取基準』を活用した食事計画

について」2020

7）農林水産省「平成 30 年度食育白書」2019

8）厚生労働省「日本人の食事摂取基準（2020 年版）策定検討会報告書」2019

9）厚生労働省「保育所における食事の提供のガイドライン」2012

10）厚生労働省「保育所保育指針解説」2018

特別な配慮を要する子どもの食と栄養

1. 疾病および体調不良の子どもへの対応

【学習のねらい】

・低出生体重児，先天性疾患児の栄養を学ぶ。

・小児の代表的体調不良時の栄養を学ぶ。

　小児は成長・発達の途上にあること，さまざまな機能が未熟であること，感染症が多いこと，先天性疾患があることなどが特徴である。病児の栄養は，厚生労働省から提示されている年齢，性別ごとの食事摂取基準を土台に，現在の体格，病状を参考に考える。

■ 新生児期から注意しなければならない疾患

（1）低出生体重児

　現在の日本では全体の1割程度が低出生体重児（表6－1，参考表）に該当する。体が小さいというだけでなく，呼吸，循環，腎機能，免疫などすべての機能が未熟である。早産・極低出生体重児であっても自母乳栄養が望ましいが，不足しやすい栄養素を補った強化母乳とする。NICU*収容の場合，これまで多くは低出生体重児用粉乳が用いられてきた。一般粉乳に比べ，たんぱく質，ナトリウム，カルシウム，

表6-1　低出生体重児の分類

名　称	出生体重
低 出 生 体 重 児	2,500g 未満
極 低 出 生 体 重 児	1,500g 未満
超 低 出 生 体 重 児	1,000g 未満

<参考>各国の低出生体重児の出生率の推移（対総出生数）

	2000	2010	2015	2016
日　　本	8.6%	9.6%	9.5%	9.4%
ギリシア	8.1%	10.0%	9.2%	9.4%
アメリカ	7.6%	8.2%	8.1%	8.2%
イギリス	7.5%	6.9%	6.9%	6.9%
韓　　国	3.8%	5.0%	5.7%	5.9%
フランス	6.5%	6.8%	7.6%	―
ド イ ツ	6.4%	6.9%	6.6%*	―

資料：OECD, Health Status 2018　*2013年

出典：藤澤良知編著「栄養・健康データハンドブック 2020/2021」同文書院

*Neonatal Intensive Care Unit：新生児集中治療室。

リン，ビタミンDが強化され，エネルギーも若干高い。未熟性が強い場合は経管栄養となる。

　なお母乳のメリットは大きく，できれば母乳バンク[*]で低温殺菌処理を行い，無菌としたドナーミルクが望ましい。さらに将来的には，人乳由来の母乳強化物質で栄養するEHMD[**]が望ましいとされている。

（2）先天性代謝異常症

　先天性代謝異常症[***]の多くは，放置すれば知的障害，発育遅延，精神神経症状等が進行するが，疾患別の特殊ミルクを新生児期から使用することで，予後を格段に改善できる。特殊ミルクの種類は30種以上におよぶが，代表的疾患と特殊ミルク[****]を表6−2に示す。登録特殊ミルクの中で患者数，使用量ともに最も多いのは必須脂肪酸強化MCTフォーミュラである。

　いずれも専門の医師のもとで治療を受ける頻度の低い疾患とはいえ，食が制限される状況が一生続くので，祖父母や保育園・幼稚園・認定こども園あるいは学校の理解と協力が不可欠である。

表6-2　新生児マススクリーニング[***]対象の代表的疾患と特殊ミルク[****]

疾患名	おもな特殊ミルク
ガラクトース血症	ガラクトース除去フォーミュラ
フェニルケトン尿症	フェニルアラニン除去ミルク配合散[注1] ほか
メープルシロップ尿症	ロイシン・イソロイシン・バリン除去ミルク配合散[注1] ほか
ホモシスチン尿症	メチオニン除去粉乳
VLCAD欠損症 三頭酵素欠損症 カルニチン回路異常症	必須脂肪酸強化MCTフォーミュラ

VLCAD：極長鎖アシルCoA脱水素酵素
注1）この2種のみが薬価収載品（医師の処方箋が必要）

①フェニルケトン尿症（PKU：phenylketonuria）

　PKUは代表的アミノ酸代謝異常症で，放置すれば重度の知能障害をきたす。現在，多くは早期治療により健康な社会生活を送っている。食事の基本はフェニルアラニン（Phe）除去である。食品中の自然蛋白には平均5％のPheが含まれるが，食品により含有率は異なり，メニューの総Phe量を計算しながら食事をする。Phe化合物であるアスパルテームなど人工甘味料や，誤食にも注意する。

　食事療法は成人期以降も継続することが有益で，女性患者が妊娠した場合（マターナルPKU）は，厳しく管理する。本来患者ではない胎児が高濃度のPheにさらされると，知能障害，小頭症，先天性心疾患などを合併するので，妊娠前からコントロールする。

②糖原病

　グリコーゲン代謝にかかわる酵素の先天異常による疾患で，およそ8種類に分

＊母乳バンク：一般社団法人日本母乳バンク。2013年に昭和大学小児科研究室に設立された母乳バンクを前身に2017年に設立。自分の子どもが必要とする以上の母乳が出る母親から余った母乳を「寄付」してもらい，低出生体重児の栄養戦略や母乳が十分に出ない母親のために「ドナーミルク」として提供する取り組み。寄付された母乳は適切に検査・保管・管理され，提供される。

＊＊Exclusive Human Milk-based Diet。母乳に人乳由来母乳強化物質を添加する栄養方法

＊＊＊代表的な2種類のホルモン異常症（クレチン症，副腎皮質過形成症）のほか，近年はタンデム型質量分析の導入により18種類以上の先天性代謝異常症が早期発見されるようになった。

＊＊＊＊特殊ミルクは，薬価収載品，市販品のほか，特殊ミルク事務局が登録管理する登録特殊ミルクおよび登録外特殊ミルクの4種類に分類される。登録特殊ミルクは国の助成とミルク企業の負担で，また登録外ミルクは企業の全額負担で無料。

類され，Ⅰ型では，乳幼児期から低血糖，高乳酸血症を起こしやすい。肝臓にグリコーゲンが蓄積する肝型糖原病では治療に糖原病治療用フォーミュラ（大豆ベース）やコーンスターチを用いる。治療目標は血糖の安定維持で，低血糖を起こさぬよう，ただし栄養過多になり過ぎぬよう，少量頻回の食事とする。甘味料はグルコースを用いる。甘い果実や菓子，牛乳などは，血中乳酸を上昇させるため，できるだけ制限する。

③ウイルソン病

　銅が肝，腎，大脳基底核などに過剰蓄積し，全身の臓器障害をきたす。肝障害は5歳頃から見られ，神経症状は8歳以降とされる。初期治療の基本は薬物による銅排泄であるが，食事からの銅摂取を 1mg/ 日以下，特に乳幼児は 0.5mg/ 日以下に制限することも必要で，銅含有率の高い食品*は控える。

（3）口唇裂・口蓋裂

　日本人では出生 500 人に 1 人の頻度の高い疾患である。軽症では通常の乳首でも飲めるが，弱い力でも良く飲める口蓋裂用の専用乳首（舌に当たる側が柔らかくできていて，乳首の長さが通常より長い）が複数社から市販されている。一時的に胃管を留置することもあるが，長期の留置は子どもの満足感と口腔内筋肉の発達の面から望ましくない。

　口唇裂の手術は，生後3か月，体重6kgを基準に行われる。口蓋裂の手術は生後1歳から1歳半前後に行われる。必要に応じて複数回手術することもあるが，離乳食は一般的な進め方でよい。食べ物が鼻腔に入りやすい場合は，食べさせ方に注意する。また，食べ物は軟らかい物を選び，食後は白湯を飲ませて口腔内をきれいにしておく。粘稠性があって，口腔内に張り付きやすい物は避ける。

② 急性症状に対応した栄養

（1）発熱

　乳幼児は集団生活に入ると頻回に感染症に罹患し，たいていは熱を伴い，水分摂取の減少，食欲低下がみられる。体温が1℃上昇すると発汗や不感蒸泄は10%増加するといわれる。水分補給が重要であり（表6-3），食事を食べられなくても数日のことであるから問題ない。水分が多く消化のよい食品を選ぶ。

　高熱の出る疾患の中には，ヘルパンギーナ**や単純ヘルペスウイルスなどに

表6-3　体の水分量と1日の必要水分量

	乳　児	幼　児	学　童	成　人
体の水分量（比体重%）	70～75	65～70	60～65	55～65
必要水分量（ml/kg）	120～150	100～120	80～100	40～60

＊植物性食品ではピュアココア，カシューナッツ，ごま，きな粉など。また動物性食品では牛レバー，シャコ，ほたるいか，さくらえび，いいだこなどが銅含有率が高い。

＊＊夏かぜの一種。主に小児に流行する感染症で，コクサッキーウイルスやエコーウイルスが原因。発熱，のどの痛み，口腔粘膜の水疱が特徴。

より口内炎を呈することも多いので，病変部にしみる酸味は控え，のど越しの良い形態，調理法を考える。お粥が嫌いな子どもは軟飯でよい。

（2）下痢と脱水

　小児では，表6－4に示すような感染性胃腸炎が高頻度にみられる。急性ウイルス性下痢では脱水さえ乗り切れば，自然治癒する。水分を与えすぎるために下痢が起こることはない。また，飲食を禁じて下痢を止めようとしてはいけない。

　下痢回数が多いとき，嘔吐や熱があるときは簡単に脱水症状（表6－5）が進む。中等度以上の脱水には輸液が必要となるが，軽度であれば経口補液が効果的で，市販の小児用電解質液も有用である。ただし表6－6に示すように一般のスポーツドリンク（イオン飲料）では電解質濃度が低く，またアシドーシスを増強する果糖が多い。また，一般のジュース類もやはり電解質が低く糖質浸透圧が高いために，いずれもかえって下痢を長引かせることもある。

　様子をみてから，可能ならお粥，おじや，うどんなどのでんぷん質から開始する。症状の増悪がなければ繊維の少ない野菜や白身の煮魚などを試み，常食にもどしていく。脂肪吸収不全および一過性乳糖不耐症が生じている場合は，脂肪の多いもの，牛乳，乳製品は控えたほうがよい。

　乳幼児では遅くても3時間以内に，水分をとらせるようにする。嘔気，嘔吐が見られた時は，経口補液を20mlずつ飲ませるなど，1回量は少なく，かつ何度も試みる。

表6‐4　代表的感染性胃腸炎

分　　類	病原体	代表的症状	主な感染源
ウイルス	ノロ	頻回の嘔吐・下痢	感染者の便・吐物，生ガキなど
	ロタ	同上，白色便	感染者の便
	アデノ	嘔吐・下痢，熱，血便	感染者の便，飛沫
細　　菌	サルモネラ	血便	生卵（マヨネーズ含）
	カンピロバクター	血便	肉類
	病原性大腸菌（0-157など）	血便	肉類

表6‐5　脱水症状

部　　位	症　　状
顔　　貌	顔色不良，眼窩陥凹（おちくぼんだ目），大泉門陥凹
皮膚・粘膜	乾燥，皮膚の弾力性低下（皺がよる）
神　　経	うとうと，異常興奮，痛みへの反応低下
循　環　器	冷たい手足，脈が触れにくくなる，チアノーゼ
腎・泌尿器	尿量減少（おむつが濡れない）

表6・6　経口補水液と市販イオン飲料との比較

| 種　類 | 電解質（mEq/L） | | | 炭水化物（糖質） | 浸透圧 |
	Na	Cl	K	（%）	（mOsm/L）
WHO 経口補水液 2002 年	75	65	20	1.35	245
A	60	50	20	3.2	249
B	35	30	20	3.4	200
C	50	50	20	2.5	270
小児用イオン飲料					
D	30	25	20	5	260
E	25	20	20	4.1	285
市販イオン飲料					
F	21	17	5	5	323
G	11	－	5	4.8	260

column

乳糖不耐症

　乳糖不耐症とは，乳糖分解酵素のラクターゼが欠乏して生じる病態。先天性無ラクターゼ症はきわめてまれで，多くは感染性胃腸炎などによって一過性に生じる。軽症では母乳を制限する必要はなく，また下痢が軽快すれば人工乳を開始してよい。ラクターゼ製剤投与や，ヨーグルトの併用も有効である。

　母乳の糖質の95％は乳糖であり，ラクターゼ活性は新生児期から高いが，日本人では6歳までには低下し始め，牛乳の摂取に影響されず成人期には新生児期の5〜10％にまで低下する。

3 代表的小児疾患に求められる栄養

（1）循環器・血液疾患

①鉄欠乏性貧血

　貧血があると，皮膚粘膜の蒼白，不機嫌やいらいら，動悸，息切れ，易疲労，睡眠の質の低下などがみられる。乳幼児では，食欲不振，元気がない，すぐに抱っこをせがむなど，また学童期以降では集中力低下が目立つこともある。

　貧血の原因でもっとも多いのは鉄欠乏性貧血であり，乳児期には離乳食不足，牛乳貧血[*]，未熟児ゆえの貯蔵鉄不足などが多く，学童・思春期は成長やスポーツのための鉄需要の急増，女子ではダイエット，過多月経などが原因となる。食物アレルギーを心配した不適切な除去食による貧血もしばしば認められる。鉄欠乏以外にも貧血の原因は多数あるので，医師による診断が必要である。

　鉄欠乏性貧血と診断されたら鉄剤による治療と並行して食事内容を是正し，再発防止を図る。母乳中の鉄量は，初乳では 0.6mg/dl，出産後 4 〜 6 か月では 0.3mg/dl と減少するが，鉄の吸収率は牛乳製品では約 10％ と低いのに対し，母

*3歳以下で市販の牛乳を大量に（1日600mL以上を3カ月以上）摂取することで，鉄欠乏貧血が生じることをいう。乳幼児期は鉄需要が増す一方，粉ミルクや母乳に比べて，牛乳の鉄含有量が低い上に吸収率も格段に悪いため貧血が生じやすい。

乳では 50 〜 70％ と高率で，貧血を理由に人工乳に変更する必要はない。

②心疾患

　心不全乳児では体重増加不良や発育遅延がみられるが，哺乳は少量頻回とし，その後可能であれば健康児と同じように離乳食を進めていく。少量でエネルギーが摂れる離乳食のほうが心臓に負担をかけないためである。

　先天性心疾患や心臓弁膜症の術後，川崎病後遺症などで，血液の抗凝固作用を目的としたアスピリンやワーファリンを服用している患者では，これらの薬効を弱めるはたらきのあるビタミンKには注意が必要である。ビタミンKの含有量が多いものとして納豆が有名であるが，食品としての認識が薄いケール（青汁）やクロレラ，納豆菌を用いたサプリメントにも注意を要する。

（2）代謝・内分泌疾患

①糖尿病

　膵臓から分泌されるインスリンは，血糖を低下させる唯一のホルモンである。糖尿病はこのインスリンの分泌不全，インスリン抵抗性，あるいはその両者による慢性的な高血糖が生じる代謝異常で，小児ではおよそ8割が1型，2割が2型である。両者の比較を表6−7に示すが，いずれも食事と運動が大切な基本である。

　日本人の小児期発症1型糖尿病の平均年間発症率は人口10万人当たり2人前後で一定しており，北欧やカナダなどの白人に比べ1/10程度と低い。この差は遺伝因子と環境因子の違いによると考えられている。

　一方，近年増加傾向にある小児の2型糖尿病は，その約70〜80％が肥満を伴っており，メタボリックシンドロームを基礎にしていると考えられる。食事内容の欧米化が一因と考えられる。

　高血糖が続けば，網膜や腎臓，末梢神経などに合併症を生じる。小児期発症では，成人発症より長い罹病期間を過ごすことになり，血糖コントロールはことさら重要であるが，幼児では成長に必要な栄養や低血糖の危険回避が大変重要である。成長期であるから，同性，同年齢の小児と同等のカロリーを表6−8のような配分で摂取する。

　誕生日やパーティなど摂取エネルギーが増える日は，年に何回など約束させた上で許可する。このような日の高血糖は，超速効型インスリンの使用で対処する。また運動直後などの低血糖に対処するため，ブドウ糖5〜10g（もしくは砂糖，ジュース）を常に携帯させる。

　肥満度が20％を越える場合は，総エネルギーは同年齢小児の所要量の65〜80％に制限する。よくかんで食べる習慣や特に運動量，生活パターン全体に注意を向けることが重要である。

　なお，妊娠女性が高血糖であれば胎児奇形が増加する。

表6‐7　1型糖尿病と2型糖尿病の比較

	1型糖尿病	2型糖尿病
原因	インスリンの絶対的欠乏	インスリンの相対的欠乏
臨床像	口渇，多飲，多尿，倦怠感，体重減少	ときに肥満（多くは無症状）
発症年齢	多くは10歳以下	成人に多い
遺伝性	低い	高い
ウイルス感染との関連	濃厚	無関係
発症・進行	急速（緩徐例あり）	緩徐
インスリン注射	必須	ほぼ不要
食事療法	必要	必要

表6‐8　糖尿病小児の適切な栄養素配分（PFC比）

栄養素	摂取エネルギーに占める適切な割合
炭水化物	53～57％（ときに60％まで可）
炭水化物の80％	でんぷん類（米，麦，いも）から摂取
炭水化物の20％	果糖（果物），乳糖（乳製品）から摂取
たんぱく質	15～17％
脂質	30％（植物性脂肪を多く摂取する）
食物繊維	十分に摂取する

②家族性高コレステロール血症

　コレステロール，中性脂肪，リン脂質，遊離脂肪酸などが増加している状態を脂質異常症，高コレステロール血症とよぶ（表6－9）。小児の薬物療法は家族性高コレステロール血症の一部の重症例に限られ，あくまで食事療法が中心である。

　総エネルギー摂取量を適正に保つのは当然であるが，脂肪エネルギー比率を30％以下に，飽和脂肪酸，一価不飽和脂肪酸，多価不飽和脂肪酸比を3：4：3に，n-6：n-3多価不飽和脂肪酸比は4：1が推奨されている。コレステロール摂取量は1日300mg以下が望ましい。

表6‐9　小児期（6～15歳）のメタボリックシンドロームの診断基準

	項目	内容
1）	腹囲	中学生　80cm以上　（もしくは腹囲/身長が0.5以上） 小学生　75cm以上　（もしくは腹囲/身長が0.5以上）
2）	血清脂質	中性脂肪　120mg/dl　and/or　HDLコレステロール　40mg/dl未満
3）	血圧	収縮期血圧　125mmHg以上　and/or　拡張期血圧　70mmHg以上
4）	空腹時血糖	100mg/dl以上

1）を満たした上で，2）～4）のうち2つ以上を含む場合に診断する
出典：厚生労働省研究班「小児期メタボリック症候群の概念，病態，診断基準の確立及び
　　　効果的介入に関するコホート研究」平成18年度研究報告書 2007.3

③肥満

　肥満とは標準体重のプラス20%以上を指し，40%以上を高度肥満という。日本肥満学会の判定基準では，BMI25.0以上を肥満とする。乳児ではKaup（カウプ）指数：W（g）/H^2（cm）×10を用い，18以上を肥満とする。肥満の多くは基礎疾患のない単純性肥満である。

　母乳は出る限り飲んでも心配いらないが，人工乳栄養児では，作ったミルクが過剰でも全量飲む傾向があり，肥満防止の注意が必要となる。5〜10歳ごろに，成長に伴い生理的にも脂肪細胞の増殖が見られるので，この時期に総摂取エネルギーが多く，運動量が少ないと肥満になりやすい。子どもが肥満である場合，家族も肥満のことが多いので，家族全体の生活習慣の見直しと指導の反復が不可欠である。

　肥満治療の食事における原則は，適正な総摂取エネルギー，規則的な食事，間食や砂糖入り飲料水の禁止，ゆっくりよく噛む習慣，肉類から魚類へのシフト，たっぷりの野菜，十分な食物繊維である。しかし，何より大切なのは，本人の自覚と改善意欲，運動療法，そして家族の理解と協力である。家族の食習慣が変わらなければ，改善効果は薄い。運動により筋肉が増加すると，基礎代謝量が増加して消費エネルギーが増大し，心肺機能や体力が向上する。

　なお症候性肥満とは，何らかの基礎疾患による肥満であり，例としてダウン症候群，プラダー・ウィリー症候群が挙げられるが，これらについては次節で述べる。

④やせ

　「やせ」とは標準体重の10%以上の減少をいい，20%以上を「やせすぎ」という。乳児期ではKaup指数が15以下を「やせ」，13以下を「やせすぎ」という。乳児期のやせは，体重増加不良とほぼ同義である。

　体質的に消費エネルギーが多く，何も機能異常がみられない単純性（体質性）やせと，器質的疾患による症候性やせ（続発性やせ）とに分けられる。現在の日本では，単なる栄養不足によるやせはほとんどなく，あるとすれば虐待を考慮する必要がある。やせの食事には，口当たりがよく，少量で栄養価の高い食品を用いるが，消化機能が落ちている場合には脂質は控えたほうがよい。

　乳幼児期のやせには食物アレルギー，腸疾患，心疾患，染色体などの先天異常などがある。学童・思春期のやせは，精神性・心因性のものが多い。

⑤摂食障害

　心理的要因に基づく食行動の障害で，神経性食欲不振症（AN；神経性無食欲症，神経性食思不振症，思春期やせ症）と神経性過食症（BN；神経性大食症）に分類される。

　神経性食欲不振症には徹底的に食べない「制限型」と，過食した後に嘔吐する

「むちゃ食い／排出型」がある。体重や体形に対する過度のこだわりが見られ，極端な食制限により栄養障害を来すだけでなく，死亡することもあるので，栄養管理とともに心理・行動療法，薬物療法が必要である。圧倒的に女子に多いが，時に男子にもみられる。単に食欲が出ないのではなく，食べることに恐怖心を抱き，やせ方が尋常ならざる事態であることを理解しないか受容できない状況にある。ゆえに，ただ高カロリーの食品をとらせようとするのは，まったく逆効果となる。味付け，見た目の美しさ，あるいは中身が少なく見えるように大きい器を使うなど，工夫も必要である。

　一方，神経性過食症はむちゃ食いを繰り返し，体重・体形などにこだわりながらもやせに至らないことが特徴である。

　摂食障害の治療は，心身の成長・発達を長い目で見守りながら，本人の治療への意欲を高め，医師（小児科，小児精神科など），家族，心理カウンセラー，栄養士，学校や職場などが連携したチームで治療に当たることが有益である。

（3）消化器疾患

①便秘

　乳幼児で3日以上，年長児で2日以上便がなく，排便困難をともなう場合を便秘という。乳幼児では腹部膨満，食欲不振，不機嫌など，年長児で食欲不振，胸やけ，げっぷ，口臭，反復性腹痛などがよくみられ，便が硬いと裂肛（切れ痔）が生じ，痛みでさらに排便が遅れる悪循環も見られる。

　便秘の主要な原因は，乳児期では母乳や離乳食不足，腹圧不足，幼児期以降，特に学童期以降はストレス，夜型の不規則な生活（朝食抜きや排便時間の余裕がない），思春期女子ではダイエット，そしてどの年齢層でも，食物繊維不足と運動不足が主要な原因である。

　具体的な食事の改善ポイントは，（ⅰ）腸管に刺激を与える食品，（ⅱ）腸管の蠕動運動を刺激する冷たい水，牛乳，果汁，（ⅲ）腸管の働きを高め，便意を多くする野菜類など（特に不溶性食物繊維を10g/1000kcalを目安に）*，（ⅳ）腸管内で発酵しやすい糖類を含む食品（ヨーグルト，乳酸飲料など）**を多く摂ることである。特に乳幼児では，十分な水分摂取を心掛ける。

②炎症性腸疾患

　潰瘍性大腸炎およびクローン病は炎症性腸疾患と総称され，遺伝的素因，免疫応答異常に加え，環境因子が大きく関与すると考えられている。

　わが国では食生活の欧米化に伴い増加している。消化管の炎症により栄養素を吸収できず，体重減少，成長障害を来し，さらに思春期が遅れることがある。症状の寛解と再燃を繰り返す慢性的な疾患であり，罹病期間は長期となるため，精神的サポートが必要で，寛解後は食事内容にこだわり過ぎないことも大切であ

*Prebiotics（プレバイオティクス）とよばれる。特定の腸内細菌を活性化させ成長を刺激する作用を持ち，生体に有益な作用を示す食物繊維やオリゴ糖などの非消化性食品（表6－10参照）。

**Probiotics（プロバイオティクス）とよばれる。ヨーグルトなど，腸内細菌に変化を及ぼし，健康に有益に働くことを目的に経口摂取する生菌のこと（表6－10参照）。

column

腸内フローラ

腸の内面は絨毛と呼ばれる栄養素吸収の場である小さな突起がぎっしり覆っており，広げた面積はテニスコート1面分にもなる。そこに多種類の細菌類がまるでフローラ（「花畑」の意味）のように生息しているとされる。腸内フローラは，およそ1,000種類, 100兆個と言われ，細菌の種類は個体差があり極めて多様であるが，ビフィズス菌や乳酸菌などのいわゆる善玉菌が多いことが，望ましい便性，さらには健康につながる。糞便の半分は腸内細菌とその死骸でできている。善玉菌が少ないことは，生活習慣病，食中毒や病原菌による感染，その他多くの疾患に関係することが知られる。

る。いずれの疾患も，薬物治療が基本となる。重症の急性期は完全静脈栄養法[*]を行うが，消化管の機能回復に応じて，成分栄養剤，さらに半消化態栄養剤へと移行する。経口摂取が難しいときは，経鼻栄養チューブから入れる。両者の比較を表6－10に示す。

特にクローン病での寛解導入時の完全経腸栄養療法は，成人より有意義である。寛解期からはむしろ腸管粘膜や腸内環境の改善に役立つような消化の良いメニューで食事を開始する。鉄やビタミンD，さらに脂溶性ビタミン，ビタミンB_{12}，亜鉛，セレンなどの欠乏に注意する。不溶性食物繊維は便のかさが増えるため，大腸への負担がかかるので，病状によっては控える。玄米や雑穀米，豆類，一部の果物（柿，キウイフルーツ，パイナップルなど）には不溶性食物繊維が多い。バターやラードなどは腸管の炎症を悪化させる飽和脂肪酸を多く含むので控えめにし，動物性たんぱく質なら鶏肉や魚類を，また乳製品は無脂肪・低脂肪を用いる。

表6‐10　炎症性腸疾患の比較		
	潰瘍性大腸炎	クローン病
主　症　状	血便	腹痛
随　伴　症　状	下痢，腹痛，発熱，体重減少ほか	発熱，体重減少，痔瘻，下痢，口腔内アフタほか
好　発　年　齢	20代にピーク	10代後半～20代
病　変　部　位	大腸（直腸から口方向に連続性）	6割は回腸終末部位不連続
病理変化の深度	大腸粘膜，粘膜下層	筋層から漿膜まで
活　動　期　の　食　事	低脂肪，低繊維（強い制限なし）	成分栄養剤中心
寛　解　期　の　食　事	適量，規則的，非刺激，Probiotics[**] & Prebiotics[***]	成分栄養（半消化態可）低脂肪（成人<30g/d）

③肝炎（急性・慢性）

A型肝炎に代表される急性肝炎では，あっさりした食事で回数を増やし，食欲

＊中心静脈栄養法（鎖骨下の太い静脈に点滴を留置）または末梢静脈栄養法により，通常の点滴では入れられない濃度で栄養素を補うことができる。

＊＊ p.209 脚注参照。

＊＊＊ p.209 脚注参照。

低下に対応する。回復期には肝臓の再生を促すよう高タンパク食（2～3g/kg/日）とし，ビタミン補給も十分に行う。慢性肝炎では，高たんぱく質，高糖質，高ビタミンを原則とし，バランスのよい食事を規則正しく摂ることが大切で，特別な食事療法は不要である。

　肝硬変によって低タンパク血症や浮腫（ふしゅ）が見られるときは，さらに食塩制限をする。胆汁うっ滞がある場合は低脂肪食とし，中鎖脂肪酸（MCT：Medium-Chain Triglyceride）を補う。先天性胆道閉鎖などによる乳児の肝硬変では，低ナトリウムミルクを使用する。慢性肝不全に進行したら，さらにたんぱく質は良質なものとし，総量を制限する。小児の慢性肝不全の原因には，胆道閉鎖症，胆汁うっ滞症候群による胆汁性肝硬変などがある。

　多くが肝移植の適応となるが，術前の栄養状態で手術成績が変わるといわれ，栄養管理が大切である。胆汁の排泄が悪いと胆汁酸と脂肪酸のミセル[*]形成ができず脂肪吸収が障害される。このミセル化が必須でない中鎖脂肪酸（MCT）はリパーゼや胆汁酸がなくても加水分解されるため，大変有用である（なおMCTはオイルやパウダーの形態でも複製市販されている）。

（4）腎疾患

　慢性腎不全では，貧血，易疲労感，倦怠感，顔色不良，食欲低下などが見られるが，臨床的にほぼ無症状という状態から，透析療法あるいは腎移植が必要な時期までを含む。

　腎機能が低下した状態では，尿素の産生を抑えることが重要で，必須アミノ酸の比率が高いたんぱく質を必要最小限摂取することが求められるとともに，十分なエネルギー摂取を必要とする。食塩は，浮腫や心循環器症状がないかぎり，乳幼児期で1～3g/日，学童期で3～5g/日程度与える。低リン，高カルシウム食が必要となる（表6-11）。

　透析療法に移行した当初は一時的にたんぱく質摂取量を0.5～1.0g/kg/日程度に低下させるが，その後は2g/kg/日に増加し，たんぱく質を必要エネルギーの12％程度とする。

＊多数の分子が互いに引き合う力で集合する際に，親水性部分が外側に，親油性（疎水性）部分が内側に配置されて結合し，全体として水に溶ける分子の状態になったもの。胆汁酸は親水性と疎水性を持つ両親媒性物質で，ミセル形成する際に脂肪を内部に取り込み微粒子化して，消化・吸収しやすくする。

表6-11　小児慢性腎不全食　（透析療法導入前）			
年齢（歳）	摂取エネルギー量(kcal/日)	たんぱく質（g／日）	食塩（g／日）
1	850	15	
2	1,100	20	1～3
3～5	1,300～1,400	25	
6～8	1,500～1,600	30	3～5
9～11	1,600～1,800	35	
12～15	1,800～2,000	40	

column

虫歯（う歯）とおやつ

　歯は痛くならないと歯科受診しない人が多い。歯の痛覚を伝える神経の末端（自由神経終末枝）は，歯の象牙質内の細い管の中の液体中に浮いたように存在している。そこで冷たいものや熱いものを食べると，この液体が収縮や膨張をきたし，甘味の強いものでは浸透圧差によって液体が移動するため痛みを感じる。

　虫歯の発生には，歯質と口腔内の細菌，発酵性糖質の三大要因に，時間的要因が絡む。俗に虫歯菌と呼ばれるミュータンスレンサ球菌（streptococcus mutans）は，親などから唾液を通して子どもに伝播され歯表面に棲みつく。ここに砂糖や発酵性糖質があるとグルカンという粘着物質をつくり，水に溶けないデンタルプラークを形成する。このなかで，菌類は糖質を代謝して酸を産生する。このプラークのpHが4.5以下になると，歯表面からミネラル成分が溶出して，次第に目に見える大きな穴となる。これが虫歯である。虫歯の初期変化は不可逆性というわけでなく，糖質摂取の間隔を2時間以上あけると，酸産生を押え唾液による再石灰化がおこる。

　味覚の完成する3歳までは間食に，特に甘いお菓子，ジュースはできるだけ控える。自然の甘味を利用した薄味の調理，咀嚼を必要とした食材により唾液分泌を促すことが，虫歯予防と生活習慣病予防の双方に効果的である。「ダラダラ食べ」をしないことと歯磨きは大原則であるが，間食そのものは栄養素補給的にも心理的にも高い価値があり，特に入院している子どもにとって，間食は唯一といってよい楽しみであるので大切にしたい。なおイオン飲料のPHは3.6〜4.6で，脱水などの必要時を過ぎても飲み続けていると，虫歯になりやすい。

column

ハチミツ

　アニメ「くまのプーさん」に代表されるようにハチミツとかわいいキャラクターは誰もが知る絵図であるが，ハチミツは乳幼児では腸内環境が未熟なため，口から入ったボツリヌス菌の芽胞が腸管で増殖し，ボツリヌス毒素を産生する。ハチミツと乳児ボツリヌス症の因果関係は明らかとなっており，1歳未満では薬の服用時も含め，食べさせてはいけない。1987年の厚生省（当時）通知以来，周知されてはいるが，2017年に生後5か月の乳児でハチミツによる死亡例が出た。

　ボツリヌス菌は嫌気性菌といい，通常の環境では芽胞という形で存在するが，酸素のほとんどない環境ではじめて発芽，増殖し，毒素を発生させ，神経症状，時に呼吸麻痺を起こして死にいたらしめる。

　ボツリヌス毒素自体は100℃数分で失活するが，芽胞は100℃なら死滅するまでに6時間が必要となるなど熱に強い。120℃4分間以上加熱加圧処理をしたレトルトパウチ食品は，この芽胞を完全に死滅させているため常温保存可能だが，未処理なら一見衛生的な真空パック，瓶・缶詰でも，冷蔵もしくは冷凍が必要となる。

演習問題

1. 鉄欠乏性貧血の2歳男児の献立を考えてみましょう。

　　（Key Word：年齢別鉄摂取基準，食品別鉄含有量，鉄の吸収率）

2. I型糖尿病の5歳女児の食事計画を立ててみましょう。

　　（Key Word：3大栄養素の配分）

2. 食物アレルギーのある子どもへの対応

【学習のねらい】

・食物アレルギーによる除去食の献立を考える。

・食物によるアレルギー反応と緊急対応処置を知る。

◰ 食物アレルギーの定義と現状

　アレルギー（allergy）の語源は，ギリシャ語の「アロス」（かわった）と「エルゴン」（はたらき）から成り立っている。アレルギー反応の原因となる物質をアレルゲンといい，そのほとんどはたんぱく質である。アレルギーとは，アレルゲン摂取により免疫学的機序を介して起こる生態に不利な反応をいう。ただし，きのこやフグの毒でショックをきたす場合や乳糖不耐症などは含まない。また，なす，たけのこなど，いわゆるアクの強い食品でみられる症状は，非アレルギー性食物過敏症と呼ばれる。

　食物アレルギーは近年目立って増加傾向にあり，日本小児アレルギー学会食物アレルギー委員会によれば（2012年），わが国での有病率は乳児で約5〜10％，幼児で約5％，学童期以降が1.5〜3％と考えられる。2014（平成26）年に学校給食での食物アレルギーによる死亡事故が発生し，以後小児の食物アレルギーに対する取り組みが一段と進んだ。すでに2009（平成21）年には，厚生労働省から「保育所におけるアレルギー対応ガイドライン」が出され，2019（平成31）年に改訂版が出されている。

　食物アレルギーの原因食品は，全年齢を対象とした調査では，図6−1のように，鶏卵と乳製品，小麦が3大原因で全体の67.3％を占める。0歳児では，この3大原因の占める割合は95.1％と高い。複数の食材に対してアレルギー反応を示す例も多いが，食物アレルギーを有する子どもの90％は，5種類以内にとどまる。

◱ 食物アレルギーの病態

　食物アレルギーの多くは，図6−2（p.215）に示すような即時型反応に含ま

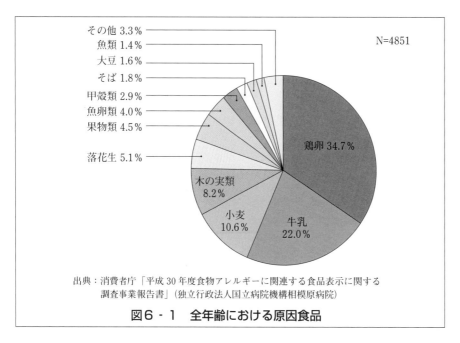

その他 3.3%
魚類 1.4%
大豆 1.6%
そば 1.8%
甲殻類 2.9%
魚卵類 4.0%
果物類 4.5%
落花生 5.1%
木の実類 8.2%
小麦 10.6%
牛乳 22.0%
鶏卵 34.7%
N=4851

出典：消費者庁「平成 30 年度食物アレルギーに関連する食品表示に関する
　　　調査事業報告書」（独立行政法人国立病院機構相模原病院）

図6-1　全年齢における原因食品

れる。IgE 抗体を作りやすい体質があると，体内に入ってきたアレルゲンによっ
て多量の IgE 抗体が産生され，白血球の仲間である肥満細胞や好塩基球の表面
にも存在することとなる。このように，特定のたんぱく質に反応する状態になる
ことを「感作される」という。湿疹などで皮膚のバリア機能を失うとアレルゲン
は皮膚からも侵入して感作される。感作の成立した体に，再度そのアレルゲンが
入ると，この IgE 抗体が反応する結果，ヒスタミンやロイコトリエンなどの化
学伝達物質が遊離され，蕁麻疹や気管支ぜんそく症状がでる。

　なお，同じ食物を摂取しなくても，交差反応性のある食物もしくは物質を摂取
した場合には，同様の症状が見られる。交差反応とは，厳密には異なった抗原で
あっても，免疫機構の中でアレルゲンと認識している部分に構造がよく似ている
場合に，同様の反応を示す現象である。

　離乳食で初めて与えた食材によって蕁麻疹や嘔吐・下痢が見られるケースで
は，それまでに母乳により経口感作されたか，もしくは経皮感作されたとみられ
る。新生児期に粉乳を飲ませた際に，嘔吐や下痢，血便で牛乳アレルギーが明ら
かになることもあり，これを新生児・乳児消化管アレルギーとよんでいる。この
場合9割は2歳までに治癒する。

　乳児期から見られる卵や牛乳などの食物アレルギーの多くは，2〜3歳をピー
クに徐々に改善していく。成長にともない自然軽快していく現象をアウト・グ
ローという。

　離乳開始時期を遅らせてもアレルギー疾患発症予防はできないので，離乳開始

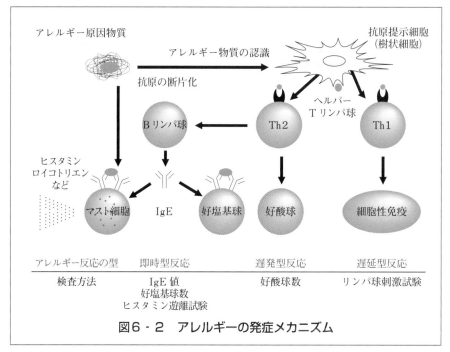

図6‐2　アレルギーの発症メカニズム

は一般的開始時期と同様，生後6か月頃が妥当である。また，食物アレルギーの
発症予防目的に，妊娠中や授乳中に母親が特定食材の制限をすることは，効果が
否定されているだけでなく，母親の栄養状態に対して有害である。むしろできる
限りバランスのとれた食事をしっかり摂ることが何よりも大切である。

🔳 食物アレルギーの症状

　食物アレルギーの症状は，表6－12に示すように多彩であるが，口周囲には
じまる発赤や蕁麻疹，嘔吐などがよくみられる。蕁麻疹の特徴は不定形膨 隆
紅斑（形は一定せず，赤く盛り上がっている）と掻痒で，おさまれば跡を残さず
に消える。口腔内違和感や不快感は乳幼児では表現できないので，嫌がる場合は
アレルギー反応を否定できない。

　摂取直後から2時間以内にアレルギー症状があ
らわれるものを即時型アレルギー反応という。即
時型アレルギー反応のなかでも，皮膚・粘膜症状
に加え，呼吸器症状，循環器症状，消化器症状な
ど複数の臓器系統にまたがり，急速に全身に激し
くあらわれるアレルギー反応をアナフィラキシー
と呼び，さらに血圧低下や意識レベル低下をきた
す状態を，アナフィラキシーショックと呼ぶ。ア

表6‐12　食物アレルギーの主な症状

出現部位	症　状
消 化 器	口腔内違和感，悪心，嘔吐，腹痛，下痢
呼 吸 器	気管支ぜんそく，咳，喘鳴，鼻汁，くしゃみ，咽頭・喉頭浮腫，呼吸困難
皮 膚	発赤，掻痒感，蕁麻疹
粘 膜	結膜充血，眼瞼浮腫，掻痒感
全 身	アナフィラキシーショック（頻脈，血圧低下，意識障害），疲労感

ナフィラキシーの症状は対応が遅れると，最悪の場合死に至る。

以下に特別な名称のついた病態について記す。

（1）口腔アレルギー症候群（OAS）

まず花粉を吸入することで感作され，その後，交差反応性を示す食品を経口摂取した場合に，即時型アレルギー反応が口腔・咽頭を中心に誘発されるものである。たとえばシラカバの花粉とリンゴなどのバラ科果物などに共通抗原があるため，シラカバ花粉症の場合，リンゴやモモ，サクランボなどを食べるとアレルギー症状がでることがある。こうしたケースは年長児以上に多く，アレルゲンを摂取すると口腔内に違和感，口唇の浮腫，発赤などを生じる。ただし果物を電子レンジで加熱するなどして食べると，このような症状が出ないことが多い。

（2）ラテックス・フルーツ症候群

ラテックス（天然ゴム）とフルーツに交差反応が見られる。ラテックスは医療用カテーテルや手術用手袋などに頻用されているほか，風船やガム，乳幼児用のおもちゃにも使われている。ラテックスにアレルギーを示す子どもの半数以上が，アボガド，バナナ，キウイ，くり，モモ，メロンなどに交差反応が見られる。

（3）食物依存性運動誘発性アナフィラキシー

これは，小麦や甲殻類など特定のアレルゲンを摂取した後に運動をすると，蕁麻疹，下痢，腹痛などがみられ，しばしばアナフィラキシー症状を呈するものである。たとえば給食でスパゲティを食べたあと体育の授業があると，ぜんそく症状や蕁麻疹が出現するといった経過をとる。同じ食材を食べても，静かにしていれば問題ないので，運動することがわかっている場合のみ摂食を避ければよい。

◢ 食物アレルギーの治療

（1）緊急処置

アナフィラキシー症状が見られた場合，できるだけ早く医療機関を受診する。エピペン®*を保育園などで預かっている場合には，迷わず使用し，救急車を呼ぶ。アレルギー反応は副交感神経優位であり，交感神経刺激剤であるアドレナリンは，ショックで低下する血圧を上げ，気管支の収縮を緩和して喘息症状を抑制するなどの作用があり，救急車の到着までに行うことに意義がある。

*成分はアドレナリン。食物アレルギーやハチ刺傷によるアナフィラキシーショックに対して，緊急補助的に使われる自己注射（大腿部前外側に筋注）。

（2）アレルギー反応への一般的対応

アレルギー反応があらわれても，口唇周囲に軽度の発赤，軽度の口腔内違和感，わずかな蕁麻疹といった程度で，意識もはっきりしており，会話もできる程度なら，慎重な経過観察で十分と考えられる。嘔吐も，胃内からアレルゲンを除去するという点で，有益な生体反応である。ただし吐いたもので窒息しないように気をつける。症状は変化するので，5分ごとに確認する。

なお皮膚症状などは写真をとっておくと，医療機関や家族に報告する際に大変役立つ。また，即時型反応のおさまった後に，遅発反応が出ることもあるので，安易な判断はしない。症状が出た場合には，実際に食べた食材名と量を記録しておくこと。また集団保育中に保護者となかなか連絡が取れなくても，判断に迷うようなら医療機関に連れて行くようにする。

（3）その他

経口免疫寛容療法（急速減感作療法）が，一部の医療機関で試みられているが，少量でも摂食の際に激しいアレルギー反応をおこすこともあり，実際には学童以上に対し，入院して行う。

5 除去食

除去食においては，実際にアレルギー反応を強く呈する食材のみを除去するようにする。できるだけ多種類の食材から，微量ミネラルも含めた十分な栄養素を摂取することが，子どもの心身の発達に大切である。小学校入学時には9割ほどが自然に耐性を獲得する。そのため一般的未就学児の日常生活においては，食物経口負荷試験で食べられる量を決め，常に必要最小限の制限と再確認しながらときを待つ方法がすすめられる。保護者の不安感から，家庭では除去していない食材さえも保育所に対して除去を要求する例もある。そのため医療機関と保育機関との連携が大切となる。

なお除去食を続けることは，家族と別献立になること，親戚や友人宅での食事および外食が不自由となるだけでなく，経済的負担も生じ，自分だけが食べ物に制限があることに対してストレスを感じるなど問題は多い。除去食の解除に向けて，半年ごとを目安に医療機関で除去食の内容を再確認する。

食物アレルギーの反応は2歳以降自然に落ちついてくる傾向にあるものの，抗原刺激が続いていると反応性が高まり，長びくこともある。一方で摂取可能な量の摂取を継続もしくは段階的に増量することで，早期に耐性獲得できることも多い。どの程度まで除去するべきなのかは，主治医が各種の検査や状況から慎重に判断すべきである。そして除去食を指示したら，調理上の注意（表6−13）や代替栄養素（表6−14），メニューのアドバイスを行い，栄養状態を評価しつつ，制限期間はなるべく短縮するように努める。

加熱や発酵により，一部の食材の抗原性が低下することは知られる。鶏卵（一部のタンパクを除く），魚卵，フルーツ，野菜などが代表的だが，他の食材では必ずしも低下が認められない。

アレルギー物質を含む加工食品は，食品表示法に基づいて，表6−15のように表示が義務付けられている。発症頻度が多いか重篤な症状を誘発しやすい食物

表6‐13　除去対象食品と調理上の工夫

除去対象食品	調理上の工夫
鶏卵	
鶏卵を含む加工食品の例 マヨネーズ，練り製品（かまぼこ，はんぺんなど），肉類加工品（ハム，ウインナーなど）調理パン，菓子パン，鶏卵を使用している天ぷらやフライ，鶏卵をつなぎに利用しているハンバーグや肉団子，洋菓子類（クッキー，ケーキ，アイスクリームなど）など	●肉料理のつなぎ 片栗粉などのでんぷん，すりおろしたいもやれんこんをつなぎとして使う。 ●揚げものの衣 水と小麦粉や片栗粉などのでんぷんをといて衣として使う。 ●洋菓子の材料 ・プリンなどはゼラチンや寒天で固める。 ・ケーキなどは重曹やベーキングパウダーで膨らませる。 ●料理の彩り カボチャやトウモロコシ，パプリカ，ターメリックなどの黄色の食材を使う。
牛乳	
牛乳を含む加工食品の例 ヨーグルト，チーズ，バター，生クリーム，全粉乳，脱脂粉乳，一般の調製粉乳，れん乳，乳酸菌飲料，はっ酵乳，アイスクリーム，パン，カレーやシチューのルウ，肉類加工品（ハム，ウインナーなど），洋菓子類（チョコレートなど），調味料の一部など	●ホワイトソースなどのクリーム系の料理 ・じゃがいもをすりおろしたり，コーンクリーム缶を利用する。 ・植物油や乳不使用マーガリン，小麦粉や米粉，豆乳でルウを作る。 ・市販のアレルギー用ルウを利用する。 ●洋菓子の材料 ・豆乳やココナッツミルク，アレルギー用ミルクを利用する。 ・豆乳から作られたホイップクリームを利用する。
小麦	
小麦粉 薄力粉，中力粉，強力粉，デュラムセモリナ小麦 **小麦を含む加工食品の例** パン，うどん，マカロニ，スパゲティ，中華麺，麩，餃子や春巻の皮，お好み焼き，たこ焼き，天ぷら，とんかつなどの揚げもの，フライ，シチューやカレーのルウ，洋菓子類（ケーキなど），和菓子（饅頭など） ＊大麦の摂取可否は主治医の指示に従う。	●ルウ 米粉や片栗粉などのでんぷん，すりおろしたいもなどで代用する。 ●揚げものの衣 コーンフレーク，米粉パンのパン粉や砕いた春雨で代用する。 ●パンやケーキの生地 米粉や雑穀粉，大豆粉，いも，おからなどを生地として代用する。市販の米パンを利用することもできる。グルテンフリーのものを選ぶ。 ●麺 市販の米麺や雑穀麺を利用する。

出典：研究代表者・海老澤元宏「食物アレルギーの栄養食事指導の手引き 2017」

表6‐14　主な栄養素と代替栄養

栄養素	代替栄養
鶏卵M玉1個（約50g）当たり たんぱく質 6.2g	肉 薄切り2枚（30 ― 40g） 魚 1/2 切（30 ― 40g） 豆腐（絹ごし）1/2 丁（130g）
普通牛乳100ml当たり カルシウム 110mg	豆乳 350 ～ 750ml ひじき煮物 小鉢1杯 アレルギー用ミルク 200ml
食パン6枚切1枚当たり （薄力粉45g相当 / 強力30g相当） エネルギー 160kcal	ごはん 100g 米麺（乾麺）40 ～ 50g 米粉 40g 程度

＊主食（ごはん，パン，麺など），主菜（肉，魚，大豆製品など），副菜（野菜，芋類，果物など）のバランスに配慮する。

出典：研究代表者・海老澤元宏「食物アレルギーの栄養食事指導の手引き 2017」

（特定原材料等）に対して，微量（数 μ g/g 以上）でも含有している場合は，原材料表示をすることとなった。2019（令和元）年9月に表示が奨励される項目としてアーモンドが加わった。表示の対象は容器包装された加工食品のみで，店頭販売品や外食は対象外である。

表6‑15　アレルギー表示対象品目

表　示	用　語	名　称
義務	特定原材料 （7品目）	卵，乳，小麦，えび，かに，落花生，そば
推奨	特定原材料に 準ずるもの （21品目）	アーモンド，あわび，いか，いくら，オレンジ，カシューナッツ，キウイフルーツ，牛肉，くるみ，ごま，さけ，さば，大豆，鶏肉，バナナ，豚肉，まつたけ，もも，やまいも，りんご，ゼラチン

6　除去食の実際

　実際の制限内容は子どもにより異なる。除去が必要かどうかについては，実際に食べた際の症状や，血液検査結果，経口負荷試験，皮膚プリックテストなどの結果をもとに医師の判断で指示する。単に血清特異抗体（IgE RAST）値によって判断するものではない。除去食の内容について，保育所などでは，章末に示す資料6－1のような食物アレルギー意見・指示書を，また小中学校では資料6－2のような学校生活管理指導表の提出を求め，これに基づいて対応をする。給食現場の混乱とリスク回避のため，少しでもアレルギー反応の出る可能性がある場合は完全除去を基本とする。

（1）卵

　鶏卵のタンパクは卵黄と卵白でかなり成分が異なり，卵白の方が強いアレルギー活性を持つ。卵白には反応しても卵黄摂取に問題ないケースも多い。また，卵白・卵黄に反応しても鶏肉には反応しないことが多い。卵白のタンパクの中でも，特にオボムコイドは，加熱によっても抗原活性が強く残る。卵アレルギーが非常に強い場合，鶏肉にも反応を示すことがある。アレルギーの程度により，制限レベルを決める必要がある。

　鶏卵と，うずらなど他種の卵の成分との交差は，時に認められる。鶏卵に強い反応が見られる場合は，うずら卵やアヒルの卵（ピータン）なども控えるのが望ましい。なお，鶏卵と魚卵との交差反応はない。

（2）牛乳

　通常の牛乳アレルギーに対してはペプチドミルクを，微量摂取でアナフィラキシーショックを起こすほど強い過敏性を示す場合には，アミノ酸乳 * を用いる。ペプチドミルクも種類があり（表6－16），タンパク分解レベルの高いほうが望

＊アミノ酸を混合してミルクの組成に近づけたアレルギー用の乳で，乳たんぱく質は含まない。牛乳たんぱく質を酵素分解したペプチドミルクより，さらに分子量が小さいので，アレルギー反応を起こしにくい。

ましい状況なのか，低くても問題がないのか検討する。分解レベルが高くアミノ
酸乳に近くなるほどミルクのうまみは失われる。しかし，強いアレルギー反応
は，ミルク開始早期に判明するので，まだ味覚が発達していないうちに診断され
れば，風味の良くないミルクでも短期間に慣れて飲める。いったん通常のミルク
の味に慣れた子どもに，急にペプチドミルクに変更すると，強く抵抗する場合が
ある。

表6・16　牛乳アレルギー児が利用できるミルク

		加水分解乳				アミノ酸乳	大豆乳
		明治ミルフィーHP（明治）	MA-mi（森永乳業）	ビーンスタークペプディエット（雪印ビーンスターク）	ニュー MA-1（森永乳業）	明治エレメンタルフォーミュラ（明治）	ボンラクト i（アサヒグループ食品）
	最大分子量	3,500 以下	2,000 以下	1,500 以下	1,000 以下	－	－
乳タンパク	カゼイン分解物	－	＋	＋	＋	－	－
	乳清分解物	＋	＋	－	－		
その他の主な組成	乳糖	－	＋	－	－	－	－
	大豆成分	－	－	大豆レシチン	－	－	＋
	ビタミン K	＋	＋	＋	＋	＋	＋
	銅・亜鉛	＋	＋	＋	＋	＋	＋
	ビオチン	＋	＋	＋	＋	＋	＋
	カルニチン	＋	＋	±（添加はないが微量含む）	＋	＋	＋
	セレン	－	－	－	－	－	＋
カルシウム（mg）調整 100ml あたり		54（14.5％ 調乳）	56（14％ 調乳）	56（14％ 調乳）	60（15％ 調乳）	65（17％ 調乳）	53（14％ 調乳）

出典：研究代表者・海老澤元宏「食物アレルギーの栄養食事指導の手引き2017」

（3）小麦

　血液検査で小麦に対して特異抗体が見られる場合には，そのレベルによらず注
意が必要とされる。小麦はパン，麺類など主食の原材料であるので，主食は米飯
となる。小麦は，麦麹としてしょうゆの原材料に表示されるが，しょうゆ自体に
小麦タンパクは残存しないので，基本的には小麦アレルギーだからといって，
しょうゆを除去する必要はない。

（4）大豆

　みそ，しょうゆなどの大豆発酵食品では，一般的使用量に含まれる抗原量は少
なく，制限の必要のある患者は少ない。純粋の大豆油には大豆成分はなく，強い
大豆アレルギー以外は制限の必要はない。アレルギーの強い稀な例では，小豆や

コーヒー豆などマメ科植物の大部分の種や実にも過敏反応を示すので，はるさめも控える。

（5）落花生

　落花生（ピーナッツ）はマメ科の1年草であり，木に実がなるナッツ類とはまったく種類が異なり，分類上ナッツ類には入れない。落花生は茹でるよりローストのほうが抗原性が増すとされる。最近でこそ市販カレールウには含まれないようになったが，豆の形を残していない添加があり得る。また，沖縄のジーマミー豆腐のように，地域によって名称が異なる場合もあるので注意する。

（6）ナッツ類

　クルミ，アーモンド，マカデミアナッツなど多種が出回っているが，さまざまな菓子やパンのほか，ドレッシングなどに隠し味として含まれることがある。カシューナッツとピスタチオ，クルミとペカンナッツの間には強い交差抗原性があり，いずれかにアレルギーがあれば，両者を除去の対象とするべきである。

（7）魚類，甲殻

　一般的には，甲殻類，魚の抗原性は，加熱でも低下しないとされる。エビとカニでは90％に交差反応が見られるといい，いずれかの摂取で実際に反応が見られた場合には，他方の摂取は慎重にする。なお，同じ名前の魚でも，さらなる種類や産地の違いによって，たんぱく質の種類や含有量に違いがあり，あるいは調理法の違いによっても抗原性が変わるため，安易な判断は危険である。実際の摂食に関する判断はアレルギーの専門家と相談することが必要である。

（8）油脂

　油脂や糖はたんぱく質ではないので，純粋であればアレルギー反応を起こすことはない。ただし，ゴマ油は注意が必要。また，バターには乳タンパクが含まれるので，強い牛乳アレルギーでは，バターのみでも症状がみられる。

（9）献立・調理の際の注意事項

①基本的準備

　(i)保護者と面談し，連携をはかる

　(ii)生活管理指導表を必ず提出してもらう（保護者の自己判断ではないことが必要）

　(iii)内容に変更があればまめに修正してもらう

　(iv)保育所スタッフの知識向上と連携，情報共有

　(v)災害時を想定した準備（アレルギー個人情報一覧作成，非常時持ち出し）

②献立

　(i)献立を作る際に，除去の必要な食材を毎回確認する

　(ii)魚卵，果物，ナッツ類，ピーナッツ，甲殻類はなるべく使用しない

表 6 - 17　まぎらわしい成分名とそのアレルゲンの有無	
成分名	成分およびアレルゲンの有無
乳化剤	混合が難しい 2 種以上の液体をクリーム状にするために用いる添加物で，卵黄や大豆由来のレシチンがある。牛乳とは無関係の成分。
乳酸菌	乳酸菌製剤などに用いられ，発酵の際に用いられる乳酸を産生する細菌の総称。菌自体は牛乳と無関係。
乳糖 （ラクトース）	乳成分に含まれる二糖類。牛乳から精製されるため，非常に微量の乳たんぱく質が残るといわれ，まれにアレルギー反応を起こすことがあるので注意する。
麦芽糖	二糖類の名称で，麦類のたんぱく質とは無関係。
麦芽エキス	小麦たんぱく質を含むためアレルギー反応を起こす可能性がある。
タンパク 加水分解物	大豆や小麦，とうもろこしなどのたんぱく質を加水分解して作られるアミノ酸混合物で，うま味調味料の原料に使われる。たんぱく質成分が残っているのでアレルギー症状を引き起こす可能性がある。
乳酸カルシウム	乳たんぱく質とは無関係。
卵殻カルシウム	卵たんぱく質の残存はほとんど無視できる程度である。そのため，一般的レベルの卵アレルギーでは，除去する必要はない。

（幼児期以降にアレルギーを新規発症することがある）

(iii)混入を避けるため，作業工程を単純化する献立作成

(iv)食材はいずれも家庭で経験したことのあるものに限る

③調理・配膳

(i)鍋，調理器具を変えないと食材が微量残ることに注意

(ii)混入を避ける作業動線・作業工程，食品や調味料の定位置の工夫

(iii)誤配のないように保育者 2 人で確認

(iv)食札やトレイの色柄などで，個人やアレルギー種が一見してわかる配慮

演習問題

1．重症の卵アレルギーのある 2 歳男児の食事を考えてみましょう。

　　（Key Word：卵アレルギーの抗原性強弱）

2．牛乳アレルギーの 5 歳女児の献立を考えてみましょう。

　　（Key Word：カゼイン，カルシウム）

3. 障害のある子どもへの対応

【学習のねらい】
・障害の種類による，食事への配慮を学ぶ。
・介助の必要な病態に応じた栄養を考える。

　本節では、知的障害，身体障害，その両者の合併である心身障害，および発達障害について述べる。障害児の適切な栄養は、医師の診断・指示，栄養士の指導，家族および関連施設職員の理解と協力などが効果的に連携して初めて成り立つ。そして個々の障害児の状態にあわせ，摂食方法，食物形態，総エネルギーを考える必要がある。さらに，口腔の衛生を保つ努力は大変重要である。

1 障害児の栄養
（1）知的障害児の栄養
　肢体不自由がないか，あっても軽度の知的障害児では，年齢，身長に見合った食事摂取基準でよいが，知的障害ゆえに過食が止められないケースや，原疾患そのものに代謝異常が合併する場合には，症例ごとに医師の詳細な指示と栄養士の栄養管理上の工夫が必要である。参考として以下に2種類の例を挙げる。

①ダウン症候群（Down Syndrome）
　21番染色体を余分にもつことで生じる症候群。現在の日本ではおよそ出生児600人に1人の頻度で生まれ，種々の合併症が知られる。ダウン症児の平均出生体重およびそれ以後の体重増加は，正常対照児の約8割とされ，ダウン症候群の成長曲線も作成されているので，体格に見合った適正摂取エネルギー量を考える。そもそも出生体重が少ないことに加え，筋緊張低下や哺乳力が弱いことから，体重増加不良が認められることも少なくない。また腹筋が弱い，便秘傾向，偏食などがみられる。そのため，不水溶性食物繊維と水分摂取，腹部マッサージを心がける。

　ダウン症児では口腔から舌が出ていることが多い。そのため，口の中におさまった状態で食べさせるようにし，また，調理法としてはペースト状にするのが有益である。さらに，摂食に関する適切な指導が有効である。

②プラダー・ウィリー（Prader-Willi）症候群
　15番染色体にある遺伝子の刷り込み異常（常染色体には，ところどころに両親のいずれからもらったかを区別している遺伝子がある）によって生じる疾患で，視床下部の障害が病態の中核をなす。新生児期の筋緊張低下，性器発育不全，知能障害，低身長，また乳児期以降の肥満，食欲の異常（盗み食い），糖尿病の合

併などがしばしば見られる。知的障害のレベルによらず肥満傾向は強いため，ねばり強く指導していかなくてはいけない。ときには冷蔵庫に鍵をかけるなどの工夫も必要である。成長ホルモン分泌不全の治療法としてよく知られる成長ホルモンの自己注射が，本疾患にも認められ，代表的治療法となっている。成長ホルモンが身長促進だけでなく，体組成改善，筋力向上などに有効である。1日のエネルギー必要量は，10kcal/cm（身長）でよいとされる。

（2）肢体不自由児の栄養

それぞれの重症度や病態により消費エネルギーが大きく異なるため，適切な栄養素量を考えることは簡単ではない。あまり細かい数字にとらわれることは実際的ではなく，運動量に応じて設定を調節する。

重症児では，運動障害や筋力低下が高頻度であり，摂取食品や食物繊維の少なさなどから便秘傾向の場合も多い。その結果，下剤を定期的に用いることも少なくない。また咀嚼嚥下機能が不良な肢体不自由児では，ミキサー食やペースト食が主体となるが，摂食が可能なら，丸呑みによる窒息や誤嚥性肺炎に注意する。肉，表面が平滑なもの，給水して膨張するものは特に危険で，小学生の気管の口径1cmを念頭に小さく刻む必要がある。

なお，障害児用の食器やスプーン，フォークなどについては，その素材や形状に多くの工夫がなされており，それぞれの障害部位と程度によって，うまく選択することが大変有益である（図6-3）。

また，食事の際の姿勢は大変重要で，自力摂食が可能な場合は90度程度の座位で，介助者が食べさせるときは30度程度の仰臥位がよい。さらに，首，体幹，

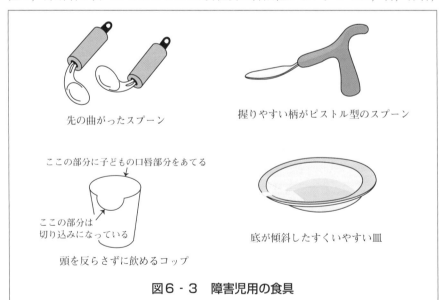

先の曲がったスプーン

握りやすい柄がピストル型のスプーン

ここの部分に子どもの口唇部分をあてる

ここの部分は
切り込みになっている

頭を反らさずに飲めるコップ

底が傾斜したすくいやすい皿

図6・3　障害児用の食具

腰がねじれないようにまっすぐ向くこと，首の筋肉がリラックスするように，頭を少し前かがみにするとよい。特に介護者が子どもの後頭部に腕を回して支えるときは，頭が後ろに反り返らないように注意する（図6－4）。これらの注意は，単に咀嚼，嚥下を容易にさせるだけでなく誤嚥性肺炎の予防にも大きく役立つ。

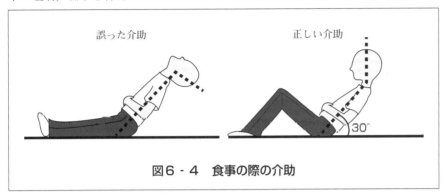

誤った介助　　　　　　　正しい介助

図6・4　食事の際の介助

（3）心身障害児の栄養

　心身障害児では，中枢神経障害による精神発達遅滞と運動発達遅滞に加え，本人の体験不足，さらに摂食姿勢や摂食器具，介助方法，食物の形態や内容などの環境によって摂食障害が是正されず，時には悪化する。経管栄養をうまく取り入れられると，栄養状態もよくなり，そのまま学校に通えるなど　QOL（Quality of Life）の向上につながる。

　抗けいれん剤，利尿剤など継続使用している薬剤によって，体内の電解質が影響を受けたり，栄養剤の種類によって便性が変わるなど，摂食・嚥下・呼吸に変化が生じることがある。

　また，口渇感の感じ方が鋭敏でなく，訴えることができないケースもあり，栄養と同時に水分量にも注意が必要である。1日の水分必要量は，体重当たりおよそ決まっている（p.203 参照）が，実際には痰や唾液として予想外の量が失われている場合には水分のほかにナトリウムの喪失もあり，上乗せが必要である。逆に痰が粘稠（ねんちゅう）になりやすい場合は水分を多目にするなど，個々の症例に応じて対応していくことが大切である。

　なお，上記の必要水分量には食事に含まれる水分も含んでいるため，水分含量の多い食事で，かつ消費エネルギーも少ない寝たきりのケースなどでは，算定量より少なくても十分なこともある。

（4）重症心身障害児の栄養

　身体障害のなかでも，特に重度肢体不自由と重度知的障害をあわせもった子どもを重症心身障害児といい，その原因は，脳奇形や染色体異常などの先天性疾患，分娩異常や低出生体重児など周産期に原因がある場合，また出生後の脳炎や

交通事故の後遺症など，さまざまである。そのなかでも特に重度のケースを超重
症児といい，大部分は経管栄養であり，人工呼吸器を装着していることも多い。

重症心身障害児は，自力では起き上がれず寝返りも困難，筋緊張が強く複数箇
所の関節拘縮があるといったケースが多い。誤嚥により気管支炎や肺炎を起こし
やすいため，経口食には細心の注意が必要である。症例ごとの問題点を知り，常
に現場との連携を密にして，望ましい栄養を考えていくことが大切である。栄養
が十分で適度な皮下脂肪層が存在することは，褥瘡予防の観点からも大切である。

標準基礎代謝量を基準とするが，運動障害のタイプと重症度に応じて比較的大
まかに分類して算出する口分田の方法が実用的であると思われる。表6－18の
ように本人の状態の応じた係数を求め，年齢別の標準的な体重当たりの基礎代謝
量と現在の本人体重から設定した摂取エネルギー量（BMR）を乗じて1日の必
要摂取エネルギーを割り出す。表6－19に示すように，筋量の比較的多いアテ
トーゼ主体型ではエネルギー量を多めに，また動きの少ない痙直主体型のタイプ
では摂取エネルギー量は少なめに修正する。さらに体重の増減を見ながら摂取エ
ネルギー量の微調整を行う。

重症心身障害児における嚥下障害の合併率は大変高いが，気道感染症のほか，
貧血，便秘，骨折，褥瘡などの合併症をともないやすく，これらに注意を向けた
栄養管理が必要とされる。脳性麻痺児をはじめとした重症心身障害児では，口腔
の過敏や異常反射を抑え，できるだけ正常な口腔機能の発達を促すことが大切
で，熱心で気長な訓練を要する。具体的な摂食指導は医療用教科書を参考にされ
たい。

なお，経管栄養を行っている子どもで，訓練の結果，摂食機能が発達し，口腔
からの摂取量が必要とする栄養摂取量の60～70％くらいに達したら抜去する。

表6・18　食事摂取基準と臨床的特徴（口分田）
（R＝現在の体重当たりの栄養摂取量／年齢別体重あたりの標準基礎代謝量）

	A：高エネルギー消費群 （R＞2）	B：低エネルギー消費群 （R＜1）	C：中間群 1＜R＜2 多くがこの範囲に入る
臨床的 特徴	・筋緊張の変動が激しい 　不随意運動あり ・皮下脂肪が薄く筋肉量が多い ・刺激に対する反応性が高い ・アテトーゼ混合型脳性麻痺 ・移動能力がある ・努力性の呼吸，咳き込みが多い	・筋緊張の変動がない 　動き少ない ・皮下脂肪が厚く， 　筋肉量が少ない ・痙直型脳性麻痺 ・移動しない ・刺激に対する反応少ない ・気管切開　人工呼吸器の装着 ・呼吸に努力を要しない	（1＜R＜1.5）まで ・経管栄養のケース （経口摂取よりエネルギー 　効率がよいと考えられる） ・B群の特徴のいくつかを持 　っている （1.5＜R＜2） ・経口摂取 ・A群の特徴のいくつかを持 　っている

表6・19　栄養の障害別特徴と類型（口分田）（体脂肪量の検討からの推論）

麻痺のタイプ	アテトーゼ主体型	痙直主体型
筋肉量	非アテトーゼ型に比較して多い	萎縮して少ない傾向
エネルギーの消費量	不随意運動や筋肉内の消費のために多い	運動量が少なく筋肉内の消費も少ないため少ない
エネルギーの予備	脂肪として蓄積されるエネルギーが少なく，栄養不良の場合，ストレス時に急変する可能性がある	通常は脂肪として蓄積できると考えられる
動脈硬化などの成人病	脂肪が蓄積する血管性の成人病は発生しにくいであろう	体脂肪率の高い症例では，加齢とともに動脈硬化による成人病の発生もあり得る
微量元素	投与エネルギー量が多くなる傾向のため通常は不足しにくい	投与エネルギーが少なくて体重が維持できるため不足しがちである
たんぱく	投与エネルギー量が多くなる傾向のため通常は不足しにくい。筋肉にも貯蔵される	低たんぱくになりやすい。筋肉内にも予備が少なく，免疫として動員されるたんぱくが不足しやすく，感染性を合併しやすい
栄養の課題	投与エネルギー量と消費エネルギーが多いことを考慮し，多めに設定し十分な脂肪やたんぱく質を補給する	総エネルギー投与量は少な目に設定し脂肪の過剰蓄積を防ぐ一方で，たんぱく質や微量元素は十分に補給しておく

ただし，この段階まで達するには，およそ半年～2年もしくはそれ以上の年月を要する。

　一方，麻痺により同一姿勢をとることとなり，筋緊張にも左右差が生じるなどして脊柱側彎などの変形が生じ，その結果，嚥下障害や胃食道逆流，嘔吐をきたしやすくなる。逆流した胃内容物は胃液によって酸性度が高くなっているため，上部消化管に潰瘍が生じて出血したり，誤嚥すれば肺炎を起こしたり，また咽頭・喉頭を刺激して喉頭けいれんを引き起こし，突然死に至ることもある。これらの状況から，しばしば栄養障害が見られ，貧血をともなうことも少なくない。経口摂取が可能となるよう，さまざまな工夫をしてもなお一定以上の誤嚥がある場合，また栄養摂取量が不足する場合には，経管栄養を取り入れる。

（5）発達障害児の栄養

　発達障害とは，場面に応じた対人関係構築が苦手で，自分の関心ややり方を最優先する志向が強いことを特徴とする疾患概念である。知的障害を伴う自閉症から，知的障害がない高機能広汎性発達障害まで，その境界線を引くことが難しいため，一連の続きの概念として「自閉スペクトラム症」と包括している。症状には幅があるが，全体では人口の3％前後と頻度が高い。

　視線が合わない，こだわりが強い，接触過敏，偏食などの症状が乳児期から見られ，離乳食の進め方，その後の食事指導に難渋することもある。味や食感，舌触りに敏感で，好みに合わないと拒絶されることもあるが，本人の納得する食形態で試みればよい。典型的な自閉症では，言語発達も不良であり，指示自体が入

りにくい。

このような症状のある子どもに対しては，理想的な食生活を指導することが難しく，できる範囲で，少しでも理想に近づける配慮をするだけで十分である。極端な偏食があるとしても，保護者や保育者の指導が悪いわけではなく，疾患の特性によるものなので，無理をせず家庭と集団生活の場で情報交換しながら，改善点を工夫していくことが有益である。偏食が強くても，それなりに意識して対応している限り，極端な栄養失調に至ることはなく，成長発達に疑問があれば医療機関で確認してもらうことが大切である。

② 嚥下機能障害とその対応

嚥下には，頚部の筋群，口唇，顎関節，舌，唾液，味覚，咀嚼筋群，そして呼吸と嚥下の協調運動という，非常に複雑でかつなめらかな一連の動きが必要である。嚥下機能障害は，これらのステップのどこに問題があっても，非常に高い頻度で発症する病態でもある。またその原因が何であれ，嚥下機能修復には多大な労力を要する。

経口摂取を開始する場合には，全身状態が安定し，かつ摂取時の姿勢が安定させられる場合，主治医によるインフォームドコンセントを実施した上で行う。嚥下障害の三大合併症は，肺炎，低栄養，脱水といえる。肺炎に進むと咳，喀痰増加，食欲不振，発熱，酸素飽和度低下などが見られる。早期発見治療と再発防止策が大切である。

嚥下障害をもつ子どもにとってはゲルが最適で，とくにゼラチンは有効である（ただしゼラチンアレルギーには注意する）。表6-20のように，段階を踏んでレベルアップしていくとよい。とろみ剤は有効であるが，きざみ食にとろみをつける方法は不均一で誤嚥しやすく，歯にもはさまりやすいなど問題点が多いため好ましくない。また，粥は米粒と重湯が不均一に存在する食品なので，嚥下機能障害がある場合は注意したい。とろみ剤の使いすぎや途中での追加はダマとな

		表6-20　嚥下食のレベル
レベル	内　容	具体例
0	開 始 食	緑茶ゼリー，フルーツゼリー
1	嚥下食Ⅰ	みそ汁ゼリー，まぐろたたき，絹ごし豆腐
2	嚥下食Ⅱ	重湯ゼリー，温泉卵（半熟），魚や肉のゼリー寄せ
3	嚥下食Ⅲ	ゼラチン粥，ゼラチンずし，卵料理，魚や肉のペースト，トロミ茶
4	介 護 食	粥，ハンバーグ，つみれ，木綿豆腐，完熟フルーツ，かぼちゃ軟らか煮こしあん
5	普 通 食	

金谷，2004引用

り，危険な上にまずくなる。

　なお，ゼラチンでもとろみ剤でも，少ないとはいえ一定のエネルギーがある。使用回数が増えると，エネルギー必要量の少ない重度の障害児では太る原因になりうるので，1日当たりのエネルギー必要量に与える影響を注意する。

③ 経腸栄養

　咀嚼や嚥下障害，もしくは消化管の疾患により一般的な方法による栄養摂取ができない場合の栄養法は，経静脈栄養か経腸栄養となる。腸管の吸収能力が保た

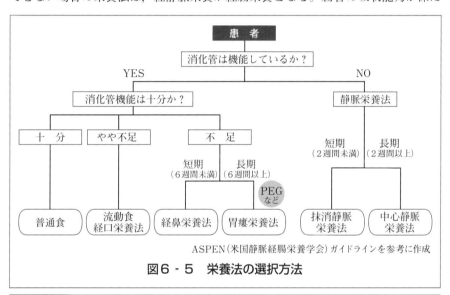

ASPEN（米国静脈経腸栄養学会）ガイドラインを参考に作成

図6-5　栄養法の選択方法

表6-21　経腸栄養剤の分類と性質

		天然濃厚流動食	人工濃厚流動食		
			半消化態栄養剤	消化態栄養剤	成分栄養剤（ED）
性質	消　化	必要	やや必要	不要	不要
	残　渣	多い	少ない	非常に少ない	非常に少ない
	浸透圧	やや高い	やや低い	高い	高い
	粘稠性	高い	やや高い	やや高い	低い
	味	良	ほぼ良	不良	不良
栄養成分	残　渣	たんぱく質	たんぱく質	アミノ酸	アミノ酸
			ポリペプチド	ジペプチド	
				モノペプチド	
	糖　質	でんぷん	デキストリンほか	デキストリン	デキストリン
	脂　肪	多い	やや多い	少ない	非常に少ない
	食物繊維	多い	少ない	なし	なし
栄養管内径		4 mm以上	3 mm以上	3 mm以上	1.5 mm以上

れている場合には，なるべく後者を用いる。経腸栄養は，腸管を利用することで腸内細菌に対するバリア機能を強化し，免疫，たんぱく質代謝の面でも有益である。なお，経静脈栄養は静脈投与する液材の浸透圧に限界があり，中心静脈を利用したとしても一時しのぎといえる。栄養法の選択方法を図6−5に示す。また，経腸栄養剤の種類を表6−21に示す。

　経腸栄養は経口投与と経管投与に分けられる。経口投与では，栄養剤の味や臭いが問題となり，アミノ酸臭に耐えられない子どもも多い。そのため各種のフレーバーを使用するなど工夫が必要である。

（1）ルートの種類

　経管栄養にはおよそ4つの方法がある。なお，管の挿入という処置は，医療者だけでなく家族にも可能であるが，重度の障害では栄養チューブが気管に誤って入れられ誤嚥しても，むせないことがあるので，チューブ先端の位置確認が常に必要である。

①経鼻経管胃栄養法

　鼻腔から栄養チューブを胃に挿入，留置する方法で，誤嚥や咳反射，咽頭反射の強い場合に行う。ちなみに，新生児治療においては，もっとも一般的な方法で頻繁に行われる。

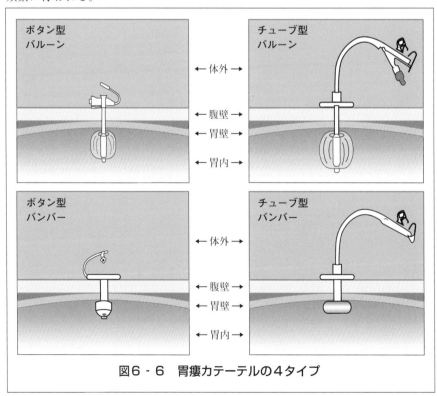

図6・6　胃瘻カテーテルの4タイプ

②口腔ネラトン法（間欠的経口経管胃栄養法）

坐位で首を前に傾け，嚥下運動に合わせて口から栄養チューブを入れる方法で，嚥下反射が弱い小児に対して用いる。

③胃瘻（いろう）

咀嚼や嚥下に問題があり誤嚥性肺炎を繰り返す場合，食道病変のために食物の通過を避ける必要がある場合，また経管栄養の継続が困難な場合などに，腹壁から胃に孔を開け，栄養チューブを留置する方法。近年はPEG（経皮内視鏡的胃瘻造設術）といって，開腹手術をせずに設置することも多い。留置するカテーテルは，図6－6のように4タイプあり，管が簡単に抜けないように，胃内固定板と体外固定板で止めている。前者に「バルーン（風船）型」と「バンパー型」後者に「ボタン型」「チューブ型」がある。

④経鼻経管（十二指腸）空腸栄養法

胃から十二指腸への通過に問題がある場合や，嘔吐が多い子どもに対して行う方法。専用チューブを用いて先端を十二指腸に入れ，半消化態の専用栄養剤を用いる。

---

column

経腸栄養剤と白湯

経腸栄養剤は，一般食材をミキサーにかけるなどした天然濃厚流動食と，人工濃厚流動食とに分けられる。後者は半消化態，消化態，成分栄養剤の3種類に分けられる（表6－21参照）。医薬品として扱われているものには十数種類程度あるが，食品扱いのものは100種類を越える。

経口摂取障害や嚥下障害などでは天然濃厚流動食が望ましく，一方，中枢神経障害や口腔から食道までの経路の狭窄（きょうさく）や機能障害などでは半消化態が適切，といったように病態に応じた選択をする。医薬品と食品とで効果に差がないと考えられる場合には，患者の好みや経済的観点から判断する。

日本の経腸栄養剤はおよそ1kcal/mlに調整されているので，これ以上薄めて使用する必要はない。また，お茶で薄めると栄養剤内のたんぱく質と凝固し，カテーテルを詰まらせる原因となりやすい。注入後は白湯（さゆ）で流す。胃内で混ざるのだからと，初めから白湯を加えては意味がない。胃に白湯を注入することで，少しずつ胃内の栄養剤が十二指腸に送られ，胃内容が半分になる。この胃排出時間は，およそ1時間程度である。なお，栄養剤を直接胃に注入するといっても，食道さらに口腔へと逆流して誤嚥することがある。少しでも誤嚥性肺炎の危険性を減らす目的からも，白湯の注入は最後にすべきである。

演習問題

1. 誤嚥性肺炎を起こしたことのある脳性麻痺の6歳男児の栄養摂取を計画してみましょう。

   (Key Word:誤嚥, とろみ剤)

【第6章参考文献・資料】

第1節

1）早産・極低出生体重児の経腸栄養に関する提言　日本小児医療保健協議会栄養委員会　日本小児科学会雑誌　第123巻　第7号1108-（8）2019

2）特殊ミルク治療ガイドブック（案）　日本小児医療保健協議会（四者協）治療用ミルク安定供給委員会編　2020

3）小児・思春期糖尿病管理の手びき　改訂第3版　コンセンサス・ガイドライン　日本糖尿病学会/日本小児内分泌学会　南江堂　2011

4）小児潰瘍性大腸炎治療指針（2019年3月改訂）　厚生労働科学研究費補助金　難治性疾患等政策研究事業「難治性炎症性腸管障害に関する調査研究」（鈴木班）平成30年度分担研究報告書　潰瘍性大腸炎・クローン病診断基準・治療指針．p21-24, 2019年3月

5）小児クローン病治療指針（2019年）日本小児栄養消化器肝臓学会・日本小児IBD研究会　小児IBD治療指針2019改訂ワーキンググループ　日本小児栄養消化器肝臓学会雑誌33巻2号　p90～109（2019年）

第2節

1）研究開発代表者　海老澤元宏「食物アレルギーの診療の手引き2017」

2）研究代表者　海老澤元宏「厚生労働科学研究班による食物アレルギーの栄養食事指導の手引き2017」

3）厚生労働省「保育所におけるアレルギー対応ガイドライン（2019年改訂版）」

4）今井孝成，杉崎千鶴子，海老澤元宏．消費者庁「食物アレルギーに関連する食品表示に関する調査研究事業」平成23年 即時型食物アレルギー全国モニタリング調査結果報告．アレルギー．2016：69：1008-25

5）平成27年度子ども・子育て支援推進調査研究事業「保育所入所児童のアレルギー疾患罹患状況と 保育所におけるアレルギー対策に関する実態調査」報告書（東京慈恵会医科大学）

6）食品表示法（平成25年法律第70号）第4条第1項の規定に基づく食品表示基準　令和元年9月19日消食表第322号消費者庁次長通知

7）アレルギーポータル（厚生労働省・日本アレルギー学会）

https://allergyportal.jp/

8）（独法）環境再生保全機構「食物アレルギー対応ガイドブック」
https://www.erca.go.jp/yobou/pamphlet/form/00/archives_24514.html

9）日本小児アレルギー学会「災害時のこどものアレルギー疾患対応パンフレット」
https://www.jspaci.jp/modules/gcontents/index.php?content_id=13

10）一般社団法人日本アレルギー学会ホームページ　https://www.jsaweb.jp/

第3節

1）金子芳洋編　『食べる機能の障害　その考え方とリハビリテーション』　医歯薬出版 1997

2）田角勝，向井美恵『小児の摂食・嚥下リハビリテーション』医歯薬出版，2006

3）向井美恵ほか　『食べる機能をうながす食事　摂食障害児のための献立，調理，介助』医歯薬出版，1994

4）北住映二「重症心身障害児の食事・栄養」『小児科臨床』57 2615-2627，2004

5）口分田政夫，永江彰子「NST のための小児の栄養管理 重症心身障害児の栄養管理」『静脈経腸栄養』Vol.27 No.5 1175-1182，2012

6）坂口しおり『知的障害特別支援学校での摂食指導と言語指導』ジアース教育新社 2016

7）藤澤知雄「肝不全と食事・栄養」『小児科臨床』57 2603-2610，2004

8）日本重症児福祉協会　https://www.zyuusin1512.or.jp

9）全国重症心身障害児（者）を守る会　https://www.normanet.ne.jp/~ww100092/

10）発達障害情報・支援センター　国立障害者リハビリテーションセンター
https://www.rehab.go.jp/ddis/

11）東京都立東部療育センター　https://www.tobu-ryoiku.jp/

（参考様式）　※「保育所におけるアレルギー対応ガイドライン」（2019年改訂版）

保育所におけるアレルギー疾患生活管理指導表（食物アレルギー・アナフィラキシー・気管支ぜん息）

名前　＿＿＿＿＿＿　男・女　＿＿年＿＿月＿＿日生（＿＿歳＿＿ヶ月）　＿＿＿＿組　提出日　＿＿年＿＿月＿＿日

※この生活管理指導表は、保育所の生活において特別な配慮や管理が必要となった子どもに限って、医師が作成するものです。

病型・治療	保育所での生活上の留意点

食物アレルギー（あり・なし）　アナフィラキシー（あり・なし）

病型・治療

A. 食物アレルギー病型
1. 食物アレルギーの関与する乳児アトピー性皮膚炎
2. 即時型
3. その他（新生児・乳児消化管アレルギー・口腔アレルギー症候群・食物依存性運動誘発アナフィラキシー・その他：　　　）

B. アナフィラキシー病型
1. 食物（原因：　　　　　　　　）
2. その他（医薬品・食物依存性運動誘発アナフィラキシー・ラテックスアレルギー・昆虫・動物のフケや毛）

C. 原因食品・除去根拠
該当する食品の番号に○をし、かつ（　）内に除去根拠を記載

1. 鶏卵
2. 牛乳・乳製品
3. 小麦
4. ソバ
5. ピーナッツ
6. 大豆
7. ゴマ
8. ナッツ類＊（　　すべて・クルミ・カシューナッツ・アーモンド・　　　）
9. 甲殻類＊（　　すべて・エビ・カニ・　　　）
10. 軟体類・貝類＊（　　すべて・イカ・タコ・ホタテ・アサリ・　　　）
11. 魚卵＊（　　すべて・イクラ・タラコ・　　　）
12. 魚類＊（　　すべて・サバ・サケ・　　　）
13. 肉類＊（　　鶏肉・牛肉・豚肉・　　　）
14. 果物類＊（　　キウイ・バナナ・　　　）
15. その他（　　　　　　　　　）

［除去根拠］　該当するものを全て（　）内に番号を記載
①明らかな症状の既往
②食物負荷試験陽性
③IgE抗体等検査結果陽性
④未摂取

　＊（　）の中の該当する項目に○をするか具体的に記載すること。

D. 緊急時に備えた処方薬
1. 内服薬（抗ヒスタミン薬、ステロイド薬）
2. アドレナリン自己注射薬「エピペン®」
3. その他（　　　　　　　　　）

保育所での生活上の留意点

A. 給食・離乳食
1. 管理不要
2. 管理必要（管理内容については、病型・治療のC. 欄及び下記C. E欄を参照）

B. アレルギー用調整粉乳
　不要・必要　下記該当ミルクに○、又は（　）内に記入
　ミルフィーHP・ニューMA-1・MA-mi・ペプディエット・エレメンタルフォーミュラ
　その他（　　　　　）

C. 除去食品においてより厳しい除去が必要なもの
病型・治療のC. 欄で除去の際に、より厳しい除去が必要となるもののみに○をつける
※本欄に○がついた場合、該当する食品を使用した料理については、給食対応が困難となる場合があります。

1. 鶏卵：　卵殻カルシウム
2. 牛乳・乳製品：乳糖
3. 小麦：醤油・酢・麦茶
6. 大豆：大豆油・醤油・味噌
7. ゴマ：ゴマ油
12. 魚類：かつおだし・いりこだし
13. 肉類：エキス

D. 食物・食材を扱う活動
1. 管理不要
2. 原因食材を教材とする活動の制限（　　　）
3. 調理活動時の制限（　　　）
4. その他（　　　）

E. 特記事項
（その他に特別な配慮や管理が必要な事項がある場合には、医師が保護者と相談のうえ記載。対応内容は保育所が保護者と相談のうえ決定）

記載日　＿＿年＿＿月＿＿日
医師名
医療機関名
電話

気管支ぜん息（あり・なし）

病型・治療

A. 症状のコントロール状態
1. 良好
2. 比較的良好
3. 不良

B. 長期管理薬（短期追加治療薬を含む）
　剤形：
1. ステロイド吸入薬　　　投与量（日）：
2. ロイコトリエン受容体拮抗薬
3. DSCG吸入薬
4. ベータ刺激薬（内服・貼付薬）
5. その他（　　　　　）

C. 急性増悪（発作）時の治療薬
1. ベータ刺激薬吸入
2. ベータ刺激薬内服
3. その他（　　　　　）

D. 急性増悪（発作）時の対応
（自由記載）

保育所での生活上の留意点

A. 寝具に関して
1. 管理不要
2. 防ダニシーツ等の使用
3. その他の管理が必要（　　　）

B. 動物との接触
1. 管理不要
2. 動物への反応が強いため不可　動物名（　　　）
3. 飼育活動等の制限（　　　）

C. 外遊び、運動に対する配慮
1. 管理不要
2. 管理必要
（管理内容：　　　　　）

D. 特記事項
（その他に特別な配慮や管理が必要な事項がある場合には、医師が保護者と相談のうえ記載。対応内容は保育所が保護者と相談のうえ決定）

記載日　＿＿年＿＿月＿＿日
医師名
医療機関名
電話

★保護者
電話：
★連絡医療機関
医療機関名：
電話：

● 保育所における日常の取り組み及び緊急時の対応に活用するため、本表に記載された内容を保育所の職員及び消防機関・医療機関等と共有することに同意しますか。
　・同意する
　・同意しない

保護者氏名

表　学校生活管理指導表（アレルギー疾患用）

名前＿＿＿＿＿＿＿　（男・女）＿＿＿年＿＿＿月＿＿＿日生　＿＿＿年＿＿＿組　　　　　　　　　　　　提出日　＿＿＿年＿＿＿月＿＿＿日

※この生活管理指導表は、学校の生活において特別な配慮や管理が必要となった場合に医師が作成するものです。

アナフィラキシー／食物アレルギー（あり・なし）

病型・治療

A 食物アレルギー病型（食物アレルギーありの場合のみ記載）
1. 即時型
2. 口腔アレルギー症候群
3. 食物依存性運動誘発アナフィラキシー

B アナフィラキシー病型（アナフィラキシーの既往ありの場合のみ記載）
1. 食物（原因＿＿＿＿＿＿＿＿＿＿＿）
2. 食物依存性運動誘発アナフィラキシー
3. 運動誘発アナフィラキシー
4. 昆虫
5. 医薬品
6. その他（＿＿＿＿＿＿＿＿＿＿＿）

C 原因食物・除去根拠　該当する食品の番号に○をし、かつ（　）内に除去根拠を記載
［除去根拠］該当するものを全て（　）内に記載
① 明らかな症状の既往　② 食物経口負荷試験陽性
③ IgE抗体等検査結果陽性　④ 未摂取

1. 鶏卵　（　）
2. 牛乳・乳製品　（　）
3. 小麦　（　）
4. ソバ　（　）
5. ピーナッツ　（　）
6. 甲殻類　（　）　（　）に具体的な食品名を記載
7. 木の実類　（　）［すべて・クルミ・カシュー・アーモンド　　　　］
8. 果物類　（　）［すべて・エビ・カニ　　　　　　　　　　　　　　］
9. 魚類　（　）
10. 肉類　（　）
11. その他1　（　）
12. その他2　（　）

D 緊急時に備えた処方薬
1. 内服薬（抗ヒスタミン薬、ステロイド薬）
2. アドレナリン自己注射薬（「エピペン®」）
3. その他（＿＿＿＿＿＿＿＿＿＿＿）

学校生活上の留意点

A 給食
1. 管理不要　2. 管理必要

B 食物・食材を扱う授業・活動
1. 管理不要　2. 管理必要

C 運動（体育・部活動等）
1. 管理不要　2. 管理必要

D 宿泊を伴う校外活動
1. 管理不要　2. 管理必要

E 原因食物を除去する場合により厳しい除去が必要となる料理
※本欄にチェックした場合、該当する食品を使用した料理については、給食対応が困難となる場合があります。

鶏卵：卵殻カルシウム
牛乳：乳糖・乳清焼成カルシウム
小麦：醤油・酢・麦茶
大豆：大豆油・醤油・味噌
ゴマ：ゴマ油
魚類：かつおだし・いりこだし・魚醤
肉類：エキス

F その他の配慮・管理事項（自由記述）

【緊急時連絡先】
★保護者
電話：
★連絡医療機関
医療機関名：
電話：

記載日　　　＿＿＿年＿＿＿月＿＿＿日
医師名
医療機関名　　　　　　　　　　　㊞

気管支ぜん息（あり・なし）

病型・治療

A 症状のコントロール状態
1. 良好　2. 比較的良好　3. 不良

B-1 長期管理薬（吸入）
1. ステロイド吸入薬
　薬剤名（　　　　　　）投与量／日
2. ステロイド吸入薬／長時間作用性吸入ベータ刺激薬配合剤
　薬剤名（　　　　　　）投与量／日
3. その他（　　　　　　）

B-2 長期管理薬（内服）
1. ロイコトリエン受容体拮抗薬
　薬剤名（　　　　　　）
2. その他（　　　　　　）

B-3 長期管理薬（注射）
1. 生物学的製剤
　薬剤名（　　　　　　）

C 発作時の対応
1. ベータ刺激薬吸入
　薬剤名（　　　　　　）投与量／日
2. ベータ刺激薬内服
　薬剤名（　　　　　　）

学校生活上の留意点

A 運動（体育・部活動等）
1. 管理不要　2. 管理必要

B 動物との接触やホコリ等の舞う環境での活動
1. 管理不要　2. 管理必要

C 宿泊を伴う校外活動
1. 管理不要　2. 管理必要

D その他の配慮・管理事項（自由記述）

【緊急時連絡先】
★保護者
電話：
★連絡医療機関
医療機関名：
電話：

記載日　　　＿＿＿年＿＿＿月＿＿＿日
医師名
医療機関名　　　　　　　　　　　㊞

（公財）日本学校保健会　作成

索引 *Index*

保育・教育ネオシリーズ［15］

子どもの食と栄養－演習－

2011年5月10日　第一版第1刷発行
2021年3月22日　第二版第1刷発行

編著者　岡﨑光子
著　者　藤澤由美子・橋本洋子
　　　　高橋美保・駒田聡子
　　　　菊池浩子・田中広美
　　　　小野正恵
発行者　宇野文博
発行所　株式会社　同文書院
　　　　〒112-0002
　　　　東京都文京区小石川5-24-3
　　　　TEL (03)3812-7777
　　　　FAX (03)3812-7792
　　　　振替　00100-4-1316
DTP　真生印刷株式会社
印刷・製本　真生印刷株式会社